PATRICK SCHNALZER

Veggie-Burger mit Speck

Zu diesem Buch:

Tim Schimmel ist Metzgersohn und seit jeher nicht nur passionierter, sondern auch maßloser Fleischesser. Sein Leben ändert sich jedoch schlagartig, als er auf die sportliche Isa trifft. Vom ersten Moment an verliebt er sich unsterblich in sie, doch dann macht er eine niederschmetternde Entdeckung: Isa ist Vegetarierin.

Fest entschlossen, ihr Herz zu erobern, trifft Tim einen folgenschweren Entschluss: Ab sofort verzichtet er auf alles, was mit Fleisch, Wurst und dergleichen zu tun hat. Aber das ist leichter gesagt als getan.

Auf seinem Weg zum sportlichen Vorzeige-Vegetarier tritt er von einem Fettnäpfchen ins nächste. Bald kommen ihm Zweifel, ob er das Herz seiner Liebesten auf diese Weise wirklich erobern kann. Als dann auch noch ein Rivale auftaucht, geht der ganze Schlamassel erst richtig los.

Veggie-Burger mit Speck: Eine lustige Geschichte, die beweist, dass Liebe tatsächlich auch durch den Magen geht.

Zum Autor:

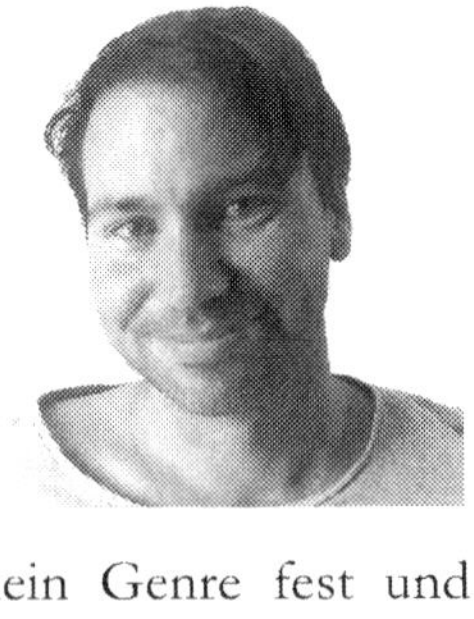

Patrick Schnalzer lebt in Graz und hat dort Germanistik und Anglistik studiert. Vor seiner Zeit als Autor arbeitete er mehrere Jahre als Schauspieler und Regieassistent am Theater.

In seinen Büchern legt er sich auf kein Genre fest und schreibt sowohl Belletristik für Erwachsene als auch Kinder- und Jugendbücher.

Patrick Schnalzer

Veggie-Burger mit Speck

ROMAN

Impressum

Graz
www.patrickschnalzer.com
autor@patrickschnalzer.com

Umschlaggestaltung: Patrick Schnalzer
Coverbilder: pixabay.com/photo-47920,
pixabay.com/photo-1300572, pixabay.com/photo-35520,
pixabay.com/photo-306026, pixabay.com/photo-575334
Druck: epubli - ein Service der neopubli GmbH,
Berlin

Handlung und Figuren sind frei erfunden.

Besuche mich auf Facebook:
www.facebook.com/Schnalzer.Patrick

Für alle Fleisch- und Pflanzenesser

Kapitel 1: Der kleine Dicke

Als Kind verbrachte ich die Nacht vor Weihnachten in aller Regel schlaflos. Das ganze Jahr über freute ich mich auf dieses Ereignis, und wenn es endlich so weit war, konnte ich vor Nervosität kaum an mich halten. Anderen Kindern in meinem Alter ging es höchstwahrscheinlich nicht viel anders, dennoch unterschied ich mich von ihnen grundlegend. Während ich mir sicher war, dass sich meine Freunde und Klassenkameraden abends auf die schön verpackten Geschenke stürzten und mit Begeisterung die neuen Spielsachen auspackten, ließ ich meine Päckchen unberührt unter dem Weihnachtsbaum liegen. Meine ganze Aufmerksamkeit galt einzig der gefüllten Gans, die im Backofen brutzelte.

Durch die Innenbeleuchtung des Ofens wirkte es so, als wäre die knusprige Haut des Vogels von einem Schein umrandet. Für mich war diese Gans der Inbegriff aller guten Dinge, und jede Minute, die ich sie in diesem Licht betrachtete, fühlte ich mich glücklich und erleuchtet. Damals wäre ich auf einen solchen Gedanken niemals gekommen, doch zurückblickend finde ich es durchaus amüsant, dass ich jedes Jahr am vierundzwanzigsten Dezember meine ganz private Heiligenverehrung betrieb, während ein großer Teil der Weltbevölkerung die Geburt ihres Erlösers feierte.

Meine Mutter war einerseits besorgt über das spezielle Verhalten ihres kleinen »Dickerchens«, wie sie mich liebevoll nannte, doch andererseits war ihr bewusst, dass meine Faszination für alles Gebratene, Geröstete und Gegrillte auf ihre außergewöhnliche Kochkunst zurückzuführen war, was sie wiederum mit einem gewissen Grad an Stolz erfüllte. So ließ sie mich dann auch immer schweigend vor dem Ofen sitzen und stellte mir sogar noch einen kleinen Teller mit Keksen daneben, damit ich währenddessen nicht verhungerte.

Eine solche Gefahr bestand unter ihrer Aufsicht glücklicherweise nie. Mein zugegebenermaßen etwas unästhetischer Spitzname kam daher auch nicht von ungefähr, denn ich hatte schon als kleiner Junge immer ein wenig mehr auf den Knochen, als ich zum Überleben benötigte. Es war keine Seltenheit, dass ich den Tisch erst nach meinem zweiten Schnitzel verließ, wobei ich locker ein drittes verputzt hätte, wenn da nicht der extra große Teller Pommes gewesen wäre. Der war ursprünglich für die ganze Familie gedacht, aber weil ich meist ohnehin fast alle frittierten Kartoffelstangen in mich hineinschaufelte, bekam ich schließlich meine eigene Portion.

Als gut gefütterter Junge hatte man natürlich den Vorteil, dass man niemals Hunger leiden musste. Allerdings gab es auch den einen oder anderen Nachteil, etwa dann, wenn man es in der Schule mit zwölf Jahren bereits gewichtsmäßig mit jedem Lehrer aufnehmen konnte. Mit einem verniedlichenden »Dickerchen« war da vonseiten meiner Mitschüler nicht zu rechnen gewesen, weshalb man mich irgendwann kurz und knapp einfach »den Dicken« nannte. Das war nicht einmal böse gemeint – zumindest nicht von allen. Ich war ganz einfach »der Dicke«, Peter war »der Lange«, Uwe war »der Kleine« und Steffen war »der Doofe«. Äußerst kreativ sind Kinder nun einmal nicht, wenn es um Spitznamen geht. Peter, Uwe und ich waren jedenfalls heilfroh, dass wir entweder dick, lang oder klein, zumindest aber nicht Steffen waren.

Ob es an unseren Spitznamen und der damit einhergehenden, sich ständig wiederholenden Verspottung lag, oder woran auch immer: In Uwe und Peter hatte ich Brüder im Geiste gefunden. Auf jeden Fall hatten wir das gleiche Verständnis von Humor, was nichts anderes heißen soll, als dass wir ähnlich bekloppt waren. Man musste beispielsweise schon ziemlich einen an der Waffel haben, wenn man sich in den Garten des sadistisch veranlagten Mathe-Lehrers schlich, um seinem heißgeliebten Dackel mit ein paar Spraydosen ein buntes Aussehen zu verpassen. Beweisen konnte man uns damals allerdings nichts. Im Gegenteil, wir waren trotz unserer körperlichen Attribute drei so unscheinbare Typen, dass nie jemand auf die Idee kam, uns zu verdächtigen. Ein Umstand, den wir im Laufe der Jahre schamlos ausnutzten.

Mehr noch als unser Humor sollte uns jedoch die Liebe zum Essen verbinden. Anfangs waren es abenteuerliche Ausflüge zu McDonald's, bei denen wir unser Taschengeld in Burger, Pommes und Milchshakes investierten. Irgendwann wurde uns der Clown allerdings zu kindisch und wir stiegen auf Burger King um, wobei wir noch Kinder genug waren, um anschließend mit den Pappkronen auf den Köpfen durch die Stadt zu laufen. Mit fünfzehn verbrachten wir schließlich die meiste Zeit bei KFC, was unweigerlich dazu führen musste, dass ich zumindest zwischen sechzehn und achtzehn kein frittiertes Hühnchen mehr sehen konnte. Zum Glück gab es aber genug andere Fleischsorten, die ich nach wie vor genüsslich in jeglicher erdenklichen Form verspeiste.

In unserem Trio war ich klarerweise der unumstrittene König, was den Appetit betraf. Uwe hatte wohl nicht nur eine kompakte Statur, sondern mit ziemlicher Sicherheit auch einen kleinen Magen. Kulinarischen Genüssen gab er sich mit einer ähnlichen Ambition hin wie ich selbst; was die Menge betraf, aß er aber kaum die Hälfte von mir. Peter wiederum, der mich beinahe um einen Kopf überragte, konnte mengenmäßig beizeiten sogar annähernd mit mir mithalten, was man ihm aber nicht ansah. Ob damals im Sportunterricht oder mit Mitte zwanzig in der Sauna: Jedes Mal, wenn ich seinen nackten Oberkörper zu Gesicht bekam, stellte sich bei mir ein unweigerliches Gefühl des Hungers ein. Diese weiße, fast durchsichtige Haut, die sich eng an seine Rippen presste, schien meinem Unterbewusstsein zu suggerieren, dass mein Gegenüber dringend etwas zu essen brauchte. Weshalb ich wiederum ebenso hungrig wurde.

Das scheint in meinem Fall so zu sein, wie es bei anderen mit dem Gähnen ist. Man kennt das ja, kaum reißt jemand in der Nähe den Mund auf, glaubt das eigene Gehirn, dass man selbst auch unter Sauerstoffmangel leidet, und schon gähnt man, was das Zeug hält. Bei mir ist das nicht so. Gähnende Menschen sind mir eigentlich ziemlich schnuppe. Dafür bekomme ich eben jedes Mal Hunger, wenn ich einen dünnen Menschen sehe. Aus diesem Grund kann ich mir auch Germany's Next Topmodel nicht ansehen. Da fresse ich sonst den halben Kühlschrank leer.

Meine Fastfood-Zeiten bereue ich keineswegs, denn sie gehören zu den besten Erinnerungen, die ich an meine Kindheit habe. Mein Leben – und zu einem gewissen Grad auch das von Uwe und Peter – sollte sich aber von Grund auf verändern, als ich von meinem Vater in die Kunst des Grillens eingeweiht wurde. Es ist nicht weniger als eine Offenbarung, wenn man zum ersten Mal in ein Stück beißt, das man eigenhändig – beziehungsweise aus Sicherheitsgründen mit der Zange – auf dem Grill so lange wendet, bis es Perfektion erreicht hat.

Natürlich wusste ich damals noch nicht einmal ansatzweise, was wahre Perfektion auf diesem Gebiet bedeutete. Erst nach und nach entwickelte ich mich vom blutigen Anfänger zu einem Grillmeister, der es mit den Besten der Besten aufnehmen konnte. Erfahrungen sammelte ich zunächst während unserer sommerlichen Familiengrillabende, die zwischen April und Oktober zwei- bis dreimal pro Woche stattfanden. Je nach Witterung warfen wir beizeiten sogar im Dezember oder Januar den Grill an, aber das waren nur abenteuerliche Ausnahmen.

Eines Sonntagabends durfte ich Uwe und Peter zu einem familiären Grillbeisammensein einladen, woraufhin sich am nächsten Tag in der Schule die Kunde wie ein Lauffeuer verbreitete: »Der Dicke kann grillen!« Das war im Jahr, in dem wir unser Abi machten, und mit meiner Rolle als Außenseiter hatte ich mich zu diesem Zeitpunkt längst abgefunden. Von den laufend stattfindenden Partys hatte ich zwar gehört, nachdem ich aber nie eingeladen worden war, hatte ich diesen keine besondere Aufmerksamkeit geschenkt. Das sollte sich mit meinem neuen Ruf allerdings schlagartig ändern.

Die Sache war die: So cool und beliebt einige Jungs in unserer Schule auch waren, keiner von ihnen hatte auch nur ansatzweise eine Ahnung davon, wie man einen Grill bediente. Ein solches Unterrichtsfach hatten wir nicht am Gymnasium. Und selbst wenn wir es gehabt hätten, wären sie zweifellos überfordert gewesen. Ob das nur an unserer Schule der Fall war, konnte ich nicht sagen, aber es war nämlich so: Je beliebter ein Typ war, desto weniger hatte er in der Birne. Das war den Mädels offensichtlich egal, was ich nicht nachvollziehen konnte, doch auch in diesem Fall hatte ich mich mit den gegebenen Umständen abgefunden. Wenig Hirn, dafür aber ein großes Haus mit Garten und Pool reichten wohl aus, um den gesellschaftlichen Ansprüchen zu genügen und die weiblichen Herzen zu erobern. Zumindest bis zu jenem – für mich schicksalshaften – Tag.

Jens – der mich seit Monaten nicht einmal mit dem Hintern angesehen hatte, obwohl wir bereits gemeinsam im Kindergarten gewesen waren – dürfte von den Lobpreisungen auf meine Grillkunst Wind bekommen haben. Während der Pause kam er zu mir, zog mich ein Stück zur Seite und machte mir ein – aus seiner Sicht bestimmt äußerst gönnerhaftes – Angebot. Ich war unter der Voraussetzung auf seine – Zitat – »Mega-Party« eingeladen, wenn ich dort den

Grilldienst übernehmen würde. Tatsächlich war ich sehr aufgeregt, hielt mich jedoch so gut es ging zurück und stellte die Bedingung, dass auch Uwe und Peter kommen durften. Ein verächtliches Lächeln von Jens fixierte den Deal und der Rest ist Geschichte, wie man so schön sagt.

Die Party war ein voller Erfolg Die kommenden Wochen und Monate war ich nun im Dauereinsatz über den glühenden Kohlen. Meine Popularität stieg so rasant an, wie ich es mir nicht in meinen kühnsten Träumen hätte ausmalen können. Wo immer ich auftauchte, wurde ich von freundlichen Gesichtern empfangen, was meinem Ego zweifelsohne guttat. Selbstverständlich begegnete ich den neu entstehenden Freundschaften anfangs skeptisch, da mir bewusst war, dass ich nur als Mittel zum Zweck fungierte. Mit der Zeit änderte sich das allerdings, denn nach und nach wurde das Verhältnis zu diesen Leuten authentischer. Mit niemandem verband mich zwar eine so enge Beziehung wie mit Uwe und Peter, dennoch erweiterte sich mein Freundeskreis in den nächsten Jahren ungemein.

Mein ganzes Leben hatte sich somit zum Positiven verändert und das verdankte ich einzig und allein meiner Liebe zu gegrilltem Fleisch.

Hierbei ist anzumerken, dass ich mich schon sehr früh geweigert hatte, mit x-beliebigem Fleisch zu arbeiten. Das Geheimnis des guten Geschmacks liegt nämlich keineswegs allein bei der korrekten Handhabung desselbigen über der Glut, sondern vor allem an der Herkunft und der Qualität. Mir war schon immer ein Rätsel, wie man der Meinung sein konnte, fünfhundert Gramm Schwein oder Rind zu einem Schnäppchenpreis im Discounter zu erwerben, ohne hierbei Kompromisse einzugehen. Wenn der Preis das wichtigste Kriterium ist, dann habe ich hierfür natürlich vollstes Verständnis, denn Geld wächst nach wie vor nicht auf den Bäumen. Richtig schlimm finde ich es hingegen, wenn sich ein sogenanntes Vier-Sterne-Restaurant in derselben Abteilung bedient, dafür aber den stolzen Preis eines kompletten, lebenden Tieres verlangt. Ich für meinen Teil setzte meinen guten Ruf nicht leichtfertig aufs Spiel und verwendete deshalb aus tiefster Überzeugung das Fleisch meines Vaters.

Nur damit hier keine Missverständnisse entstehen, ich spreche hierbei nicht von Kannibalismus. Mein Vater befindet sich in guter und ganzheitlicher, körperlicher Verfassung, ich würde nicht im Traum daran denken, ihm ein Haar zu krümmen. Er hingegen hatte es sich zum Beruf gemacht, Tieren durchaus an den Kragen zu gehen und sie in Einzelteilen und verarbeitet zu verkaufen. Seine Metzgerei war schon über zwanzig Jahre gut im Geschäft, als ich nach meinem Abi in das Familienunternehmen einstieg. Der Erfolg war in erster Linie seinem leidenschaftlichen Einsatz und seinem handwerklichen Können geschuldet. Seine buchhalterischen Fähigkeiten hatten damit bestimmt nichts zu tun, denn diese waren schlichtweg nicht vorhanden gewesen, wie ich bald feststellte.

Zwei Dinge lernte ich im Betrieb meines Vaters schnell. Erstens schien das Finanzamt bei Weitem nicht so streng zu sein wie sein Ruf, andernfalls hätte die Metzgerei schon längst zusperren müssen, was nicht am mangelhaften Umsatz, sondern an den nur sporadisch vorhandenen Belegen liegen würde. Zweitens arbeitete ich für mein Leben gerne mit Schweinekoteletts, Rindsmedaillons, Hähnchenkeulen und dergleichen, jedoch nur dann, wenn diese bereits ... sagen wir ... entsprechend vorbereitet waren. Hingegen schlägt mir der Prozess, wie aus einem grunzenden Schwein eine Vielzahl an Koteletts wird, gehörig auf den Magen. Es genügte deshalb auch, dass ich mir bei unserem ersten gemeinsamen Besuch im Schlachthof die Seele aus dem Leib kotzte, um mein zukünftiges Aufgabenfeld anders abzustecken.

Ich war ohnehin besser im Büro oder hinter der Theke aufgehoben, in beiden Bereichen konnte ich glänzen. Im ersten Jahr, in welchem ich die Einnahmen-Ausgaben-Rechnung sowie die Belegsammlung übernahm, entdeckte ich genügend Sparpotential, um unseren Gewinn im darauffolgenden Jahr um zehn Prozent zu erhöhen. Zudem liebte ich den Kontakt mit den Kunden und es gelang mir fast immer, dass sie das Geschäft mit mehr Waren verließen, als sie eigentlich hatten kaufen wollen. Das hatte nichts mit ausgewieften Verkaufstaktiken zu tun und es lag mir auch fern, die Leute über den Tisch zu ziehen. Jedoch schien meine aufrichtige Begeisterung für alles, was mit Fleisch und Wurst zu tun hatte, bei den Menschen gut anzukommen und meine diesbezüglichen Empfehlungen wurden nur allzu gerne angenommen.

Es wäre nicht gelogen, zu behaupten, dass ich mein Leben liebte. Man konnte natürlich nicht sagen, dass es perfekt war, denn dafür fehlte es dann doch an der einen oder anderen Kleinigkeit. Aber insgesamt war ich mehr als zufrieden, sowohl mit meiner Familie als auch mit meinen Freunden und mit meiner Arbeit in der Metzgerei. Dass diese mir so lieb gewonnene Harmonie an einem einzigen Tag aus den Fugen geraten konnte, hätte ich nie für möglich gehalten.

Dennoch sollte es so kommen.

Dieses einschneidende Datum fiel mit meinem sechsundzwanzigsten Geburtstag zusammen. Die Nacht zuvor schlief ich unruhig, wie ich es aus meiner Kindheit vor Weihnachten kannte. Doch auch dieses Mal hatte es nichts mit Geschenken oder dergleichen zu tun, vielmehr hatte ich mich wenige Wochen zuvor unsterblich verliebt. Mit Worten ließ sich dieses unstillbare Verlangen in mir nicht beschreiben, ich wusste lediglich, dass ich so etwas noch nie zuvor empfunden hatte.

Ich hatte mir meinen Geburtstag als Ultimatum gesetzt, um endlich die Initiative zu ergreifen. Den Wecker schaltete ich an diesem Samstagmorgen bereits ab, ehe er die Möglichkeit hatte, sein nervendes Klingeln von sich zu geben.

Frühstücken wollte ich erst später, ich gönnte mir lediglich einen Kaffee, putzte mir anschließend die Zähne und machte mich frisch, ehe ich mich in den Firmenwagen setzte. Dabei handelte es sich um einen kleinen Lieferwagen, auf dessen Seiten in großen Buchstaben »Metzgerei Schimmel« geschrieben stand. Zugegebenermaßen waren wir mit unserem Nachnamen nie prädestiniert gewesen, einen Betrieb zu führen, der auch nur ansatzweise etwas mit Lebensmitteln zu tun hatte, zum Glück funktionierte es trotzdem.

Neben dem Firmennamen war ein Schweinekopf abgebildet, der fröhlich lächelte und mit einem Auge zwinkerte. Mit diesem gutgelaunten Schwein war ich aufgewachsen und auch als Erwachsener brachte es mich immer zum Schmunzeln, wenn ich einen flüchtigen Blick auf das Logo warf.

Obwohl der Lieferwagen für viele durchaus ein Grund zur Belustigung sein mochte, hatte ich keine Probleme damit. Deshalb hatte ich es bisher auch noch nie für nötig erachtet, mir ein eigenes Auto zuzulegen, weshalb ich sämtliche privaten Wege ebenfalls mit dem »Schweinemobil« – wie ich den Lieferwagen gerne nannte – erledigte. Und so fuhr ich auch an diesem Morgen zum Baumarkt meines Vertrauens in die Nibelungenstraße, wo ich eine geschlagene Viertelstunde warten musste, bevor es neun Uhr war und die elektrische Schiebetür mir Zugang gewährte.

In dieser riesigen Halle kannte ich mich bestens aus, denn ich hatte hier in der Vergangenheit schon für reichlich Umsatz gesorgt. Nicht, dass ich ein begnadeter Handwerker gewesen wäre, ganz im Gegenteil. Tatsache war jedoch, dass man im Baumarkt selbst als gepeinigter Doppellinkshänder allerlei nützliches und unnützes Zeug erwerben konnte, wobei ich mich auf Letzteres spezialisiert hatte. Mein Glanzstück auf diesem Gebiet war ein Fahrrad-Kupplungsträger, den ich seinerzeit als besonderes Schnäppchen erachtete. Dabei hatte ich zum einen außer Acht gelassen, dass mein Rad zu diesem Zeitpunkt bereits seit über zwei Jahren mit platten Reifen im Keller vor sich hin staubte. Zum anderen hatte ich nicht bedacht, dass unser Schweinemobil überhaupt keine Anhängekupplung besaß. Die Nutzlosigkeit meiner Errungenschaft wurde mir freilich erst viel zu spät bewusst, und da ich nicht der Typ war, der Dinge im Geschäft umtauscht oder zurückgibt, verstaubt der Fahrrad-Kupplungsträger seither neben meinem Rad im Keller.

Ein derartiger Fauxpas würde mir an besagtem Geburtstag jedoch nicht unterlaufen, davon war ich überzeugt.

An diesem Morgen kam ich nämlich mit einer gänzlich anderen Absicht in den Baumarkt. Zielgenau lief ich durch die Gänge, bis ich letzten Endes doch von Ehrfurcht gepackt erstarrte. Wenige Meter vor mir stand eine junge Frau mit dem Rücken zu mir. Selbst die unvorteilhaft geschnittene Baumarktkleidung konnte nicht darüber hinwegtäuschen, dass sie eine schlanke Taille und unendlich lange Beine besaß. Meine plötzlich verstummten Schritte mussten ihre Aufmerksamkeit erregt haben, denn sie drehte sich zu mir um und lächelte mich freundlich an.

»Kann ich Ihnen helfen?«

Ihre Stimme klang zuckersüß und ich musste schlucken, weil ich so etwas wie einen Kloß im Hals spürte. Ich wollte ihr antworten, aber es fiel mir mit einem Mal schwer, die richtigen Worte zu finden. Stattdessen starrte ich sie stumm an. Fragend zog sie ihre Augenbrauen ein wenig nach oben.

»Ich ...«

Mehr brachte ich nicht heraus. Schließlich konnte ich den Augenkontakt nicht mehr halten und mein Blick wanderte über ihre Nase, ihre Lippen und ihren Hals weiter und weiter nach unten, bis ich auf Höhe ihrer Hüften hängenblieb.

»Wunderbar«, glitt mir nun wie von selbst über die Lippen.

»Wie bitte?«

»Einfach wunderbar«, erwiderte ich auf die Frage der Verkäuferin.

Ich trat nun endlich näher und beugte mich nach unten, was sie wohl dazu veranlasste, einen kleinen Schritt zurückzutreten.

»Auf dich habe ich mein Leben lang gewartet.«

Mit einem Gefühl der Wonne starrte ich auf den blankpolierten, silbernen Rost vor mir.

»Sie sprechen mit dem Grill, nicht wahr?«

Die Stimme der Verkäuferin klang amüsiert.

»Das ist nicht nur einfach ein Grill«, klärte ich sie auf, »das ist der *Firemaster 2000*. Und heute Abend werden wir es so richtig krachen lassen.«

Kapitel 2: Fremde Würstchen und Papa

»Was ist denn das für ein Ungetüm?«

Meine Mutter machte übertrieben große Augen, wie sie es stets zu tun pflegte, wenn sie der Meinung war, dass ich eine Dummheit begangen hatte.

»Das ist mein neues Schmuckstück«, antwortete ich und hievte den *Firemaster 2000* an die rückseitige Kante des Schweinemobils. »Mit dem werde ich dir heute das beste Kotelett grillen, das du jemals gegessen hast.«

Ich konnte nicht sagen, ob meine Worte die Skepsis aus ihrem Gesicht vertrieben hatten, denn ich betrachtete konzentriert meine neue Errungenschaft und überlegte, wie ich das riesige Teil aus dem Wagen bekommen sollte. Für einen Moment spielte ich mit dem Gedanken, den netten Mitarbeiter vom Baumarkt zu holen, der mir dabei geholfen hatte, den Grill hineinzuheben.

»Soll ich deinen Vater rufen?«

Wie so oft war ich für meine Mutter ein leicht lösbares Rätsel, vergleichbar mit einem Sudoku, in welches man nur noch drei fehlende Zahlen einfügen musste.

»Ist schon in Ordnung«, erwiderte ich.

»Bist du sicher?«

»Ja.«

Das Rascheln von Plastiktüten riss mich aus meinen Überlegungen und ich wandte mich meiner Mutter zu.

»Du warst schon einkaufen?«

»Ein paar Kleinigkeiten für deine Feier.«

Die sogenannten Kleinigkeiten waren in vier bis zum Bersten vollgepackten Plastiktüten verstaut, die meine Mutter nun auf den Boden stellte. Ich wagte nicht einmal zu schätzen, welches Gewicht die Tüten auf die Waage bringen würden, ich wusste lediglich, dass ich sie nicht mit einer solchen Leichtigkeit hätte tragen können. Tatsache war nun einmal, dass meine Mutter die Stärkste in der Familie war, auch wenn sie uns Männern stets das Gefühl vermittelte, dass dem nicht so war. Insofern war ich auch überzeugt davon, dass sie den Grill ohne Probleme hätte herausheben können, aber mein Stolz ließ mich nicht danach fragen. Es gab schließlich Grenzen bezüglich der Dinge, um die man als Sohn seine Mutter bitten konnte. Und so wie ich sie als Junge auch nicht darum hatte bitten können, mir zu erklären, wie genau man ein Kondom handhabt, so war es mir auch jetzt unmöglich, sie zu fragen, ob sie ihrem Jungen den schweren Grill auf den Bordstein befördern könnte.

»Alles Gute zu deinem Geburtstag!«

Ansatzlos trat meine Mutter an mich heran und umfasste mein Gesicht mit ihren großen Händen. Ehe ich mich versah, hatte sie mir auch bereits zwei dicke Küsse auf meine Wangen gepresst, woraufhin sie mich stolz anblickte. Mühselig versuchte ich zu lächeln, allerdings fiel es mir schwer, meine Gesichtsmuskeln entsprechend zu bewegen. Zu kraftvoll war mein Kopf von ihren Händen umschlossen.

»Daaaan...keeee«, presste ich umständlich zwischen meinen Lippen hervor.

»Ich kann kaum glauben, wie alt du schon bist.«

Das war ein Satz, den man bis zum neunzehnten Lebensjahr mit höchster Verzückung hört, immerhin suggerierte er, dass man nun zur Welt der Erwachsenen gehört. Ab Mitte zwanzig hatte sich das – zumindest bei mir – schlagartig geändert. Jetzt hörte es sich vielmehr so an, als hätte ich bereits einen Großteil meiner Existenz mit Nichtigkeiten vertan und nicht einmal die Hälfte von dem erreicht, was möglich gewesen wäre.

»Sind das Würstchen?«

Meine Aufmerksamkeit richtete sich unweigerlich auf jene Plastikverpackung, die aus einer der Einkaufstüten ragte. Wie auf frischer Tat ertappt zuckte meine Mutter zusammen. Infolgedessen entließ sie mein Gesicht in die Freiheit und machte einen Schritt zurück, um besagte Tüte von meinem Blick abzuschirmen.

»Ach, das ...«, begann sie in unschuldigem Tonfall, »das ist nur, weil ...«

Auf der Suche nach einer plausiblen Ausrede wurde sie offensichtlich nicht fündig.

»Wenn Papa das sieht«, sagte ich und zog meine Augenbrauen bedeutungsschwanger nach oben.

Meine mahnenden Worte verfehlten die Wirkung nicht, denn wir beide wussten, dass mein Vater fuchsteufelswild werden würde, wenn er erfahren sollte, dass meine Mutter sich ihre Würstchen woanders besorgte. Da hätte er es höchstwahrscheinlich noch eher ertragen, wenn er sie beim Fremdknutschen erwischte.

»Aber die sind nun einmal so lecker. Es ist doch nur einmal.«

Ich blickte sie forschend an.

»Im Monat«, ergänzte sie.

Es fiel mir schwer, nicht zu lächeln.

»Höchstens alle vierzehn Tage«, gestand sie letzten Endes.

»Ist ja schon gut«, beruhigte ich sie, »von mir erfährt er nichts.«

Voller Dankbarkeit ging wieder die Sonne in ihrem Gesicht auf. Sie kam auf mich zu und drückte mich herzlich an ihren Busen. Diese Art der Umarmungen fürchtete ich seit meinen Teenager-Tagen.

»Dafür bekommt mein Dickerchen heute auch die beste Geburtstagstorte aller Zeiten!«

Ich erhielt einen Klaps auf den Hintern, dann schnappte sich meine Mutter die Einkaufstüten und machte sich auf den Weg ins Haus. Vorsichtshalber ging sie dabei nicht durch die Metzgerei, sondern durch den Seiteneingang.

Den Kopf schüttelnd sah ich ihr nach und fragte mich, ob ich auch noch mit fünfzig ihr Dickerchen sein würde. Ein kurzer Blick an mir hinab gab mir die Antwort. Sofern ich nicht etwas aktiv für eine Veränderung tat, standen die Chancen ziemlich schlecht, dass sich mein speckiger Bauch einfach in Luft auflöste. Doch ehrlich gestanden fehlte mir die nötige Motivation. Essen war nun einmal ein zentraler Bestandteil meines Lebens und wozu sollte ich auf etwas verzichten, das ich am liebsten in Hülle und Fülle genoss?

»Vielleicht würdest du mit ein paar Kilogramm weniger Fett und ein bisschen mehr Muskelmasse diesen Grill leichter herausheben können“, flüsterte mir meine innere Stimme zu, doch wie gewöhnlich ignorierte ich diese.

Alternativ beschloss ich, den neuen Grill zu packen, und ohne groß darüber nachzudenken, über die Kante des Lieferwagens und auf den Bürgersteig zu hieven. Ich fasste ihn oben mit beiden Händen, zählte bis drei, holte tief Luft und zog mit aller Kraft. In der nächsten Sekunde hatte ich den Aufsatz abgetrennt, der mit dem Grillrost verbunden war.

Meiner ersten Einschätzung nach sah es nicht so aus, als wäre dieser Teil dazu gedacht, an jener Stelle abgetrennt zu werden. Die Bruchstellen am Rand legten diese Vermutung nahe. Zumindest aber hatte ich nun etwa zehn Prozent des Grills bereits aus dem Wagen herausbekommen, was als Leistung nicht unterbewertet werden durfte.

Im zweiten Ansatz hielt ich es dennoch für ratsamer, das Gerät weiter unten anzufassen. Und siehe da: Nach einer neuerlichen, beherzten Kraftanstrengung war es mir wahrhaftig gelungen, den Grill am gewünschten Ort zu platzieren. Das schlagartig einsetzende Stechen im Rücken würde mich zwar mit Sicherheit den restlichen Tag quälen, aber das war nur halb so schlimm. Immerhin handelte es sich dabei um einen typischen Männerschmerz, der per Definition aus übermäßiger Eitelkeit und/oder Dummheit entstand.

Ein Männerschmerz konnte noch so schlimm sein, da musste vorher schon die Hölle zufrieren, bevor man sich einen solchen anmerken ließ. Aus diesem Grund würde auch ich den Teufel tun und darüber jammern, es sei denn, mir fiel später noch ein überzeugender Vorwand ein.

Aber erst einmal wollte ich den Grill an seinen neuen Heimatplatz unter dem Vordach im Innenhof bringen.

Durch zwei an der Unterseite montierte Räder war das keine Hexerei, wenngleich sich jener Griff, der zum Ziehen gedacht war, auf dem von mir versehentlich abgetrennten Teil befand. Dennoch war der Grill keine fünf Minuten später an der vorgesehenen Stelle eingerichtet. Die beschädigte Oberseite mit dem Rost befestigte ich notdürftig, sodass man kaum etwas von dem minimalen Fehlschlag bemerken würde. Es war ohnehin nur ein optischer Makel, denn in seiner Funktionsweise war der Grill natürlich nicht eingeschränkt.

Und genau das würde ich heute Nachmittag unter Beweis stellen.

Die Vorfreude in mir stieg von Sekunde zu Sekunde ins Unermessliche, doch zugleich nahm ebenso das Hungergefühl in meiner Magengegend zu. Ich hatte heute Morgen ja noch nicht gefrühstückt – was bei mir höchstens ein- bis zweimal pro Jahr vorkam – und mittlerweile fühlte sich meine Bauchregion so an, als hätte sich dort ein riesiges Loch gebildet. Ein Blick nach unten bestätigte mir allerdings, dass meine ausgeprägte Bauchwölbung nach wie vor da war. Auf mein Hungerempfinden hatte das freilich keinen Einfluss.

Ein Frühstück gestaltete sich bei mir in der Regel wie bei anderen Menschen auch: Zwei Scheiben Schwarzbrot, zwei Scheiben Weißbrot, ein Croissant, Butter, Käse, Schinken, Konfitüre, ein Ei, etwas Speck und im Anschluss ein paar Kekse, ein Stück Kuchen oder einfach nur eine halbe Tafel Schokolade. An manchen Tagen – wie am heutigen – war ich jedoch auch mit einigen Mettwürsten und Brot zufrieden. Und die besten Mettwürste der ganzen Stadt hatte zweifellos mein Vater in seiner Metzgerei.

»Junge!«, rief er laut aus, als freute er sich ehrlich, mich zu sehen. »Du kennst doch Frau Steeger.«

Er deutete weit ausholend auf die kleine Frau, die ihm gegenüber auf der anderen Seite der Theke stand. Sein theatralisches Herumfuchteln und Deuten wäre im Übrigen nicht notwendig gewesen, da nur eine einzige Kundin anwesend war.

»Selbstverständlich. WIE GEHT ES IHNEN, FRAU STEEGER?!«

Da ich mich erinnerte, dass die alte, kleine Dame über kein besonders gutes Gehör verfügte, passte ich die Lautstärke meiner Stimme den Umständen an.

»Wieso schreit Ihr Sohn denn so mit mir?«

Hilfesuchend wandte sie sich an meinen Vater, der mich nun wiederum nicht mehr so erfreut anblickte.

»Sie wissen doch, Frau Steeger«, begann er und setzte sein typisches Verkäuferlächeln auf, das er immer dann benutzte, wenn er sich etwas Zeit verschaffen wollte, ehe er sich eine garantiert unwahre Antwort auf eine Kundenfrage aus den Fingern sog, »draußen auf der Straße ist es immer so laut. Wenn man dann hereinkommt, muss man sich erst einmal wieder an die Ruhe gewöhnen.«

»Erzählen Sie mir nichts«, erwiderte Frau Steeger und mein Paps sah im ersten Moment das Kartenhausgebilde seiner Ausrede in sich zusammenstürzen, »seit ich mein neues Hörgerät habe, werde ich ständig mit Geräuschen beschallt, die ich überhaupt nicht hören will.«

Ein neues Hörgerät. Das erklärte einiges.

»Nun ja, Sie können Ihr Hörgerät wenigstens abschalten, wenn Sie einmal Ihre Ruhe haben wollen«, sagte ich. »Das Alter hat eben auch seine Vorteile.«

Ich lächelte sie freundlich an, da ich mir sicher war, mit

meiner humoristischen Äußerung bei ihr gepunktet zu haben.

Dem war jedoch nicht so.

Irritiert sah sie mich von oben bis unten an, als wäre ich im Bauarbeitergewand zu einem Gala-Dinner erschienen.

»Ähm, wie viele Schnitzel wollten Sie gleich noch einmal?«

Mein Vater versuchte die Aufmerksamkeit wieder auf sich zu lenken, um die peinliche Stille zu beenden, die entstanden war. Frau Steeger bestellte vier Stück und noch zweihundert Gramm Fleischpastete.

»Möchten Sie auch noch ein Stück Schinken?«, fragte ich.

»Nein«, antwortete sie recht harsch, »sonst hätte ich doch ein Stück Schinken bestellt.«

Ungläubig schüttelte sie den Kopf, als hätte ich ihr ein unmoralisches Angebot für eine leidenschaftliche Nacht unterbreitet. Anschließend verabschiedete sie sich höflich von meinem Vater und spürbar distanzierter von mir, ehe sie die Metzgerei verließ.

»Behauptest du nicht immer, dass du so gut mit den Kunden umgehen kannst?«

Ich musste mir einen skeptischen Blick meines Vaters gefallen lassen.

»Kann ich auch. Und das weißt du genau. Die letzten drei Monate musste ich immer mit ihr schreien, damit sie wenigstens ansatzweise verstanden hat, was ich gesagt habe. Woher hätte ich wissen sollen, dass sie sich endlich ein Hörgerät zugelegt hat?«

»Ein guter Verkäufer weiß solche Sachen.«

Er sah mir fest in die Augen und ich wusste nicht, was ich damit anfangen sollte. Plötzlich begann er bananenförmig zu grinsen.

»Ich verscheißere dich nur, Junge.«

Mit einer flinken Bewegung kam er hinter der Theke hervor und packte mich mit seinen großen Händen an den

Schultern. Hätte mich ein anderer Mann mit solcher Kraft angefasst, würde sich jetzt der Inhalt meiner Blase entleeren. Im Fall meines Vaters genoss ich die ungestüme Berührung aber sogar, denn es kam nicht allzu oft vor, dass er seine Gefühle auf diese Weise kundtat.

»Alles Gute zum Geburtstag!«

Um dem Ganzen nun auch noch die Krone aufzusetzen, umarmte er mich sogar, was mich fast schon ein wenig verlegen machte. Dieser herzliche Moment zwischen Vater und Sohn wurde schließlich durch das deutlich hörbare Grummeln meines Magens gestört.

»Hunger?«

»Du kennst mich doch«, antwortete ich, als er sich wieder von mir löste.

»Mettwurst?«

Ich lächelte ihn bejahend an. Er kannte mich tatsächlich.

»Wie viele Leute kommen denn heute?«, wollte er wissen, während er zwei Mettwürste unter der Glasvitrine hervorfischte.

»Zur Party?«, fragte ich zurück und setzte mich an einen der beiden Tische, die sich in der Metzgerei für Imbisskunden befanden. »Zwanzig. Fünfundzwanzig.«

»Wie viele nun?«

Ein kurzes Zögern meinerseits.

»Nicht mehr als dreißig«, sagte ich.

Es war kein Geheimnis, dass mein Vater keine Freude an großen Menschenansammlungen hatte, und er konnte es noch weitaus weniger leiden, wenn sich eine solche Ansammlung in seinem Innenhof breitmachte.

»Keine Sorge«, fügte ich beschwichtigend hinzu, »das sind alles meine Freunde, die werden sich schon gut benehmen.«

»Dreißig Freunde? Wenn ich alle meine Freunde einlade, dann sind wir gerade einmal genug, um ein paar Runden Skat zu spielen.«

Obwohl ich nicht wusste, welche Anzahl von Spielern man für Skat brauchte, verstand ich, worauf er hinauswollte.

»Es sind auch nicht meine *engsten* Freunde«, gestand ich, »die meisten sind wohl eher Bekanntschaften. Aber nett sind sie trotzdem.«

Mein Vater brachte mir die Mettwürste sowie drei Scheiben Schwarzbrot, die herrlich frisch dufteten und sogar noch warm waren.

»Solange ihr nicht so laut seid, dass die Polizei antanzt.«

Ich lächelte ihm zu und nickte, versprach in diesem Moment aber vorsichtshalber nichts, was man später hätte gegen mich verwenden können. Danach nahm ich sowohl von einer Wurst als auch vom Brot einen herzhaften Bissen und genoss die Geschmackskombination in meinem Mund.

»Und wie sieht es bei den Mädels aus, die kommen? Ist da eine für dich dabei?«

Der »Ich-will-einen-Enkel-und-Stammhalter-Blick« meines Vaters war mir nicht unbekannt, doch der plötzliche Überfall hatte mich durchaus überrascht. Unwillkürlich atmete ich tief ein, was grundsätzlich eine blöde Idee ist, wenn man den Mund gerade voll hat.

»Ähm ...«, brachte ich in einem schrillen Ton heraus, dann begann ich wie verrückt zu husten.

Es dauerte eine endlos scheinende Minute lang, bis sich die letzten Bröckchen so weit von meiner Luftröhre entfernt hatten, dass ich wieder halbwegs normal atmen konnte.

»Papa!«, war schließlich das Erste, das ich vorwurfsvoll über die Lippen bekam.

»Was? Du bist jetzt sechsundzwanzig! In deinem Alter habe ich schon dafür gesorgt, dass unser Familienname weitergegeben wird.«

»Es wäre auch zu schade, wenn es plötzlich keinen Schimmel mehr geben würde.«

Selbstverständlich hatte ich mir das nur gedacht, anderenfalls wäre ich meiner potentiellen Enterbung bereits einen großen Schritt näher gewesen.

»Das waren noch andere Zeiten«, sagte ich stattdessen. »Heutzutage bekommen viele erst später Kinder.«

»Mag schon sein, aber du hast ja noch nicht einmal eine Frau, mit der du überhaupt Kinder machen könntest. Sieh doch mal zu, dass sich da wenigstens mal was tut.«

Selbst wenn es ein wenig harsch klang, konnte niemand abstreiten, dass er recht hatte. Meine sogenannten Beziehungen bisher waren kurz und bedeutungslos gewesen, und im Augenblick war diesbezüglich ohnehin Funkstille angesagt. Im Meer der Liebe tuckerte ich mit einem alten Kahn dahin, wobei ich weder ein Navigationsgerät noch Benzinreserven besaß, die mich in den nächsten Hafen bringen konnten.

»Mann, Mann, Mann, sieh dir nur an, was ich für ein Zeug rede«, meinte mein Vater nach einer schweigenden Pause. »Hör einfach nicht hin. Ich klinge ja schon fast wie deine Mutter. Erzähl ihr das bloß nicht!«

Aufmunternd klopfte er mir auf die Schulter.

»Du wirst schon noch die Richtige finden, keine Sorge.«

Sein Lächeln wirkte versöhnlich und aufbauend. Ich lächelte ihm ebenfalls zu, dann zerriss ein Klingeln die Stille. Das Glöckchen über der Eingangstür der Metzgerei kündigte das Eintreten von Frau Huber an. Sie war seit vielen Jahren Stammkundin, die uns ausschließlich samstagvormittags beehrte.

»Frau Huber!«, rief ihr mein Vater entgegen und sprintete hinter die Theke, als wollte er an den nächsten Olympischen Spielen teilnehmen.

Ich blieb sitzen, nahm einen neuerlichen Bissen von der Wurst und kam nun nicht drum herum, über mein Leben nachzudenken. Es war immerhin nicht so, dass ich mich nicht nach einer Partnerin gesehnt hätte, aber sich einfach so zu verlieben und geliebt zu werden, das war leichter gesagt als getan. Gut möglich, dass andere damit weit weniger Schwierigkeiten hatten, aber mir fehlte es in dieser Hinsicht an gewissen körperlichen Attributen und bestimmt auch an einer Portion Selbstbewusstsein.

Dennoch: Wenn ich nicht ewig allein bleiben wollte, dann musste ich tatsächlich endlich einmal die Initiative ergreifen, denn es war höchst unwahrscheinlich, dass die Frau meiner Träume aus heiterem Himmel an meiner Tür klingeln würde, nach dem Motto: »Hallo, darf ich mich vorstellen?« Auch wenn das – zugegeben – ziemlich praktisch und genau nach meinem Geschmack gewesen wäre.

Als ich das Brot und die Würste verputzt hatte, tendierte ich dazu, diese ganze Angelegenheit fürs Erste auf sich beruhen zu lassen. Ich war jetzt bereits so lange Single, da würde es auf ein paar Tage, Wochen oder Monate nicht mehr ankommen. Außerdem dachte ich nicht daran, mir meine Geburtstagparty von einer mittelstarken Sinnkrise verderben zu lassen. Das Vorbereiten des Grillfleisches würde zudem meine ganze Konzentration in den nächsten Stunden in Anspruch nehmen, da durfte ich mich nicht mit unnötigem Firlefanz ablenken.

Ich begab mich schließlich in den hinteren Teil der Metzgerei, zog mir die durchsichtigen Einweghandschuhe an und nahm das große Fleischmesser. Mit dem ersten Schnitt stand meine Entscheidung dann auch endgültig und unumstößlich fest: Meine zukünftige Freundin musste noch ein wenig warten. Jetzt hatten erst einmal die Schweinekoteletts Vorrang.

Kapitel 3: Meine Koteletts und ich

Gegen fünfzehn Uhr kamen Peter und Uwe, um mir bei den letzten Vorbereitungen zu helfen. Wir holten die Klapptische und Klappstühle aus dem Keller und stellten sie im Innenhof auf. Anschließend brachten wir die gekühlten Getränke nach oben und zu guter Letzt führte ich die beiden in die Metzgerei, um auch das Fleisch hinaus neben den Grill zu verlagern.

»Ach, du meine Güte!«, rief Uwe aus, als er die von mir liebevoll marinierten Schweinekoteletts sah. »Willst du etwa die ganze Bundeswehr versorgen?«

»Das ist der größte Haufen von zerstückelten Tieren, den ich je gesehen habe«, entgegnete Peter sichtlich beeindruckt. »Mir läuft jetzt schon das Wasser im Mund zusammen.«

Ich konnte mir ein Lächeln nicht verkneifen.

»Was heute nicht gegessen wird, kann morgen als Frühstück herhalten.«

»Ein paar Kilogramm Schwein als Frühstück?«, erwiderte Uwe mit einem schelmischen Grinsen.

»Du kennst ja mein Motto: Das eine oder andere Kotelett am Morgen vertreibt Kummer und Sorgen.«

Es war weniger mein Motto, sondern eher als Scherz gemeint. Da meine Freunde laut auflachten, hatte ich die beabsichtigte Wirkung auch tatsächlich erzielt.

»Und das ist also dein neues Prachtstück?«, fragte Peter, nachdem wir die Teller voller Fleisch auf den dafür vorgesehenen, runden Tisch neben dem Grill abgestellt hatten.

»Yep!«, rief ich stolz aus, als präsentierte ich meinen Erstgeborenen. »Der *Firemaster 2000*! Vergesst jeglichen

Fraß, der euch bisher vorgesetzt wurde. Heute speisen wir wie die Könige!«

»Ich nehme dich beim Wort«, meinte Uwe, wobei sein Blick etwas anderes sagte. »Auch wenn es vielleicht Leute gibt, die meinen, dass du dich etwas weit aus dem Fenster lehnst.«

Er deutete in Richtung Peter, der wiederum seine unschuldigste Miene aufsetzte.

»Nun ja, schließlich behauptest du das bei jedem neuen Grill«, verteidigte er sich. »Und geschmeckt hat es natürlich immer. Nur ...«

Während einer dramaturgischen Pause legte er seine Stirn in Falten, so als versuchte er sich angestrengt an etwas zu erinnern.

»Ehrlich gesagt, einen Unterschied habe ich bisher noch nie geschmeckt.«

»Judas!«

Meinen anklagenden Ausruf unterstrich ich mit einem ausgestreckten Zeigefinger, der auf seine Brust deutete.

»Ein *einziges* Kotelett bekommst du heute von mir. Und nur aus dem Grund, damit du weißt, was du in Zukunft versäumst, denn für deinen Frevel sollst du kein weiteres Stück Fleisch von meinem wunderbaren Grill erhalten.«

Meinen gespielten Unmut konnte ich nicht ganz bis zum Ende meiner pathetischen Rede durchhalten, und so lachten wir bereits neuerlich, ehe ich zu Ende gesprochen hatte.

»Wann geht es eigentlich genau los?«, fragte Uwe.

»In etwa einer Stunde sollten die Ersten kommen«, antwortete ich, nachdem ich meine Armbanduhr konsultiert hatte.

»So lange lässt du deine besten Freunde doch wohl nicht auf dem Trockenen sitzen, oder?«

Uwe deutete mit seinem Kinn auf die Bierkiste, die er zuvor nach oben geschleppt hatte.

»Lasst den anderen aber noch etwas übrig«, erwiderte ich

seufzend, denn Uwe hatte bereits zwei Flaschen geöffnet.

»Willst du auch?«

»Nein, danke. Ich möchte mich erst noch umziehen. Das heißt, wenn ich euch beide inzwischen allein lassen kann.«

Meine Freunde tauschten neckische Blicke aus und schon musste ich befürchten, dass das eine dumme Idee gewesen war. Wer wusste schon, welcher Unsinn den beiden einfiel?

»Geh nur, wir werden ganz artig sein«, versprach Peter unheilvoll grinsend, während Uwe überhaupt nichts sagte und mich lediglich lammfromm ansah, was noch weitaus bedrohlicher auf mich wirkte.

»Lasst einfach die Finger vom Fleisch, okay?«

Ich wartete auf keine weitere Reaktion der beiden, sondern wandte mich mit ungutem Gefühl von ihnen ab und ging hinauf in mein Zimmer. Dort hatte ich mir schon am Vortag drei Hemden auf die Kommode gelegt, zwischen denen ich mich nun entscheiden wollte. Welches davon war das absolute Geburtstagshemd? Das dunkelblaue mit dem aufgedruckten Sonnenuntergang? Das violette mit den weißen Blümchen auf den Ärmeln? Oder am Ende gar doch das türkis-gelb karierte?

»Mama!«

Man mochte es ihr nicht ansehen, aber meine Mutter war nicht nur besonders kräftig, sie war zudem unwahrscheinlich flink. Und das war noch untertrieben. Hätte man in der Formel 1 von ihrem Talent gewusst, würden sich die Spitzenteams um sie prügeln. Ich war mir sicher, dass es für sie keinen Unterschied machte, ob sie nun Socken stopfte, Schnitzel panierte oder die Räder an einem Rennwagen wechselte: Sie schaffte alles in Rekordzeit.

So vergingen nun auch maximal sieben Komma acht Sekunden und schon stand sie neben mir im Zimmer.

»Was brauchst du denn, Liebling?«

»Kannst du mir bitte helfen? Ich weiß nicht, welches

Hemd ich anziehen soll.«

Skeptisch begutachtete sie meine Vorauswahl.

»Auf alle Fälle keines von diesen hier. Die sind hässlich.«

Meine Kinnlade musste wohl ein Opfer der Schwerkraft geworden sein, denn ich spürte, wie meine Mundhöhle schlagartig trocken wurde.

»Aber Mama ...«

»Ach, mein Dickerchen, du weißt, ich liebe dich. Und es gibt ganz viele Dinge, die du gut kannst. Du hast ja so wahnsinnig viele Talente!«

Konsequenterweise hätte sie nun mindestens drei aufzählen müssen, doch die folgende, kurze Pause legte nahe, dass ihr spontan keine einfielen.

»Aber einen modischen Geschmack, den hast du leider nicht«, meinte sie letztendlich, um auf das eigentliche Thema zurückzukommen.

Die Wahrheit kann wehtun, heißt es. Doch ich musste gestehen, dass ich nicht sonderlich überrascht war, selbst wenn es ein Vierteljahrhundert gedauert hatte, bis meine Mutter mich diesbezüglich aufklärte. Es hatte immer wieder Momente gegeben, in denen der Verdacht nahelag, dass ich aufgrund meiner Kleidung belustigte Blicke auf mich gezogen hatte. Ich erinnerte mich schlagartig an die Hochzeit eines Bekannten im letzten Sommer. Es war an diesem Tag so heiß gewesen, dass ich beschlossen hatte, eine braune, kurze Hose zu tragen. Selbst der Pfarrer hatte mich belächelt. Ein anderes Mal hatte ich den Versuch unternommen, bei einem Discobesuch eine neongrüne Krawatte zu einem weißen T-Shirt zu tragen. Der Türsteher hatte mich aber mit klaren Worten darauf hingewiesen, dass es besser wäre, ich würde wieder nach Hause gehen. Nicht zu vergessen waren schließlich auch die Fischerhüte, die ich eine Zeit lang getragen hatte. Dadurch musste ich mir zwar keine Gedanken über meine Frisur machen, höchstwahrscheinlich hatte ich dennoch bescheuert ausgesehen. Zumindest hatte meine

Klassenkameradin Jenny einmal eine subtile Anspielung in diese Richtung gemacht.

Nun ja, in Wahrheit hatte sie mir ins Gesicht gesagt, dass ich mit den Hüten wie ein Trottel aussah. Ein Wink mit dem Zaunpfahl sozusagen.

»Und was soll ich dann anziehen?«

»Was weiß ich?«, war die wenig hilfreiche Gegenfrage. »Warum behältst du nicht die Sachen an, die du jetzt trägst?«

Erkundend blickte ich an mir herab, denn um die Wahrheit zu sagen: Ich hatte keine Ahnung, was ich mir heute Morgen übergestreift hatte.

Dass ich eine blaue, kurze Jeanshose trug, verwunderte mich dabei recht wenig, denn diese hatte ich bereits seit einer Woche jeden Tag getragen. Zum einen war ich zu faul gewesen, mir eine neue Hose aus dem Schrank zu holen, da es viel praktischer war, immer jene Hose anzuziehen, die ich vor dem Schlafengehen neben meinem Bett abschüttelte und dort griffbereit auf dem Boden liegen ließ. Zum anderen war sie auch ungeheuer bequem, denn es gab nur wenige Beinkleider, die mich nicht entweder an den Schenkeln, am Bauch oder im Schritt zwickten. Insofern war es auch keine schlechte Idee, wenn ich die Hose für meine Feier anbehielt, vor allem wenn ich bedachte, dass ich heute noch das eine oder andere Kotelett verspeisen wollte.

Was das T-Shirt betraf: Ich hatte es vor zwei Jahren bei *Rock am Ring* erworben, wie deutlich am Schriftzug auf der Vorderseite zu lesen war. Die blaugrünen Farbvariationen machten einen angenehmen Eindruck, lediglich der Stoff spannte ein wenig um die Mitte. Das lag offiziell daran, dass das Shirt beim einunddreißigsten Waschen etwas eingegangen war, inoffiziell hatte ich seit dem Musikfestival ein paar Kilos zugelegt.

Auch wenn mein Outfit zugegebenermaßen etwas abgetragen wirkte, machte es insgesamt einen akzeptablen Eindruck, wie ich fand. Gut, auf den Opernball würde man mich so nicht lassen, aber da wollte ich schließlich auch nicht hin, sondern lediglich auf meine eigene Geburtstagsparty.

»Du hast recht«, stimmte ich meiner Mutter also zu, »eigentlich könnte ich die Sachen wirklich anbehalten. Außerdem wird sonst wahrscheinlich auch keiner im Hemd auftauchen.«

Für mich war die Angelegenheit damit erledigt. Meine Mutter hingegen machte ansatzlos einen Schritt auf mich zu und drückte ihre Nase tief in meinen Brustkorb.

Was ihre unbekümmerte Art betraf, sagen wir so: Ich fühlte mich dabei nicht immer sonderlich wohl. Dass ich meine Mutter liebte, stand außer Frage, aber ich hätte nichts dagegen einzuwenden gehabt, wenn sie etwas mehr Berührungsängste besessen hätte. Allerdings würde ich für sie eben auch noch in zwanzig Jahren ihr kleiner Junge sein, dem sie früher die Windeln gewechselt hatte, was ihr manchmal scheinbar wie gestern vorkommen musste. Insofern machte ich mir keine Illusionen, was eine baldige Änderung dieses Verhaltens betraf, und ich sagte nichts, als sie zwei tiefe Luftzüge nahm und an mir roch.

»Du stinkst«, sagte sie mit herzlicher Ehrlichkeit einer Mutter.

Nachdem sie wieder zurückgewichen war, nahm ich selbst eine Nase voll, indem ich meinen rechten Arm hob und mich mit dem Gesicht der Achselhöhle näherte.

»Stimmt.«

Der beißende Schweißgeruch war nicht zu leugnen.

»Vielleicht doch ein anderes Shirt?«, fragte ich.

Die hochgezogenen Augenbrauen meiner Mutter machten deutlich, dass sie es nicht für notwendig erachtete, eine derart offensichtliche Antwort zu geben. Stattdessen öffnete sie meinen Schrank, zog ein sommerlich-gelbes T-Shirt heraus und hielt es mir entgegen. Gerade in dem Moment, als ich danach greifen wollte, zog sie es wieder zurück.

»Erst gehst du dich aber duschen!«

Das war nun nicht die schlechteste Idee, denn nachdem ich eine weitere Duftprobe meiner Achselhöhle nahm, begann das Zimmer um mich herum leicht zu rotieren.

Nach der Dusche fühlte ich mich wie neugeboren. Das kühle Wasser hatte vitalisierend gewirkt, und als ich aus der Dusche stieg, kam es mir so vor, als könnte ich Bäume ausreißen. Der Moment meiner Selbstüberschätzung war jedoch nicht von langer Dauer, denn mein verhasster Erzfeind sollte mich schnell wieder auf den Boden der Tatsachen holen.

Wie oft hatte ich diesen übergroßen und völlig unnötigen Spiegel neben der Heizung schon verflucht? Meines Erachtens benötigte ein Badezimmer nur einen kleinen Spiegel über dem Waschbecken, damit man beim Rasieren keine Büschel übersah oder sich Mohnkörner aus den Zahnzwischenräumen pulen konnte. Was man mit Sicherheit nicht brauchte, war ein spiegelndes Ungetüm, das bis zu den Knien reichte und jene Fettschicht in vollem Umfang reflektierte, die sich am Bauch angesetzt hatte. Mit diesem Speckpolster umgeschnallt fiel es mir schwer, das Herkules-Selbstbildnis im Kopf zu behalten, und ich verwarf umgehend jegliche Pläne, etwaige Bäume mit bloßen Händen zu entwurzeln.

»Eines Tages schlage ich dich in Stücke«, drohte ich dem Spiegel murrend und zog das T-Shirt über, sodass die nackte Haut meines Oberkörpers unter dem Stoff verschwand.

Ganz so einfach ließ sich der Bauch zwar nicht verstecken, aber die Wölbung wirkte nun glücklicherweise ansehnlicher. Zumindest ein wenig.

*

»Wir dachten schon, du hättest dich verlaufen!«, rief Uwe mir entgegen, als ich den Innenhof betrat.

An seiner Tonlage erkannte ich, dass das Bier in seiner Hand bestimmt nicht mehr das erste von vorhin war.

»Du verpasst noch deine eigene Geburtstagsparty!«, ergänzte Peter, der Uwe in puncto Alkoholkonsum offenbar in nichts nachstand.

»Quatsch!«, erwiderte ich und blickte auf meine Armbanduhr, um nach der Zeit zu sehen.

»Überraschung!!!«, schallte es von links und rechts an meine Ohren, und ich fürchtete, dass es das Letzte war, was ich für eine lange Zeit gehört hatte.

»Alles Gute zum Geburtstag!«

Ich erkannte Silvies Stimme und wusste zugleich, dass mein Trommelfell den euphorischen Anschlag überlebt hatte und nicht geplatzt war, auch wenn ich ein leichtes Klingeln im Hintergrund wahrnahm, das mich an das Glöckchen in der Metzgerei erinnerte. Zudem konnte ich davon ausgehen, dass es Philipp gewesen war, der mir auf der anderen Seite ins Ohr gebrüllt hatte, denn die beiden waren seit einem halben Jahr zusammen und überall nur im Doppelpack anzutreffen. Tatsächlich tauchte Philipp nun auch als Erster in meinem Sichtfeld auf, fasste meine Hand und quetschte sie so sehr, dass ich mit mindestens einem gebrochenen Finger rechnete.

»Gratuliere! Wieder ein Jahr älter, was?«

»Sieht ganz danach aus.«

»Und, wie fühlst du dich?«, wollte Silvie wissen.

»Spitze. Wunderbar. Ich darf nicht klagen«, log ich, denn das Klingeln in meinen Ohren war noch nicht verschwunden und meine Hand schmerzte.

»Wollt ihr ein Bier?«

Kaum hatte ich die Frage gestellt, kamen auch schon weitere Gäste. Von nun an bestand mein Lebensinhalt in der nächsten Stunde aus Begrüßungen, Händeschütteln und Bierverteilen. Uwe und Peter unterstützten mich bei Letzterem, allerdings lag der Verdacht nahe, dass sie das nur taten, um an der Alkoholquelle zu bleiben.

Als schließlich alle da waren, machte ich mich daran, die Kohle aufzulegen und den Grill anzuheizen. Es wäre womöglich etwas zu weit hergeholt, diesem Vorgang eine sexuelle Komponente zuzuschreiben, und dennoch war es auf gewisse Weise eine Art Defloration, die hier vonstattenging, während ich in dem bis dahin unschuldigen Grill zum ersten Mal ein Feuer entfachte. Eine leichte Erregung konnte ich zumindest nicht abstreiten.

Die Harmonie zwischen uns war dann auch von Anfang an hergestellt. Noch nie hatten ein Mann und sein Grill eine so vollkommene Einheit demonstriert. Es war kaum zu sagen, wo meine Hand endete und sein Rost begann. Die glühenden Kohlen brachten das Fleisch perfekt temperiert zum Brutzeln, was für mich nicht weniger kunstvoll als Beethovens Neunte klang. Und schon bald stieg der Geruch der ersten Koteletts auf und entfaltete sich so betörend, wie es kein Parfüm jemals zustande bringen würde.

»Langt nur ordentlich zu!«, forderte ich meine Gäste mehrmals auf, obwohl das nicht notwendig gewesen wäre.

Es gab niemanden, der meinen Grillkünsten widerstehen konnte oder wollte, und so kam ich kaum damit nach, die nächste Ladung auf den Rost zu werfen. Dass ich mit dem Verlauf des Nachmittags und Abends mehr als zufrieden war, muss nicht extra erwähnt werden. Die glücklichen, ja fast schon entzückten Gesichter aller Anwesenden, die mit ihren gefüllten Mägen einhergingen, waren die größte Freude, die man mir machen konnte. Deshalb empfand ich auch meine Geburtstagsfeier insgesamt als riesigen Erfolg, wobei ich die kleinen Geschenke und die zahlreichen Glückwünsche als Sahnehäubchen wertete.

Gegen zweiundzwanzig Uhr hielten Uwe und Peter eine Festrede, in der sie mich nach allen Regeln der Kunst durch den Kakao ziehen wollten. Die beiden waren zu dieser Zeit allerdings bereits so betrunken, dass sie die Hälfte ihrer

Gags bereits vergessen hatten, und die andere Hälfte brachten sie so durcheinander, dass sie nicht mehr als gelegentliche Mitleidslacher ernteten. Ich bezweifelte allerdings, dass ihnen das auffiel, zumindest wirkten sie so, als hätten sie den Spaß ihres Lebens.

Eine halbe Stunde später verlegten wir die Feier vom Hof ins Innere des Gebäudes, um die umliegende Nachbarschaft nicht zu verärgern. Hierbei handelte es sich immerhin um Stammkunden der Metzgerei und es lag auch in meinem Interesse, unnötige Animositäten zu vermeiden.

Den Ortswechsel nutzten nicht weniger als zwei Drittel der Gesellschaft, um sich zu verabschieden. Das war keine große Überraschung, denn vor allem die Pärchen zog es um diese Zeit für gewöhnlich in die eigenen vier Wände, wie ich bereits von anderen Gelegenheiten wusste. Interessanterweise galt das an diesem Abend nicht für Philipp und Silvie, die zum kläglichen Rest der Party zählten, und die selbst nach Mitternacht noch blieben, als sonst nur noch Uwe, Peter und ich übriggeblieben waren.

»Dass ihr noch hier seid!«, platzte es mir dann auch heraus, als wir fünf um den Küchentisch saßen und ein paar kalte Kotelett-Überbleibsel als nächtlichen Snack verputzten.

Das Pärchen mir gegenüber tauschte schuldbewusste Blicke aus. Zumindest machte es auf mich diesen Anschein, aber nachdem ich bereits einige Bierchen im Kreislauf hatte, konnte ich mich ebenso irren. Fragend wandte ich mich an Uwe und Peter, scheiterte jedoch kläglich an dem Vorhaben, mit ihnen Augenkontakt herzustellen. Die beiden waren sturzbetrunken und hatten Mühe, das kalte Fleisch mit ihren bloßen Händen in den Mund zu befördern. Gerade als ich in die Hosentasche fassen wollte, um mit meinem Smartphone ein Video von diesem Schauspiel zu machen, das ich später auf YouTube hochladen würde, ging Silvie auf meine Bemerkung ein.

»Um ehrlich zu sein«, begann sie zögerlich, »gehen wir heute Nacht noch in einen Club. Aber erst um eins.«

»Ah, verstehe«, erwiderte ich und versuchte den Gedanken auszublenden, nur als Übergangslösung zu fungieren.

»Die Feier war übrigens total klasse, nicht wahr, Philipp?«

Silvie stieß ihm auffällig den Ellbogen in die kurzen Rippen.

»Total klasse«, wiederholte er papageienhaft. »Und das Essen war ausgezeichnet. Ich kann mich nicht erinnern, schon einmal so viel Fleisch auf einmal gegessen zu haben.«

Die beiden sahen mich reumütig an und für einen Moment fühlte ich mich tatsächlich ein wenig verletzt. Dieses Gefühl verflog jedoch sofort wieder, als Philipps letzte Worte in mein Bewusstsein sackten.

»Freut mich, dass es geschmeckt hat«, sagte ich mit geschwellter Brust. »Das ist doch das Wichtigste.«

So war es auch wirklich. Für mich zumindest. Ein Leben ohne schmackhaftes Essen war für mich unvorstellbar. Könnte ich dieser Leidenschaft nicht mehr nachgehen, hätte auch alles andere keinen Sinn mehr.

Silvies Smartphone vibrierte plötzlich ein paar Millimeter über den Tisch.

»Oh, das ist eine Freundin von mir«, teilte sie mir mit, als sie die Nachricht vom Display las. »Sie holt uns für den Club ab. Ich habe ihr deine Adresse gegeben, ich hoffe, das ist in Ordnung.«

»Klar. Kein Problem.«

Ich wusste nicht, ob sie mich hörte, denn sie tippte wie wild auf ihrem Touchscreen herum. Kaum hatte sie das Smartphone wieder aus der Hand gelegt, vibrierte es erneut. Scheinbar war ihre Freundin noch schneller im Tippen als sie selbst. Ehrlich gesagt bewunderte ich das, denn ich selbst hatte bereits Mühe, in fünf von zehn Fällen die richtigen Buchstaben zu erwischen.

»Sie ist schon unten vor der Metzgerei.«

Auffordernd blickte Silvie mich an, doch es vergingen einige Sekunden, bis ich kapierte, was sie von mir wollte.

»Ich kümmere mich darum.«

Mit Mühe quetschte ich mich am Tisch und an Uwe vorbei, dann ging ich zum Fenster, öffnete es und blickte auf die Straße hinunter. Die nächste Laterne war zu weit entfernt, als dass man etwas deutlich hätte sehen können, dennoch erkannte ich eine Gestalt, die sich hin und her bewegte.

»Hey!«, rief ich hinunter. »Komm zum Seiteneingang, dann lass ich dich rein!«

Unterstützend machte ich mit meiner Hand eine übertriebene Geste in jene Richtung, die Silvies Freundin einschlagen sollte. Das Fenster ließ ich gleich offen, denn die frische Nachtluft war merklich besser als der abgestandene Dampf, der sich in unserer Küche gesammelt hatte. Auf dem Weg nach unten stürzte ich beinahe zweimal über meine eigenen Füße, wobei ich erst merkte, wie betrunken ich tatsächlich war. Sitzend war mir das nicht so schlimm vorgekommen, aber jetzt schien das gesamte Haus unter einem extremen Wellengang zu leiden. Dieser war schlussendlich auch der Grund, warum ich mit vollem Schwung – den ich von der Treppe mitnahm – gegen die Eingangstür knallte.

»Ahhhhh! Verdammt!«, schrie ich vor Schmerzen und presste meine linke Hand gegen die Stirn, die den größten Teil der Wucht abbekommen hatte.

Mit der rechten Hand öffnete ich instinktiv die Tür, nur um ein weiteres Mal mein Leid lautstark zu beklagen.

»So eine Scheiße aber auch!«

»Hallo«, hörte ich eine fremde, aber ungewöhnlich sanfte Stimme sagen. »Mein Name ist Isa.«

Als ich die Hand von der Stirn nahm und meine zusammengekniffenen Augen so weit wie möglich öffnete, erblickte ich vor mir die schönste Frau, die ich je gesehen hatte.

Kapitel 4: Die schönste Frau der Welt

»Schimmel«, stammelte ich. »Tim. Tim Schimmel.«

Mein Name klang schon nicht besonders geistreich, wenn ich ihn nur einmal nannte, aber wusste der Teufel wieso ich mich auf diese Weise vorstellte. Warum hatten mich meine Eltern auch unbedingt Tim nennen müssen? Nichts gegen den Namen an sich, ich mochte ihn sogar, aber in Kombination mit meinem Nachnamen kam ich mir vor, als wäre ich einer Zeichentrickserie mit sprechenden Tieren entsprungen. Andererseits konnte ich meinen Eltern keinen Vorwurf machen, denn es gab wohl keinen Namen, der wirklich zu Schimmel passte.

»Schön, dich kennenzulernen, Tim.«

Isa berührte mich kurz mit ihrer Hand am Oberarm und schon wurden meine Knie weich wie Butter. Ich war mir zu neunzig Prozent sicher, dass es dieses Mal nichts mit dem Alkohol in meinem Kreislauf zu tun hatte, sondern dass es einzig und allein auf den Kontakt mit diesem zauberhaften Wesen zurückzuführen war.

»Isa Schimmel«, fantasierte ich in Gedanken vor mich hin und revidierte meine bisherige Überzeugung: Es gab also doch einen Vornamen, der wunderbar zu Schimmel passte. Ob sie wohl derselben Meinung war?

»Kann ich reinkommen?«

»Natürlich! Selbstverständlich!«

Hastig trat ich einen Schritt zur Seite, stieg dabei auf einen Schuh und knickte infolgedessen mit meinem linken Fuß um. Der Schmerz dachte nicht daran, sich langsam über mein Bein nach oben zu arbeiten, nein, es dauerte nur den Bruchteil einer Sekunde, ehe ich zu schreien begann, als würde man mich bei lebendigem Leib abfackeln.

»Aua! Aua! Aua! Auaaaaaaaaa!!!«

Es vergingen einige hechelnde Atemzüge, in denen ich alles um mich herum vergaß und um baldige Erlösung flehte.

»Geht es wieder?«

Engelsgleich trat die Stimme an mein Ohr, aber ich konnte mich nur kurz an ihr erfreuen, da mir im nächsten Moment klar wurde, was für einen mimosenhaften Anblick ich gerade liefern musste.

»Ja, alles in Ordnung«, antwortete ich mit der tiefsten Stimme, die ich zustande brachte.

Es verstand sich von selbst, dass ich sie damit nicht täuschen konnte. Isa hatte mich zweifelsfrei nicht in meiner männlichsten Stunde angetroffen, und so wies ich ihr mit gesenktem Haupt den Weg nach oben in die Küche. Wie ein begossener Pudel trottete ich hinter ihr her. Jedes Mal, wenn ich den linken Fuß belastete, zuckte ich unwillkürlich zusammen.

Oben wartete bereits Silvie auf uns. Sie hatte einen leicht besorgten Gesichtsausdruck aufgesetzt.

»Alles klar bei euch?«

Mein Geschrei durfte scheinbar bis in die Küche vorgedrungen sein.

»Passt schon«, erwiderte ich in einem Ton, der ihr zu verstehen geben sollte, dass ich nicht weiter auf die Sache eingehen wollte.

Ich bekam mit, dass die beiden Frauen Blicke austauschten und dabei auf eine Weise kommunizierten, die uns Männern für immer ein Rätsel bleiben würde. Klar, wir warfen uns auch gelegentlich Blicke zu, die »Ja«, »Nein«, »Keine Ahnung« oder etwas dergleichen bedeuteten. Frauen hingegen verstanden es, mit leichten Augenbewegungen ganze Gespräche zu führen. Möglicherweise hing das auch mit telepathischen Fähigkeiten zusammen, ich wusste es nicht. Ich war mir nur sicher, dass Isa ihrer Freundin in etwa Folgendes mitteilte: »Mach dir keine Sorgen, es ist nichts passiert. Er hat sich nur ungeschickt den Fuß verstaucht, oder so. Dann hat er geheult wie ein kleiner Junge, aber ich glaube, es geht schon wieder etwas besser.« Woraufhin Silvie wohl meinte: »Ach so. Ja, er ist manchmal ein wenig ungeschickt. Und du weißt ja, wie Männer sind: Halten einfach nichts aus, die Kerle.«

Ob der Gedankenaustausch wirklich so stattgefunden hatte, konnte ich nicht sagen, aber ich war mir dennoch sicher, dass ich nicht allzu weit von der Wahrheit entfernt war. Auf jeden Fall begannen sie schulmädchenhaft zu kichern, was mich in meiner Annahme noch mehr bestärkte.

Resignierend quälte ich mich die letzten Stufen hinauf. Mit meiner tollpatschigen Aktion hatte ich mir bestimmt alle Chancen bei Isa zunichtegemacht. Nicht, dass ich mir je ernsthaft eine Chance ausgerechnet hätte, immerhin war sie ... Sie war einfach unglaublich. Schulterlange, braune Haare, von denen ein Teil zu einem Zopf gebunden war. Strahlend blaue Augen, die wie zwei Sterne aus ihrem Gesicht leuchteten. Zarte, schön geschwungene Lippen und eine zierliche Nase, die man am liebsten anstupsen mochte, vervollständigten den hinreißenden Anblick.

Ihr Körper wirkte auf mich weder zu groß noch zu klein, nicht zu dünn und nicht zu dick, sowohl sportlich als auch ästhetisch. Sie trug ein sommerliches, grünes Kleid mit Trägern und einem weißen Muster, das ich noch nicht genau identifizieren konnte. Vielleicht waren es Blümchen oder doch einfach nur asymmetrische Flecken, doch in Wahrheit war mir das vollkommen schnuppe. Sie hätte in einem braunen Jutesack frisch aus der Kohlemine vor mir stehen können, ich hätte sie dennoch für das hübscheste Wesen auf diesem Planeten gehalten.

Ich hingegen? Ich wusste, wie ich aussah und wie ich auf das andere Geschlecht wirken musste. Nicht in meinen kühnsten Träumen konnte ich daran glauben, dass aus Isa und mir jemals etwas werden würde.

»Isa würde bestimmt gerne etwas trinken«, meinte Silvie und starrte mich eindringlich an.

Na, toll. Andere zu bewirten war so ziemlich das Einzige, das ich wirklich gut konnte, und selbst dabei versagte ich jetzt katastrophal.

»Ach, sicher doch. Möchtest du ein Bier?«

Schon humpelte ich mit Schildkrötenschritten in Richtung Kühlschrank.

»Danke, aber du musst nicht ...«, warf Isa ein.

Wahrscheinlich deshalb, weil ich in meiner Verfassung einen jämmerlichen Eindruck machte.

»Geht schon, kein Problem!«, unterbrach ich sie und hopste demonstrativ den letzten Meter.

»Danke«, sagte Isa, als ich ihr eine Flasche und ein Glas in die Hand drückte.

Wir setzten uns zu den anderen an den Tisch, wobei Uwe und Peter mittlerweile mehr lagen als saßen. Zudem hatte ich nicht den Eindruck, als wären sie noch bei vollem Bewusstsein. Uwe hing ein halb aufgegessenes Stück Kotelett aus dem Mund und Peters Wange lag in einer Bierlache am Tisch, die er zuvor mit Sicherheit selbst verursacht hatte. Meine zwei besten Freunde taten ihr Bestes, um meiner Küche das Flair einer billigen Spelunke zu geben. An Isas Stelle hätte ich mir meinen Teil gedacht.

»Schön hast du es hier«, sagte sie dennoch und nahm einen Schluck Bier direkt aus der Flasche.

Das gefiel mir.

»Danke«, gab ich zurück, auch wenn ich wusste, dass sie das nur aus Höflichkeit gesagt hatte.

Unsere Küche war das Gegenteil von dem, was man als modern bezeichnen würde. Die ehemals weißen Fronten hatten einen deutlichen Gelbstich angenommen und der alte Gasherd flößte jedem Respekt ein, der mutig genug war, sich ihm auf Schlagdistanz zu nähern. Und das zu Recht. Meine Mutter wusste Bescheid, wie man mit dem alten Gerät umzugehen hatte. Ich wusste ebenfalls Bescheid. Mein Vater? Der wusste wiederum, dass er besser die Finger davon ließ, denn er erachtete es nicht als sinnvoll, das ganze Haus samt Metzgerei in die Luft zu jagen. In diesem Punkt waren wir übrigens einer Meinung.

Was die restliche Einrichtung betraf, so war diese zwar nicht so lebensgefährlich wie der Herd, man hätte vom längeren Anstarren aber zumindest Probleme mit dem Magen bekommen können. Kurz gesagt: Ein Kompliment wie jenes von Isa war bestimmt nett gemeint, doch weder sie noch ich konnten es auch nur ansatzweise ernst nehmen. Aus diesem Grund musste ich einfach lächeln und sie tat es mir gleich.

Ihr Lächeln ließ mich einmal mehr dahinschmelzen.

»Also, ihr geht noch in einen Club?«, erkundigte ich mich.

»Ja, ins *High Five*. Schon mal davon gehört?«

Ich starrte Löcher in die Luft und überlegte. Zumindest tat ich so, als müsste ich nachdenken, denn die Wahrheit war, dass ich überhaupt keine Clubs kannte.

»Nö, kenne ich nicht.«

»Der Club ist ziemlich neu, wahrscheinlich liegt es daran.«

»Ja, wahrscheinlich.«

Auch wenn es mir schwerfiel, aber ich hielt mein Pokerface mit aller Macht aufrecht.

»Wir sollten uns dann ohnehin langsam auf den Weg machen«, meldete sich Silvie zu Wort. Steffens Schicht beginnt bald.«

Fragend blickte ich in die Runde.

»Der Türsteher«, klärte Isa mich auf. »Wir haben ihn letzte Woche kennengelernt und er hat gesagt, dass er uns heute gratis hineinlassen kann.«

»Ah, verstehe«, sagte ich, während Silvie, Isa und Philipp aufstanden.

Gut möglich, dass man meinen geknickten Unterton hören konnte, denn ich war alles andere als erbaut darüber, dass die drei schon gehen wollten. Genauer gesagt: Silvie und Philipp konnten sich gerne vom Acker machen, das würde mich nicht im Geringsten stören, aber Isa ... Was hätte ich dafür gegeben, um mit ihr allein zu sein und sie besser kennenzulernen?

»Willst du denn nicht mitkommen?«

Aus meinen Gedanken gerissen starrte ich Isa an, als wäre sie ein Geist.

»Wie bitte?«

»Ob du nicht Lust hast mitzukommen?«

Mir war so, als würde mein Herz einen dreifachen Axel mit punktgenauer Landung machen.

»Nun ja, eigentlich ...«, begann ich enthusiastisch und sprang nun ebenfalls hoch, nur um in der nächsten Sekunde schmerzerfüllt wieder auf meinen Stuhl zu sinken.

Dieses Mal behielt ich meine Flüche für mich, biss mir aber gehörig auf die Unterlippe, sodass ich kurz darauf sogar ein wenig Blut schmeckte.

»Ist was?«, fragte Philipp.

»Nichts«, presste ich hervor und demonstrativ versuchte ich ein zweites Mal aufzustehen.

»Weinst du?«

Silvies Blick wirkte weniger bemitleidend als vielmehr belustigt.

»Nein«, antwortete ich und wischte mir Tränen von den Wangen.

»Dein Fuß, nicht wahr?«

Im Gegensatz zu ihrer Freundin, zeigte Isa sichtlich Anteilnahme.

»Ist es so schlimm? Vielleicht sollten wir die Rettung rufen.«

Ich winkte ab.

»Nein, nein. Nicht nötig. In ein paar Stunden ist alles wieder in Ordnung. Aber ich fürchte, dass ich heute Nacht kein Tanzbein mehr schwingen werde.«

Wie altbacken sich das anhörte, realisierte ich erst, als ich es schon gesagt hatte. Mittlerweile machte das aber wohl auch keinen Unterschied mehr, Isa hielt mich bestimmt für den größten Vollidioten auf diesem Planeten. Und dennoch ... Sie hatte mich eingeladen mitzukommen. Warum hatte sie das getan? Dazu gab es keine Veranlassung, sie musste sich mir gegenüber nicht verpflichtet fühlen. Vielleicht war ja noch nicht alles verloren.

»Wollt ihr vorher etwas essen? Bevor ihr geht, meine ich.«

Es war nicht untypisch für mich, dass ich die Lösung eines Problems im Essen suchte. Allerdings konnte ich auch auf entsprechende Fähigkeiten zurückgreifen und möglicherweise konnte ich Isas Herz auf diese Weise für mich gewinnen. Liebe ging ja bekanntlich durch den Magen und einen Versuch war es allemal wert.

»Wir haben ja gerade noch die Reste genascht«, winkte Silvie ab.

»Also, ich bin auch voll«, pflichtete Philipp ihr bei.

Die beiden ahnten wahrscheinlich nicht, dass mir ihre Befindlichkeit im Moment mehr als egal war.

»Aber Isa ist bestimmt noch hungrig«, wandte ich demonstrativ ein und blickte aufmunternd in ihre Richtung.

»Ähm, eigentlich ...«

»Nur einen kleinen Happen«, unterbrach ich sie und machte mich humpelnd auf den Weg zum Kühlschrank, wo ich die restlichen Schweinekoteletts verstaut hatte. »Ich verspreche dir, du wirst es bestimmt nicht bereuen!«

Mit einer Gabel fischte ich nach dem größten Stück, spießte es auf und legte es auf den einzigen sauberen Teller, den es noch gab. Dann humpelte ich weiter zum Fensterbrett, wo sich ein Topf mit Petersilie befand. Ich riss zwei Büschel ab und legte sie als schmackhafte Dekoration neben das Kotelett. Fest davon überzeugt, dass Isa diesem herzhaften Stück Fleisch nicht widerstehen konnte, hüpfte ich ihr auf einem Bein entgegen.

»Hier, für dich!«

Isa starrte zuerst mich an, danach das Kotelett, das ich ihr wie einen Strauß rote Rosen unter die Nase hielt.

»Vielen Dank«, sagte sie schließlich, »aber ich möchte wirklich nicht.«

Nun war ich es, der starrte. Wie konnte man nur diese Köstlichkeit ablehnen? Gut, das Kotelett war nicht frisch vom Grill, das war mir schon klar, aber trotzdem konnte man doch mit verbundenen Augen sehen und mit verschnupfter Nase riechen, dass man hier einen Leckerbissen sondergleichen vor sich hatte.

»Koste doch nur ein kleines Stückchen«, versuchte ich es ein weiteres Mal mit gutem Zureden.

Es ging mir dabei ja nicht nur darum, dass sie etwas aß, das ich nach allen Regeln der Kunst zubereitet hatte. Vor allem wollte ich Isa nicht gehen lassen, und wenn sie nun endgültig ablehnte, dann war sie weg und aus meinem Leben verschwunden.

»Ich wette, dass du noch nie so ein leckeres Stück Fleisch gegessen hast.«

»Darauf wette ich auch«, pflichtete Philipp mir bei.

Allerdings hatte er dabei ein recht eigenwilliges Grinsen aufgesetzt, weshalb ich mir nicht ganz sicher war, ob er das wirklich zu meiner Unterstützung gesagt hatte. Irgendetwas schien da nicht zu stimmen. So richtig unwohl wurde mir in meiner Haut dann aber, als ich Silvie dabei beobachtete, wie sie mit aller Mühe versuchte, ein Lachen zu unterdrücken, obwohl sie beinahe schon zu zerbersten drohte. Isa hingegen wich meinem fragenden Blick aus und sah peinlich berührt zu Boden.

»Was?«, wollte ich energisch wissen, als ich diese seltsame Situation einige Sekunden über mich hatte ergehen lassen.

»Es ist wirklich lieb gemeint von dir«, sagte Isa endlich, »aber ich bin Vegetarierin.«

Zunächst stand ich eine Weile mit zusammengekniffenen Augen da und versuchte aus ihren Worten einen Sinn zu extrahieren. Mir war es nämlich so vorgekommen, als hätte sie etwas in einer Sprache zu mir gesagt, die ich nicht verstand. Allerdings kam ich zu dem Schluss, dass es weder spanisch noch russisch, sondern alles in allem doch deutsch geklungen hatte. Und obwohl ich meine Muttersprache im Großen und Ganzen gut beherrschte, vermochte ich lange nicht zu begreifen, was Isa mir mitteilen wollte.

»Du ... bist ...«

Weiter kam ich nicht, da packte Silvie ihre Freundin schon an der Hand und zog sie mit sich fort.

»Wir müssen jetzt wirklich los. Vielen Dank noch einmal für die tolle Party, Tim. Und alles Gute!«

»Ja, alles Gute«, sagte auch Philipp und klopfte mir beim Vorbeigehen auf die Schulter.

Die beiden drängten mit Isa in der Mitte zur Küchentür hinaus. Kurz bevor sie den Raum verließen, drehte Isa sich jedoch noch einmal kurz zu mir um.

»Schön, dich kennengelernt zu haben. Bis dann.«

Ein paar Sekunden später waren sie verschwunden. Ich stand wie angewurzelt mit dem Kotelett auf dem Teller da und blickte ins Leere. Hinter mir fingen Peter und Uwe fast gleichzeitig zu schnarchen an, aber das registrierte ich nur am Rande. Für mich war gerade eine Welt zusammengebrochen, da interessierte es mich nicht, welche Geräusche meine betrunkenen Freunde im Schlaf von sich gaben.

Wie grausam konnte das Schicksal eigentlich sein? Da traf man eine Frau, mit der man sich ein Leben bis ans Ende aller Tage vorstellen konnte, mit der man bereit war, durch gute und schlechte Zeiten zu gehen und der man sogar das letzte Stück seiner Mettwurst anbieten würde. Und dann stellte sich heraus: Sie war Vegetarierin.

Selbst das kalte Kotelett konnte mich angesichts dieser bitteren Niederlage nicht trösten.

Natürlich aß ich es dennoch auf.

Kapitel 5: Schnitzel oder Sellerie?

Ich konnte kaum schlafen. Stundenlang wälzte ich mich im Bett von der einen auf die andere Seite und fantasierte von riesigen Schweinekoteletts, die mich vor eine Kutsche gespannt hatten und vor sich hertrieben. Als Peitschen benutzten sie dabei aneinandergebundene Wiener Würstchen, die mir bei jedem Hieb klatschend gegen den nackten Rücken schlugen. Hin und wieder versuchte ich mit den Zähnen nach einem Würstchen zu schnappen, da ich vor Hunger fast umkam, aber als Strafe dafür schlugen mir die Schweinekoteletts mit zwei Meter langen Salamistangen auf den Kopf.

Als mir die ersten Sonnenstrahlen des Tages auf das Gesicht schienen und mich zwangen aufzustehen, war ich froh, diese schrägen Fantasien hinter mir lassen zu können. Mein Fuß schmerzte nach wie vor von meiner Unachtsamkeit in der vergangenen Nacht, wenn auch nicht mehr ganz so schlimm wie noch vor einigen Stunden. Natürlich vermied ich es weiterhin, ihn mehr als nötig zu belasten, und so verließ ich langsam und vorsichtig mein Zimmer.

Mit meiner Laune stand es nicht zum Besten, und das hatte nicht ausschließlich mit sadistischen Schweinekoteletts und einem schmerzenden Fuß zu tun. Hauptsächlich kreisten meine Gedanken um Isa. Ich machte mir da gar nichts vor: In dem Moment, als ich sie gesehen hatte, hatte ich mich in sie verliebt. Und in dem Moment, als sie mir gesagt hatte, dass sie Vegetarierin war, hatte sie mir mein Herz gebrochen.

Wie um alles in der Welt hätte es unter diesen Vorzeichen eine Zukunft für uns geben können? Ich, ein leidenschaftlicher Fleischfresser, der keinen einzigen Tag ohne Wurst oder Schinken erlebt hat, seit er von der Muttermilch weg war. Und sie? Wahrscheinlich fand sie schon den Gedanken an eine Rindssuppe abstoßend. Niemals konnte das gutgehen.

»Morgen«, sagte Uwe, als ich die Schwelle zur Küche überschritten hatte.

»Morgen«, erwiderte ich und war beeindruckt.

Uwe machte einen unwahrscheinlich fitten Eindruck, vor allem wenn man bedachte, dass ich ihn letzte Nacht nicht geweckt, sondern halb vom Stuhl sinkend in seinem volltrunkenen Zustand zurückgelassen hatte. Dasselbe hatte ich im Übrigen mit Peter gemacht, der nun allerdings ausgestreckt am Boden lag und noch immer weggetreten war.

»Atmet er?«, fragte ich etwas besorgt.

»Er hat vorhin im Schlaf gefurzt. Zählt das auch?«

Ich grinste.

»Schätze schon.«

Dennoch wollte ich auf Nummer sicher gehen und schleppte mich zu Peter, um ihm die Hand unter die Nase zu halten.

»Was hast du denn angestellt?«, wollte Uwe wissen, als er mich humpeln sah.

»Ach, nichts«, antwortete ich etwas abweisend. »Yep, er atmet noch.«

Nachdem ich einige Sekunden lang den warmen Atem meines Freundes am Handrücken gespürt hatte, richtete ich mich wieder auf, nur um mich anschließend auf einen Stuhl neben dem Esstisch sinken zu lassen.

»Hunger?«

Erst jetzt bemerkte ich, dass Uwe mit einer Pfanne am Herd stand. Ich war zutiefst beeindruckt, dass er das alte Ding zum Laufen gebracht und uns noch nicht in die Luft gejagt hatte.

»Nein, danke.«

Kurzzeitig kehrte ich in meine Gedankenwelt zurück, aber Uwes fassungsloser Blick war nicht zu ignorieren und riss mich schnell wieder in das Hier und Jetzt.

»Bist du krank?«, fragte er.

»Wieso?«, fragte ich retour.

»Na, weil ...«

Er suchte nach den richtigen Worten.

»Seit ich dich kenne, hast du noch nie ein Essen ausgeschlagen.«

Instinktiv wollte ich mich gegen diese infame Verleumdung auflehnen, kam aber nach einigem Nachdenken zu dem Schluss, dass Uwe mit seiner Behauptung mit ziemlicher Sicherheit sogar recht haben dürfte. Etwas Essbares hatte ich wahrscheinlich wirklich noch nie abgelehnt.

»Oder bist du etwa verliebt?«

Sichtlich amüsiert über seinen eigenen Scherz lachte Uwe so lautstark auf, dass sogar Peter aus seinem komatösen Zustand hochschreckte.

»Was?! Wo?!«, rief er irritiert.

Mühsam versuchte sein verkatertes Gehirn zu ergründen, was es mit seinem momentanen Zustand auf sich hatte.

»Guten Morgen, gnädiger Herr. Wir vertragen wohl nicht mehr so viel wie früher. Kann das sein?«

Uwes Stimme klang selbst in meinen Ohren ungemein schrill und laut, aber ich ging davon aus, dass er genau das beabsichtigte. Ich kannte ihn gut genug, um zu wissen, dass er Peter in den nächsten Minuten hingebungsvoll quälen würde, denn eine solche Chance ließ er sich nicht entgehen. Wir waren nun einmal wie Brüder, da gehörten so kleine Bosheiten einfach dazu.

Unter anderen Umständen hätte ich trotzdem versucht, ihn davon abzuhalten, weil Peter im Augenblick einen wirklich bemitleidenswerten Eindruck machte. Da es mir jedoch gerade recht war, dass der Fokus der Aufmerksamkeit von mir abwich, hielt ich meinen Mund.

Leider half mir das auch nicht.

»Hey, Peter! Stell dir vor: Tim hat keinen Hunger.«

Peter wandte seinen Kopf in meine Richtung und starrte mich mit glasigen Augen an.

»Bist du krank?«

Ich fand das nicht witzig.

»Oder verliebt!«, warf Uwe ein weiteres Mal ein und verließ den Herd mit einer Pfanne in der Hand.

Jetzt sah ich, dass er eine riesige Portion Rührei zubereitet hatte. Er warf einen Untersetzer auf den Tisch und stellte die heiße Pfanne darauf, welche dezente Dampfwolken in die Höhe steigen ließ.

»Mahlzeit!«, sagte Uwe, legte mir eine Gabel hin und setzte sich.

Vom ausbreitenden Duft angelockt, kämpfte sich nun auch Peter auf einen freien Stuhl und blickte lüstern auf die noch immer zuckende, gelbe Masse.

»Hier! Greif zu!«, rief Uwe erneut lauter als notwendig, sodass Peter zusammenzuckte.

Gleichzeitig reichte er ihm ebenfalls eine Gabel und Peter war dann auch der Erste, der sich auf das Frühstück stürzte. Uwe tat es ihm kurz darauf gleich, nur ich saß regungslos da und starrte Löcher in die Luft. Ich konnte mir das selbst nicht erklären, aber allein der Gedanke, etwas zu mir zu nehmen, erschien mir unmöglich.

»Sag bloß!«, schallte es plötzlich durch die Küche und ich wandte mich wieder meinen Freunden zu.

Uwe ließ die Gabel sinken und sah mich fassungslos an.

»Du bist doch nicht etwa wirklich verliebt, oder?«

»Unser Tim? Verliebt?«

Peter kicherte bei seinen Worten wie ein kleines Schulmädchen.

Alles in meinem Innersten sträubte sich dagegen, den beiden die Wahrheit zu sagen, und so formte sich auf meinen Lippen bereits ein »Ach, Blödsinn!«, um das Thema gleich wieder im Keim zu ersticken. Leider bekam ich keinen Ton heraus, sondern saß mit offenem Mund da, so als ob ich an einer Kiefersperre leiden würde.

»Nicht im Ernst jetzt, oder?«

Peter – soeben noch vollkommen verkatert und kaum ansprechbar – war auf einen Schlag hellwach und strahlte mich wie ein Honigkuchenpferd an.

»Ich fasse es nicht!«, rief Uwe mir zu. »Das ist ja großartig! Tim, du alter Aufreißer! Was haben wir denn gestern verpasst? Erzähl schon!«

In seiner Begeisterung schlug er mir mehrmals gegen den Oberarm, sodass ich befürchtete, dieser würde mir gleich abfallen. Bei Uwe musste man aufpassen, denn seine überschwängliche Freude konnte einen fast ins Krankenhaus befördern.

»Es ist nicht so, wie ihr denkt«, musste ich schließlich einlenken.

»Bist du etwa nicht verliebt?«

Ich zögerte mit der Antwort auf Uwes Frage, denn wenn ich es einmal ausgesprochen hatte, gab es keinen Weg zurück mehr.

»Doch, ich glaube schon.«

»Masel tov!«, grölte Peter.

Für gewöhnlich machte er sich nicht besonders viel aus seinen jüdischen Wurzeln, doch hin und wieder überkam es ihn dann doch.

»Na, Buberle, haste eine hübsche Ische gefunden?«

Mein Gefühl hatte mir schon immer gesagt, dass Peter hundert Prozent seiner Jiddisch-Kenntnisse aus Filmen hatte, und ich ging zudem davon aus, dass er in dieser Sprache zu fünfzig Prozent absoluten Stuss laberte, weil er sie selbst nicht verstand.

»Hazlacha uwracha!«

»Ja, genau. Wie auch immer«, warf Uwe ein und wandte sich wieder an mich, »erzähl uns endlich alles!«

Wo sollte ich da anfangen? Wie sehr man sich in Isas Augen verlieren konnte? Wie gut ihr Haar duftete? Wie geschmeidig und elegant jede einzelne ihrer Bewegungen war? Wenn ich wollte, könnte ich stundenlang schwärmen, doch es würde im Endeffekt auf dasselbe hinauslaufen: Wir waren nun einmal nicht füreinander bestimmt.

»Sie ist Vegetarierin.«

Ich ließ diese Worte im Raum stehen, denn mir war klar, dass sie für sich selbst sprachen. Melancholisch ließ ich mein Kinn nach unten sinken und betrachtete die Kerben im Holztisch, die ich seinerzeit höchstpersönlich dort hineingeschnitzt hatte. Als ich den Blick wieder meinen beiden Freunden zuwandte, hatte ich zwei ratlose Gesichter vor mir.

»Und weiter?«, erkundigte sich Uwe.

Ich verstand die Frage nicht.

»Was meinst du mit: Und weiter?«

Er zog die Augenbrauen nach oben, so als müsste mir das als Antwort genügen.

»Sie ist Vegetarierin!«, wiederholte ich lautstark. »Sie isst kein Fleisch!«

Uwe und Peter sahen mich wie einen Zeugen Jehovas an, der sie sonntagmorgens in aller Früh aus dem Bett geklingelt hatte, um ihnen vom unmittelbar bevorstehenden Armageddon zu berichten.

»Und das ist ein Problem, weil ...?«

Offenbar erwartete Uwe von mir, dass ich den Satz vervollständigte.

»Weil ... Weil ... Weil ...«

Ich schnappte nach Luft, da ich beinahe vergessen hatte zu atmen.

»Weil ich nun einmal zufällig ein sehr großer Fleischliebhaber bin und mir nicht vorstellen kann, mit jemandem zusammen zu sein, der diese Leidenschaft nicht mit mir teilt.«

Zwar war ich der Ansicht gewesen, dass diese Erklärung eigentlich auf der Hand gelegen hatte, aber zumindest konnte ich jetzt davon ausgehen, dass die beiden nun verstanden, wo das Problem lag.

»Tim, ich liebe dich, Mann, aber du bist ein Hohlkopf!«

Verdutzt guckte ich Uwe an, danach wandte ich mich hilfesuchend an Peter.

»Tut mir leid, aber er hat recht. Du bist ein Idiot.«

Plötzlich hatte ich das Gefühl, ich wäre im falschen Film.

»Moment mal! Er hat mich nicht Idiot genannt.«

»Aber gemeint«, sagte Uwe. »Das passt schon so.«

»Warum? Was habe ich denn falsch gemacht? Sie ist doch diejenige, die sich so unnatürlich ernährt. Der Mensch ist nun einmal dazu geboren, Fleisch zu essen. Er ist ein Jäger und es liegt in seinen Genen. Dieser ganze Vegetarier-Mist ist nur so eine Modeerscheinung, damit die Gemüsefresser so tun können, als wären sie besser als alle andern.«

Während ich mich reden hörte, konnte ich beinahe runterzählen, wie sich mein IQ um zehn Punkte verringerte.

»Verdammt, ich bin wirklich ein Idiot.«

Die Einsicht kam spät, aber sie kam.

»Was mache ich denn jetzt nur?«

»Am besten erzählst du uns erst einmal, um wen es überhaupt geht«, schlug Peter vor und schaufelte sich eine Gabel voll Rührei in den Mund.

Da das wohl tatsächlich das Vernünftigste war, berichtete ich den beiden ausführlich von meiner Begegnung mit Isa. Dabei machte ich keinen Hehl daraus, wie ungeschickt ich mich angestellt hatte. Im Nachhinein betrachtet kam mir das Ganze sogar noch viel schlimmer vor als letzte Nacht. Allein der Umstand, dass ich mehrmals versucht hatte, ihr dieses kalte Kotelett aufzudrängen, war an Peinlichkeit kaum zu überbieten.

»Sieht übel aus.«

Manchmal wünschte ich mir, Uwe wäre nicht immer von

Grund auf ehrlich.

»Ja, ich weiß. Sie muss wirklich glauben, dass ich bescheuert bin.«

»Was von der Wahrheit nicht so weit entfernt ist, wie wir vorhin einstimmig festgestellt haben.«

Uwe grinste mich spitzbübisch an.

»Außerdem«, meldete sich Peter zu Wort, »ist es höchst unwahrscheinlich, dass sie überhaupt Interesse an dir haben könnte.«

»Na, herzlichen Dank aber auch. Wenn man euch beide als Freunde hat, braucht man keine Feinde mehr.«

»So habe ich das ja nicht gemeint. Aber denk einmal an die Vorbehalte, die du ihr gegenüber gehabt hast, und dann versetz dich mal in ihre Lage. Als Vegetarierin hat sie vermutlich ein eher liebevolles Verhältnis zu Tieren, du hingegen findest Tiere nur interessant, wenn du sie grillen, braten oder sonst irgendwie zubereiten kannst. Während sie bestimmt alle Lebewesen beschützen will, arbeitest du in einer Metzgerei mit tierischen Leichenteilen. Sagen wir deshalb mal so: Tendenziell ergibt sich daraus schon ein gewisses Spannungspotential zwischen euch, nicht wahr?«

Ich ersparte mir eine Antwort, denn es war offensichtlich, dass er den Nagel auf den Kopf getroffen hatte. In den Augen von Isa musste ich nicht weniger als ein Monster sein.

»Verdammt, du hast recht. Ich habe nicht die geringste Chance bei ihr.«

»Nun mal ganz langsam«, meinte Uwe beruhigend, »lassen wir mal den ganzen Unsinn und betrachten die Situation systematisch. Punkt eins: Ist es dir ernst damit? Hast du dich wirklich in diese Isa verknallt?«

»Ähm ...«

»Ja oder nein?«

»Ja«, antwortete ich leise, merkte meinem Freund jedoch an, dass ihn das nicht zufriedenstellte.

»JA!«, wiederholte ich mit deutlich erhöhter Lautstärke.

»Gut, dann hätten wir das Wichtigste einmal geklärt. Punkt zwei: Auf einer Skala von eins bis zehn ist sie eine ...?«

Ich zuckte mit den Schultern.

»Keine Ahnung. Eine Neun?«

Uwe lachte.

»Für dich wahrscheinlich, klar, weil du dich in sie verknallt hast, aber stell dir vor, du wärst ein neutraler Beobachter und würdest sie auf der Straße sehen. Was wäre sie dann?«

Neuerlich zuckte ich mit den Schultern.

»Immer noch eine Neun.«

Ein tiefes Seufzen drang aus Uwes Mund.

»So kann ich nicht mit dir arbeiten. Nun ja, sei es drum. Sagen wir einfach, sie ist eine solide Sieben. Daran gibt es nichts auszusetzen. Hey, viele Männer kommen ihr Leben lang nicht an eine Sieben heran, es ist ja nicht so, als ob Frauen dieser Art auf Bäumen wachsen würden. Aber gehen wir jetzt mal davon aus, dass du Teufelskerl es tatsächlich geschafft hast, in die Nähe eines solchen Geschöpfs zu gelangen. Dann haben wir immer noch das Problem, dass du wiederum ...«

Er hielt inne und starrte mich eindringlich an. Sein Blick tastete mich förmlich von oben bis unten ab, sodass ich mir wie bei einer aus dem Ruder gelaufenen Leibesvisitation am Flughafen vorkam. Ich fühlte mich mit einem Mal regelrecht nackt.

»Was?«

»Hm, wie formuliere ich das jetzt am besten?«

Nun sah ich an mir selbst herab. Plötzlich machte es *»klick«* und ich wusste genau, worauf Uwe hinauswollte.

»Schon klar, ich spiele nicht ganz in ihrer Liga.«

»Davon kann man ausgehen, ja.«

Er ließ den Satz wirken und ich fragte mich, ob das nun

seine Vorstellung davon war, mich aufzubauen.

»Und? Was soll ich jetzt machen?«

Uwe grinste.

»Das führt uns zu Punkt drei: Was bist du bereit, für deine Liebste zu tun?«

An seinem Gesichtsausdruck war zu erkennen, dass er einen Plan hatte.

»Was schwebt dir denn vor?«, fragte ich zurück.

Sein Grinsen verbreiterte sich noch erheblich.

»Ich hoffe, du hast dich gestern sattgegessen.«

»Was soll das nun schon wieder bedeuten?«

Langsam verlor ich die Geduld mit ihm.

»Hör zu, deine Optionen sind ganz einfach«, sagte Uwe in einem kühlen Geschäftston. »Schnitzel oder Sellerie?«

Endlich ging mir ein Licht auf. Der Typ war eindeutig noch betrunken, deshalb ergab auch nichts von dem, was er sagte, einen Sinn.

»Reden wir wieder weiter, wenn du nüchtern bist«, schlug ich vor und wollte aufstehen.

Uwe hielt mich jedoch zurück und blickte mir klar und fest in die Augen.

»Schnitzel oder Sellerie?«, wiederholte er. »Deine Entscheidung. Wenn du auch nur den Hauch einer Chance bei deiner Isa haben willst, dann musst du das größtmögliche Opfer bringen, das du dir vorstellen kannst.«

Nun fiel es mir wie Frikadellen von den Augen.

»Du meinst ...«

»Sehr richtig, mein lieber Tim. Ab sofort bist du ebenfalls Vegetarier.«

Ich riss die Augen auf und verfiel in eine Art Schockstarre. War das Uwes Ernst? Oder machte er sich gerade einen fiesen Spaß mit mir? Rasch wandte ich mich Peter zu, denn ich erhoffte mir von ihm Aufklärung. Er hatte schon länger nichts mehr zu der ganzen Angelegenheit gesagt, wie mir erst jetzt auffiel.

Leider konnte ich von Peters Gesicht nichts ablesen. Offensichtlich hatte sein Körper nach einigen Happen Rührei eine weitere Runde Schlaf verlangt, um den Alkohol in Ruhe abbauen zu können. Von meinem möglichen, zukünftigen Vegetarier-Dasein hatte er somit noch gar nichts mitbekommen. Er schlief in aller Seelenruhe, wenngleich seine Position bereits jetzt ein böses Erwachen garantierte.

Peters Gesicht lag nämlich mit der Nase voraus in der heißen Pfanne und ich kam nicht umhin, den appetitlichen Geruch wahrzunehmen, der nun ganz zweifellos an gebratenes Fleisch erinnerte.

Kapitel 6: Das neue Leben schmeckt nicht

Die Aufräumarbeiten meiner Geburtstagsfeier mussten auf später verschoben werden. Zunächst einmal galt es, Peter schnellstmöglich ins Krankenhaus zu bringen. Obwohl seine rote Nasenspitze im ersten Moment ehrlich gesagt ziemlich lustig ausgesehen hatte, bestand dennoch kein Zweifel daran, dass mit dieser Verbrennung nicht zu scherzen war. Es lag ebenfalls auf der Hand, dass ich fahren musste, denn im Vergleich zu den anderen beiden war ich mit Abstand der Nüchternste.

Dummerweise war ich auch derjenige, dessen linker Fuß nach wie vor etwas schmerzte, was das Durchtreten des Kupplungspedals zu einem nicht sonderlich angenehmen Unterfangen machte. Wie praktisch wäre jetzt ein schönes Automatikgetriebe gewesen, aber über eine solche technische Innovation verfügte das Schweinemobil selbstverständlich nicht. In Wahrheit musste ich froh darüber sein, wenn mich der Lieferwagen ohne größeren Ölverlust an mein Ziel brachte. Heimlich schickte ich vor jeder Fahrt ein kleines Stoßgebet in Richtung Motor, damit er mich nicht hängenließ. Glücklicherweise tat er das auch heute nicht, aber insgeheim wusste ich, dass jener schicksalshafte Tag unweigerlich kommen musste.

Wir verbrachten geschlagene zwei Stunden in der Notaufnahme, nur um mit dem Rezept für eine Salbe und mit einem großzügigen Verband wieder entlassen zu werden. Peter sah so aus, als hätte er gerade eine Schönheits-OP hinter sich. Wäre er ein C-Promi gewesen, hätten in den Büschen bestimmt einige Paparazzi gelauert, um diesen Schnappschuss an irgendein billiges Revolverblatt zu verkaufen. Da Peter aber lediglich im Kundencenter eines Möbelhauses arbeitete, warteten vor der Klinik keine sensationshungrigen Fotografen. Stattdessen machte Uwe mit seinem Smartphone heimlich ein Bild von ihm und postete es auf Facebook. Irgendwann – so hatte ich das Gefühl – würde Peter sich für Uwes ständige Neckereien noch einmal fürchterlich rächen.

Meine Verschwiegenheit erkaufte sich Uwe damit, dass er mir versicherte, mir bei den Aufräumarbeiten zur Hand zu gehen. Allerdings nur unter der Bedingung, dass wir uns zuvor noch etwas zu beißen organisieren würden. Ich willigte natürlich ein und fuhr mit dem Schweinemobil zum *O'Brian*, einem Irish Pub, bei welchem wir öfters abhingen.

»Die Auswahl ist ja nicht sonderlich groß«, stellte Uwe trocken fest, nachdem er die Speisekarte eindringlich studiert hatte.

Mir war das die ganze Zeit über schon seltsam vorgekommen, denn er bestellte für gewöhnlich jedes Mal denselben Burger und bisher hatte er sich noch nie beschwert.

»Für DICH ist die Auswahl nicht besonders groß, meine ich natürlich«, fügte er hinzu, weil ich nicht reagierte. »Das wird dann wohl der große Salat werden, nehme ich an.«

Sein spöttischer Blick war nicht notwendig, um zu kapieren, worauf er hinauswollte.

»Ich kann kein Vegetarier werden.«

Seit heute Morgen hatte ich mich fast durchgehend mit dieser Thematik beschäftigt, aber ich kam immer wieder zu demselben Ergebnis.

»Dann wird das aber nichts mit deiner Isa«, entgegnete Uwe.

Es war mir so, als spürte ich einen Stich in meiner Brust, als er ihren Namen sagte.

»Wie soll das funktionieren?«, fragte ich eher mich selbst als die beiden, die mit mir am Tisch saßen. »Ich kann mir einfach nicht vorstellen, auch nur einen einzigen Tag ohne

... Das kann doch nicht gesund sein!«

Uwe sagte nichts. Er grinste nur. Am liebsten hätte ich ihm in aller Freundschaft eine aufs Maul gegeben.

»Ach, komm schon«, schaltete sich Peter ein. »Sei nicht meschugge. Du kannst es ja zumindest ausprobieren.«

Seine Stimme klang überhaupt nicht nach ihm, da seine Nase dick mit Verband umhüllt war.

»Du kannst ihr immerhin zeigen, dass du dich bemühst. Mehr wollen die Frauen oft gar nicht, weil sie ohnehin wissen, dass wir Männer schwache und triebgesteuerte Primaten sind.«

Wir blickten Peter kurz an, fühlten uns jedoch in keiner Weise angegriffen. So unwahr war das schließlich nicht.

»Aber du musst es auf jeden Fall ernst meinen«, warf Uwe ein.

»Ja, ich weiß«, erwiderte ich kleinlaut. »Das wäre ihr gegenüber sonst nicht fair.«

»Doch nicht deshalb!«, stieß Uwe lachend aus. »Nein, weil sie dir sonst gleich auf die Schliche kommt. Du bist nun einmal ein mieser Schauspieler, und wenn sie merkt, dass du sie veräppelst, dann möchte ich nicht in deiner Haut stecken, mein Lieber.«

Meine beiden Tischgefährten kamen mir wie Engelchen und Teufelchen vor, die auf meinen Schultern saßen und mir links und rechts ins Ohr flüsterten. Dabei wollten sie mich beide von derselben Sache überzeugen, nur eben jeder auf seine eigene Art.

»Ich weiß einfach nicht, was ich machen soll.«

Zwar hoffte ich, dass sich meine Stimme nicht so bemitleidenswert anhörte, wie ich befürchtete, aber es war nur eine sehr, sehr kleine Hoffnung.

»Na, was darf es denn für euch sein, Jungs?«

Die Kellnerin war eine waschechte Irin mit roten, gelockten Haaren, die einen amüsanten, aber irgendwie süßen Akzent hatte. Sie arbeitete hier seit einigen Monaten und wir kannten sie bereits.

»Ich nehme den Classic Burger mit Potato Wedges. Und ein paar Chicken Wings«, verkündete Uwe stolz. »Kann ruhig noch etwas blutig sein.«

Der Nachsatz ging an mich. Auch ich mochte meine Burger meist nicht ganz durch.

»Für mich bitte das Dublin Steak.«

Peters Bestellung kam ohne beabsichtigten Seitenhieb in meine Richtung, fühlte sich unter den gegebenen Umständen aber dennoch wie ein Schlag ins Gesicht an.

»Und für dich?«, fragte die irische Kellnerin, nachdem ich etliche Sekunden nicht auf ihren wohlwollenden Blick reagiert hatte.

Ich holte tief Luft und atmete lange aus.

»Den großen Salat, bitte.«

Als unser Essen später an den Tisch gebracht wurde, zögerten Uwe und Peter keine Sekunde. Sie ließen es sich schmecken und hatten keine Scheu davor, ihren Genuss durch zufriedene Laute kundzutun. Meine Wenigkeit hingegen saß nur schweigend da und starrte auf den Teller, der vor mir stand.

Ich war noch nie ein Fan von Salat gewesen. Unter allen möglichen Beilagen war ein Salat bisher die wirklich allerletzte Wahl. Meine persönliche Favoritenreihenfolge lautete vielmehr: Pommes, Wedges, Zwiebelringe. Dann kam lange nichts. Nach diesem Respektabstand folgte Reis, der unter Umständen zu gewissen Speisen eine passende Alternative sein konnte. Aber Salat? In Wahrheit fiel ein solcher Blattwerk-Mix für mich überhaupt nicht in die Kategorie Beilage, ein Salat war für mich nie etwas anderes als Tisch-Deko gewesen.

Bis heute zumindest.

»Mahlzeit!«

Uwe grinste und stopfte sich seinen Burger in den Mund.

»Für die Liebe!«, ergänzte er kaum verständlich mampfend.

Ich seufzte, schnappte mir meine Gabel und spießte ein grünes Salatblatt auf. Langsam führte ich dieses vor mein Gesicht und betrachtete es von allen Seiten. Wie um alles in der Welt sollten in diesem dünnen Etwas Nährstoffe sein? Ein lautes Grummeln aus meinem Magen ertönte, als ob dieser sich dieselbe Frage stellte.

»Was soll's!«, sagte ich und steckte mir das Blatt in den Mund.

Offen gestanden war ich überrascht. Ich hatte wirklich schlimme Befürchtungen gehabt und mir den Geschmack als ziemlich fade ausgemalt. So schlimm war es dann jedoch nicht.

Nein, es war sogar noch viel schlimmer.

»Das schmeckt nach Fliegenschiss!«

»Ach so? Und wie genau schmeckt Fliegenschiss?«, wollte Peter wissen.

»Na, du hast leicht reden.«

Lüstern blickte ich auf sein Steak, dessen herrlicher Duft die Speichelproduktion in meinem Mund auf Hochtouren laufen ließ.

»Alles nur eine Kopfsache«, behauptete Uwe. »Du musst dir einfach einreden, dass dieser Salat das Beste ist, das du jemals vorgesetzt bekommen hast. Du musst jeden Bissen ganz bewusst genießen.«

Normalerweise hatte ich ein gutes Gespür dafür, ob Uwe mich auf den Arm nehmen wollte, oder nicht. Gerade eben hatte ich aber keine Ahnung.

»Frag Peter, der wendet diesen Trick immer bei seinen Freundinnen an.«

»Ich habe wenigstens Freundinnen«, schnaubte Peter in Uwes Richtung.

»Ja, schon, aber ...«

Man konnte an Uwes Gesichtsausdruck ablesen, dass er

darüber nachdachte, ob er es noch auf die Spitze treiben sollte. Darauf wollte ich es jedoch nicht ankommen lassen.

»Hey, können wir uns wieder auf MEIN Privatleben konzentrieren?«

»Aber du weißt doch schon, was du zu tun hast. Schön kauen, schlucken und ein fröhliches Gesicht dabei machen.«

Uwe leckte sich die Finger seiner linken Hand ab, ehe er einen weiteren, herzhaften Bissen von seinem Burger nahm. Offensichtlich war er überzeugt davon, dass er mir all seine Weisheit weitergegeben hatte, denn ich erhielt keine weiteren Tipps von ihm. Hilfesuchend wandte ich mich an Peter, doch der zuckte nur ratlos mit den Schultern und richtete seine Aufmerksamkeit anschließend auf sein Steak. Ich war also auf mich allein gestellt. Es war ein Kampf, wie ich ihn noch nie zuvor ausgetragen hatte.

Mann gegen Salat.

Bis zum bitteren Ende.

Zunächst machte ich mich daran, meinen Gegner genauer unter die Lupe zu nehmen. In der großen Schüssel vor mir befanden sich abgesehen von den unzähligen grünen Blättern noch Käferbohnen, Kartoffeln, geschabte Karotten, Zwiebeln, Oliven und Paprika. Ich fasste den Entschluss, dass ich die Schlacht am ehesten gewinnen konnte, wenn ich mich nach und nach den verschiedenen Fronten widmete, deshalb startete ich mit jenem Nahrungsmittel, das mir am vertrautesten war: dem Kartoffelsalat. Dieser bestand nun einmal aus Kartoffeln, die ich in frittierter Form über alle Maßen liebte, wo also sollte schon das Problem liegen?

Um es kurz machen, so richtig warm wurde ich mit dem Kartoffelsalat nicht, denn genau das war es, was mich von Anfang an störte: Er war nicht warm. Kalte Kartoffeln hatten einen vollkommen anderen Geschmack als warme und nachdem sie auch nicht in siedend heißem Fett gebadet hatten, ließen sie meinen Gaumen ziemlich kalt.

Und leider wurde es nicht besser.

Die Karotten etwa waren einfach ekelhaft. Die Käferbohnen wiederum waren nur deshalb nicht ganz so abstoßend, weil sie mich an leckere, kleine Hühnernieren erinnerten. Die Oliven waren zu sehr in Essig getränkt, die Zwiebeln waren nun einmal Zwiebeln, nicht mehr und nicht weniger. In der Pfanne wären sie bestimmt lecker gewesen, aber roh sollten sie mir später noch Magenschmerzen bereiten. Und was die Paprikastückchen betraf: Ich hasste Paprika. Punkt.

Und dennoch: Ich nahm meinen ganzen Mut zusammen und nach zehn Minuten hatte ich den kompletten Inhalt des Tellers samt grünem Blattwerk verputzt. Nur noch das restliche Gemisch aus Essig und Öl schimmerte am Boden und ich starrte darauf, als könnte ich wie aus einem Kaffeesatz die Zukunft darin lesen.

»Und?«

Peters Stimme drang leise an mein Ohr. Ich öffnete den Mund, um etwas zu sagen, von dem ich noch nicht wusste, was es sein würde. Es kam jedoch ohnehin anders.

Ehrlich gestanden hatte ich noch nie einen so lauten Rülpser ausgestoßen.

»Hat es also geschmeckt?«, wollte Uwe wissen.

Er puhlte sich seinerseits mit dem Zahnstocher gerade Essensreste aus den Zahnzwischenräumen, wenngleich bei Weitem nicht so diskret wie andere Menschen das für gewöhnlich taten.

»Grauenhaft«, antwortete ich.

»Aber machbar«, wandte Peter aufmunternd ein.

Da hatte er recht. So ungenießbar das Ganze auch gewesen sein mochte, es hatte mich nicht umgebracht. Zumindest nicht sofort.

Es hatte mich andererseits aber auch nicht wirklich satt gemacht, nur war das wohl wieder eine völlig andere Sache. Am wichtigsten erschien mir jedoch augenblicklich nur der

Umstand, dass ich es geschafft hatte, diesen Salat in mich hineinzuschaufeln, ohne einen feststellbaren Schaden genommen zu haben. Zum ersten Mal keimte in mir tatsächlich Hoffnung auf. Konnte ich es wahrhaftig fertigbringen, mich vegetarisch zu ernähren? Konnte ich Isa zuliebe auf Fleisch verzichten?

Ja!

Ja, ich konnte!

»Willst du noch?«, fragte Uwe und hielt mir einen kleinen Teller mit zwei Chicken Wings hin, die er nicht aufgegessen hatte.

»Danke«, sagte ich, nahm mir einen der Hähnchenflügel und steckte ihn mir sorglos in den Mund.

Uwe lachte laut auf und mich überkam das Gefühl, dass es vielleicht doch nicht ganz so einfach werden würde.

*

Als wir später wieder bei mir zu Hause waren, standen wir vor den Spuren der gestrigen Geburtstagsparty. Vor allem der Innenhof glich einem Schlachtfeld und ich musste froh sein, dass noch niemand die Behörden verständigt hatte, um auf den vermeintlichen Bombenanschlag hinzuweisen, der hier stattgefunden haben musste. Um ehrlich zu sein, hatte ich keine Ahnung, wo ich überhaupt anfangen sollte, das Chaos zu beseitigen.

An dieser Stelle würde ich ein Loblied auf Uwe singen, wenn ich nur ansatzweise musikalisch wäre. Klar, er hatte durchaus seine – sagen wir mal so – gewöhnungsbedürftigen Eigenschaften, die auf Fremde auch schon mal arrogant wirken mochten. Fakt war aber, dass man alles von ihm haben konnte und er sich mit Leib und Seele für seine Freunde einsetzte, wenn er nicht gerade dabei war, sie zu verarschen.

So war es an diesem Tag Uwe, der einen Großteil der

Aufräumarbeiten im Alleingang erledigte. Peter und ich hatten ja mit unseren jeweiligen Handicaps zu kämpfen, weshalb wir nur langsam vorankamen. Ich humpelte mit meinem Fuß durch die Gegend – wobei ich kaum noch etwas spürte, aber eben zur Sicherheit – und Peter hatte teils große Mühe, etwas an seinem Nasenverband vorbeizusehen, da ihm dieser das Sichtfeld enorm einschränkte. Im Gegensatz zu uns arbeitete Uwe aber wie gesagt durchwegs wie ein Duracellhase auf Ecstasy, und ich hatte sogar das Gefühl, dass ihm das Spaß machte.

Kurz vor halb sechs war der Innenhof wieder in tadellosem Zustand und nach einem letzten gemeinsamen Bier machten sich meine beiden Freunde langsam auf den Heimweg. Ich begleitete sie bis vor die Metzgerei, wo mir Uwe kraftvoll auf die Schulter klopfte.

»Und nicht vergessen«, sagte er und deutete ins Schaufenster. »Finger weg von allem, was früher mal geatmet hat.«

»Schon klar«, murrte ich zurück.

»Aber Spaß beiseite, ruf an, wenn du Hilfe brauchst.«

»Ist gut, mach ich.«

»Ja, melde dich einfach«, stimmte auch Peter zu.

Wir verabschiedeten uns mit einem Händedruck und die beiden marschierten davon.

»Übrigens: Witziges Foto von dir auf Facebook«, hörte ich Uwe noch sagen.

»Was für ein Foto?«, wollte Peter wissen und zog zugleich sein Smartphone aus der Hosentasche. »What the F...?«

Sie verschwanden um die Ecke und mehr bekam ich von der Unterhaltung dann auch nicht mehr mit. Ich musste lachen. Keine Ahnung, was ich ohne die zwei schrägen Vögel tun würde.

Gleich darauf schleppte ich mich in mein Zimmer und ließ mich wie einen Sack Kartoffeln auf das Bett fallen. Der Lattenrost ächzte unter der Last und es fehlte nicht viel, dass mindestens eine der Holzlatten das Zeitliche segnete. Mich kümmerte das im Augenblick wenig, denn ich fühlte mich ausgelaugt und war fertig mit der Welt.

Was für eine Party!

Was für eine Nacht!

Was für ein Tag!

Es war zu viel, um alles verarbeiten zu können, und so hatte ich das Gefühl, als würde mich die plötzliche Ruhe schon nach wenigen Minuten an den Rand das Wahnsinns treiben. Womöglich war es auch der Hunger, der mich quälte. Der Salat und der versehentliche Chicken-Wing-Happen lagen weit unter meinem gewohnten Essenspensum.

Sehr, sehr weit darunter.

Ich musste mich ablenken. Nur wie? Aufstehen war auf jeden Fall eine Grundvoraussetzung, deshalb erhob ich mich wieder mühselig von der Matratze. Die Schwerkraft sowie mein gut gepolsterter Bauch erschwerten mir die Sache zwar ungemein, doch es gelang mir letztendlich dennoch. Durch die Anstrengung außer Atem holte ich tief Luft und zeitgleich schoss mir ein Gedanke durch den Kopf, der für mich völliges Neuland war.

»Tim, du gehst jetzt joggen.«

Wie um alles in der Welt mein Gehirn auf diese glorreiche Idee kam, konnte ich nicht sagen, aber da war sie nun und klammerte sich in mir fest wie eine Zecke am Haaransatz hinter dem Ohr. Ja, mein Fuß hatte sich in den letzten Stunden deutlich erholt, aber wenn, dann war er maximal zu achtzig Prozent einsatzfähig. Davon abgesehen gehörte ich zu jenen Menschen, die nun mal von Natur aus prinzipiell nicht dazu geschaffen waren, sich schneller als in gemächlichem Gang fortzubewegen. Ich erinnerte mich noch gut an meinen Sportlehrer, der einmal zu mir gemeint hatte: »Wenn du noch lahmarschiger läufst, wirst du dich noch rückwärts durch die Zeit bewegen.« Er hat mich höchstwahrscheinlich dann auch immer nur deshalb nicht durchfallen lassen, weil er bei uns Stammkunde war und mein Vater immer mal wieder das eine oder andere Schnitzel gratis miteingepackt hatte.

Sei es drum: Die plausibelste Erklärung für mich war, dass mein Kopf mittlerweile bereits auf den Fleischentzug reagierte und nicht mehr richtig funktionierte. Gut möglich, dass ich mir auch dachte, dass ich zehnmal zum Vegetarier mutieren könnte, mein äußeres Erscheinungsbild aber dennoch nicht dem eines Mannes entsprach, dem sich die Frauenwelt freiwillig zu Füßen warf. Einige Speckschichten mussten also unbedingt weg, warum also nicht sofort damit beginnen?

Einen Versuch war es wert.

Ich belastete nun meinen linken Fuß mehr als den ganzen Tag über, um meine Grenzen auszuloten. Überrascht hatte ich nun die Bestätigung, dass ich offenbar etwas zu übervorsichtig gewesen war, denn ich konnte mich überraschend gut bewegen. So revidierte ich meine Diagnose von vorhin und bescheinigte mir eine neunzigprozentige Einsatzbereitschaft.

Das genügte mir.

Es dauerte keine fünf Minuten, da stand ich in neonoranger, kurzer Hose und mit leuchtend gelbem Trägershirt vor dem Haus. Zudem trug ich ein grünes Stirnband, um zu verhindern, dass mir der Schweiß in die Augen rann. Rückblickend betrachtet musste ich wie ein übergewichtiger Disco-Fuzzi aus den Neunzigern ausgesehen haben, der sich im Jahrzehnt vertan hatte.

Das Stirnband nutzte im Übrigen überhaupt nichts.

Zu dieser Erkenntnis gelangte ich bereits nach fünf Minuten, die ich mit laufähnlichen Bewegungen verbracht hatte. Das musste jedoch keinesfalls die Schuld des Stirnbands sein, sondern es konnte durchaus auch daran liegen, dass ich aus allen Poren so dermaßen schwitzte, dass diesen Flüssigkeitsausscheidungen meines Körpers kein textiler

Stoff gewachsen war. Diese Theorie bestätigte sich insofern, als dass auch meine Hose und mein Trägershirt schon nach kurzer Zeit schweißgetränkt und somit klatschnass waren.

Mit letzter Kraft stürzte ich ein paar Minuten später auf einen Laternenmast zu, an den ich mich mit beiden Händen klammerte, um nicht zusammenzubrechen. Ich umarmte den Mast regelrecht und sog dabei so viel Sauerstoff in meine Lunge wie nur irgendwie möglich. Meine Knie zitterten wie Zwiebel in der heißen Pfanne und meine Haare klebten fettig am Kopf, als hätte ich mich mit Olivenöl übergossen. Zu guter Letzt drang mir auch noch der Gestank meiner eigenen Ausdünstungen in die Nase, die locker als biologische Waffen hätten durchgehen können.

Ich war froh, dass mich niemand so sah.

»Tim!«

Beinahe wäre ich nun wirklich kollabiert, als ich meinen Namen hörte. Womöglich wäre das auch besser für mich gewesen, so hätte ich mir zumindest die folgende Schmach erspart.

»Hallo, Silvie«, erwiderte ich, nachdem ich mich umgedreht hatte.

Anschließend warf ich einen beschämten Blick zu Boden, denn Silvie war nicht allein.

Natürlich war sie das nicht.

»Hallo, Isa.«

Kapitel 7: Lügen haben dicke Beine

Mein verschwitzter Hintern saß in der Patsche. Isa blickte mich zaghaft lächelnd an und ich ging wohl recht in der Annahme, dass sie bei meinem jämmerlichen Anblick Mitleid mit mir haben musste.

»Hallo, Tim«, erwiderte sie meine Begrüßung und ich folgte ihren Augen, die mich von meinen ausgelatschten Turnschuhen bis zu meinem durchnässten Stirnband begutachteten. »Alles klar bei dir?«

Na, großartig. Nun musste ich sie auch noch anlügen.

»Ja, mir geht es bestens, danke.«

Ich löste die Umarmung des Laternenmasts und richtete mich zur vollen Größe auf, um wenigstens einen kleinen Teil meiner Würde wiederherzustellen. Viel würde es ohnehin nicht nutzen, denn ich war mir der Tatsache bewusst, dass mein kümmerlicher Auftritt den letzten Funken Hoffnung zunichtegemacht hatte, dass Isa eine etwaige Attraktivität meiner Person in Betracht ziehen würde.

»Wie geht es deinem Fuß?«

»Ach, dem ...«

Instinktiv winkte ich ab, hielt jedoch in der Bewegung inne.

»Eigentlich ...«, begann ich neu und meine Gedanken sprinteten hundert Meter in unter neun Sekunden. »Um die Wahrheit zu sagen, habe ich beim Laufen gemerkt, dass er noch nicht wirklich in Ordnung ist. Ist mir zwar ein bisschen peinlich, aber es sieht so aus, als könnte ich meine Runde heute nicht zu Ende bringen.«

»Das muss dir nicht peinlich sein. In zwei Tagen ist bestimmt wieder alles in Ordnung. Läufst du hier denn öfter?«

»Ähm, klar. Täglich.«

Ja, ich fühlte mich richtig mies, weil ich so hemmungslos vor mich hin log, aber was hätte ich sonst tun sollen? Da stand sie in ihrer kurzen, blauen Hose und dem dazu passenden Shirt, als wäre sie gerade einem Sportmagazin entsprungen. Und ich? Ich war der Typ aus der Anzeige auf der letzten Seite, dieser übergewichtige »Vorher-Typ«, der sich in nur vier Wochen in einen »Nachher-Typ« mit Sixpack verwandeln konnte. Ein mittelbegabter Grafiker hatte das mit Photoshop wahrscheinlich sogar in erheblich kürzerer Zeit fertiggebracht.

»Seit wann?«, fragte Silvie, die ich bis zu diesem Zeitpunkt komplett ausgeblendet hatte.

»Seit wann was?«, fragte ich zurück.

»Seit wann treibst DU Sport?«

Ich war mir sicher, dass sie den belustigten Unterton nicht beabsichtigt hatte, aber deutlicher hätte er nicht ausfallen können. Und ich machte ihr da auch keinen Vorwurf, immerhin hatte meine sportliche Laufbahn vor kaum zwanzig Minuten begonnen.

Umziehen inklusive.

»Ach so. Weißt du, ich habe mir vor einiger Zeit gedacht, dass ich etwas in meinem Leben ändern muss.«

Das war nun ausnahmsweise nicht gelogen, was meinem Gewissen spürbar guttat.

»Freut mich für dich«, sagte Isa und sah mich aufmunternd an. »Der Anfang fällt immer am schwersten, ich kenne das von mir selbst. Aber wenn du dranbleibst, wirst du sehen, dass es sich auszahlt.«

Zu spät bemerkte ich, dass ich sie wie ein verliebter Schuljunge anlächelte.

»Wir wollten übrigens auch gerade loslegen«, warf Silvie ein.

»Womit loslegen?«

»Isa und ich laufen sonntagabends immer zum See und

wieder zurück. Du kannst gerne mitkommen, wenn du willst.«

»Oh!«, brachte ich nur heraus und stand dann da, als hätte man mir den Stecker gezogen.

Zum See waren es von hier mindestens fünf Kilometer, das Ganze noch einmal retour bedeutete also zehn. Über die volle Distanz würde ich mir allerdings keine Sorgen machen müssen, denn spätestens bei Kilometer drei würde mein Körper ohnehin zusammenklappen.

»Wahrscheinlich ist es besser, wenn Tim seinen Fuß noch etwas schont.«

Isas Worte ließen mich innerliche Luftsprünge machen. Nicht nur, dass sie mir die perfekte Ausrede geliefert hatte, offenbar lag ihr auch mein Wohlbefinden am Herzen. Es sei denn, sie hatte andere Beweggründe und wollte mich ganz einfach nicht dabeihaben. Diese zweite Möglichkeit versetzte meiner Euphorie sofort wieder einen Dämpfer.

»Du kannst ja einfach das nächste Mal mitkommen.«

Sie lächelte mir zu und ich war wieder im siebten Himmel.

»Unbedingt! Jederzeit! Gerne!«

Es hätte meinem Auftreten mit Sicherheit gutgetan, wenn ich mein Hochgefühl nicht ganz so zur Schau gestellt hätte, wie ich es augenblicklich tat. Fast kam ich mir wie ein kleines Hündchen vor, das vor lauter Begeisterung derart mit dem Schwanz wedelte, dass man den Eindruck haben musste, er würde jeden Moment abfallen.

»Ich bin mir sicher, morgen ist ohnehin schon alles wieder gut.«

Hätte ich meine Klappe nur nicht so weit aufgerissen.

»Meinst du?«, fragte Silvie.

Nach ihrer anfänglichen Verwirrung grinste sie mich nun fortwährend an. Sie kannte mich immerhin schon eine ganze Weile und es verstand sich von selbst, dass sie meine Schmierenkomödie durchschaut hatte.

»Na, wenn das so ist, kannst du mit uns morgen ins Fitnessstudio kommen.«

Karma is a bitch.

Meine Lügen von vorhin prasselten auf mich ein und klatschten mir regelrecht ins Gesicht.

»Mor...gen?«

Die erste Silbe kam krächzend, die zweite quiekend aus meinem Mund, und ich erinnerte mich mit Entsetzen an die Zeit der Pubertät zurück, als ich durch meinen Stimmbruch erst recht zum Mädchenschreck mutiert war.

»Ja, komm vorbei«, meinte Isa. »Wir sind so ab achtzehn Uhr im *FitPlus*.«

»Ah, im *FitPlus*«, erwiderte ich, als ob ich wirklich eine Ahnung hätte, wo das war.

»In der Heinrichstraße«, ergänzte Silvie und nickte mir zu.

Ich nickte dankbar zurück. So ganz wusste sie wohl noch nicht, was es mit dem ganzen Theater auf sich hatte, auch wenn ihr Lächeln andeutete, dass sie eine Vermutung hatte.

»Na gut, dann also abgemacht. Wir sehen uns morgen«, erwiderte ich und bemühte mich, eine besonders tiefe, männliche Stimme zu produzieren.

Das Ergebnis ließ zu wünschen übrig, klang aber auf jeden Fall besser als die Stimmbruch-Variante.

»Okay, bis morgen«, sagte Isa verabschiedend, während sie bereits zu aufwärmenden Laufbewegungen ansetzte.

»Wird bestimmt lustig«, ergänzte Silvie und zwinkerte mir kaum merklich zu.

Die beiden setzten zu einem lockeren Lauf an und ich sah ihnen hinterher. Als sie wenige Meter entfernt waren, drehte sich Silvie noch einmal zu mir um und verzog ihre Miene zu einer skurril anmutenden Maske, die so etwas bedeuten sollte wie: »Was zur Hölle war das denn?« Ich antwortete ihr mit einem verlegenen Schulterzucken.

Als die beiden außer Sichtweite waren, lehnte ich mich

neuerlich gegen den Laternenmast. Mein Körper hatte sich inzwischen weitestgehend erholt, auch wenn mir der Schweiß nach wie vor aus allen Poren drang. Ich versuchte mir darüber klar zu werden, welche Konsequenzen das Gespräch mit Isa und Silvie hatte. Morgen um diese Zeit würde ich zum ersten Mal in meinem Leben in einem Fitnessstudio stehen und ... was dann? Mich bis auf die Knochen blamieren? Davon musste ich ausgehen. Auf der anderen Seite: Damit hatte ich ja mittlerweile ohnehin schon genug Erfahrung.

Alles in allem war ich zu müde, um mir das Desaster auszumalen, in das ich mich manövriert hatte. Aus diesem Grund beschloss ich, mich auf den Heimweg zu machen. Nicht laufend, sondern langsam spazierend.

Zu Hause wartete eine Überraschung auf mich.

»Wie siehst du denn aus?«

Meine Mutter warf mir einen belustigten Blick zu.

»Ich war joggen.«

»Wieso?«

»Einfach so.«

»Aha.«

Ihrem »Aha« folgte ein Schweigen, welches sie dazu nutzte, mich ein weiteres Mal eindringlich zu begutachten.

»Und warum hast du dich so angezogen wie diese jungen Männer bei der Love-Parade?«

Obwohl meine Mutter eine klassische Hausfrau war, war sie zugleich ein weltoffener, liberaler Mensch. Mehr als einmal hatte sie schon den Verdacht geäußert, dass ihr Sohn homosexuell sein könnte, was ihr – wie ich vermutete – sogar recht gut gefallen hätte. Auch jetzt sah sie mich freundlich lächelnd an, um mich bei einem eventuellen Outing positiv zu unterstützen.

»Mama, ich bin nicht schwul«, sagte ich ruhig.

»Aber wenn du es wärst, dann wäre das vollkommen in Ordnung.«

»Ja, ich weiß.«

»Dein Vater und ich werden dich immer lieben, egal welche sexuelle Orientierung du hast.«

Das mochte zwar stimmen, dennoch konnte ich mir gut vorstellen, dass es meinem Vater gehörig die Sprache verschlagen würde, um es vorsichtig auszudrücken.

»Ist gut, Mama.«

Ich gab ihr einen Kuss auf die Stirn und wollte mich so schnell wie möglich davonmachen, doch dann sagte meine Mutter die schönsten drei Worte, die man als Sohn zu hören bekommen konnte.

»Ich habe gekocht.«

Mir lief das Wasser im Mund zusammen.

»Ah, großartig. Mann, ich bin ja so hungrig.«

Tatsächlich hatte ich das Gefühl, als würde sich mein Magen bereits nach innen wölben. Grund genug, keine Zeit zu verlieren und schnellstmöglich die Küche aufzusuchen. Noch bevor ich über die Schwelle trat, stieg mir ein betörender Duft in die Nase.

»Wann hattest du denn überhaupt Zeit zu kochen?«

Die Frage war insofern berechtigt, als dass sie vorhin, als ich mich in meinen Jogging-Fähigkeiten versucht hatte, noch gar nicht zu Hause gewesen war. Meine Eltern hatten den Tag nämlich bei Onkel Ignaz verbracht, dem Bruder meines Vaters. Ich hatte ihnen dazu schon im Vorfeld meiner Party geraten, und zwar in ihrem eigenen Interesse. Es wäre nicht gut für ihre Nerven gewesen, den Innenhof in seinem verwüsteten Zustand zu sehen, weshalb ich ihnen ebenfalls empfohlen hatte, sich morgens durch die Metzgerei ins Freie zu begeben.

»Ach«, winkte meine Mutter ab, »ist nur eine Kleinigkeit, die ich eingefroren hatte. Aber ich habe mir schon gedacht, dass du heute noch nichts Richtiges gegessen hast.«

Wie recht sie doch damit hatte. Sogleich stürzte ich zum Herd, hob die Deckel der beiden Töpfe und sah ... Blutwurst und Speckknödel.

»Oh.«

Langsam ließ ich die Deckel wieder sinken.

»Was ist? Das magst du doch so gerne, oder?«

»Ja«, murrte ich und setzte mich an den Tisch. »Eigentlich schon.«

»Aber?«

»Nichts aber. Ich ... Ich habe nur doch keinen Hunger.«

Meine Mutter setzte sich mit besorgten Gesichtszügen zu mir und ich wusste schon, was nun kommen würde, ehe die erste Silbe über ihre Lippen kam.

»Bist du krank?«

Mittlerweile fand ich diese Frage schon fast wieder komisch.

»Nein, bin ich nicht. Es ist nur so ...«

Ich geriet ins Stocken. Sollte ich ihr wirklich sagen, was Sache war? Sollte ich ihr von Isa erzählen? Besser nicht, das würde die Angelegenheit noch komplizierter machen.

»Weißt du, ich möchte für einige Zeit auf Fleisch, Wurst und so weiter verzichten.«

Sollte ich jemals etwas gesagt haben, was bei meiner Mutter einen Herzinfarkt hätte auslösen können, dann wäre es dieser Satz gewesen. Von einer Sekunde auf die nächste sprangen ihre Lider nach oben und beinahe hatte es den Anschein, als würden die darunter befindlichen Augen herauspoppen. Zugleich setzte bei ihr etwas ein, das man – glaube ich – als Schnappatmung bezeichnete und mir im ersten Moment große Sorgen bereitete.

»Alles in Ordnung, Mama?«

»Kein ... Fleisch ... mehr?«

Zögerlich schüttelte ich den Kopf. Was hatte ich dieser liebevollen und fürsorglichen Frau nur angetan? Mit einem schwulen Sohn hätte sie keine Probleme gehabt, ganz im Gegenteil. Aber ein Vegetarier in ihrem Haus? Das schien sie nur schwer verkraften zu können.

»Gut, ich verstehe«, sagte sie nach einer Weile.

Ihr Puls hatte sich offenbar noch nicht normalisiert, war aber weit weniger im kritischen Bereich als noch kurz zuvor.

»Gibt es einen besonderen Grund für ... diesen Sinneswandel?«

Diese Frage hätte ich natürlich vorausahnen müssen.

»Ahm ...«, begann ich wie immer, wenn ich nicht weiterwusste.

Auch wenn ich heute schon in Fahrt war, was das Lügen betraf, so wollte ich nach Möglichkeit darauf verzichten. Meine Mutter wusste in der Regel sofort, wenn ich die Unwahrheit sagte, und ich hegte nicht den Wunsch, ihr Herz endgültig zu brechen.

»Schon fertig?«, erklang die Stimme meines Vaters, als er schnellen Schrittes in die Küche kam.

Dabei ignorierte er uns gänzlich und steuerte kerzengerade auf den Herd zu. Er schnappte sich Teller und Besteck, fischte nach einer Blutwurst und zwei Speckknödeln und setzte sich in freudiger Erwartung zu uns an den Tisch.

»Mahlzeit!«

Er schnitt die Blutwurst an und stopfte sich ein riesiges Stück in den Mund, woraufhin er zufrieden zu kauen begann.

»Lecker«, sagte er und warf seiner Frau einen anerkennenden Blick zu.

Jetzt erst erkannte er, dass etwas nicht stimmte. Seine Augen wanderten zwischen meiner Mutter und mir hin und her. Zugleich verlangsamten sich seine Kaubewegungen, bis er schließlich die viel zu große Masse in seinem Mund auf einmal hinunterschluckte.

»Was ist los mit euch?«

»Nichts«, antwortete ich instinktiv.

»Unser Sohn ...«, entfuhr es meiner Mutter zur selben Zeit, doch dann versagte ihr für einen Augenblick die Stimme.

»Was?«, forderte mein Vater nun eindringlicher.

»Er ... Er hat vor, sich in Zukunft vegetarisch zu ernähren. So nennt man das doch, oder?«

Die Frage galt mir.

»Ja, stimmt. Aber ihr müsst da wirklich keine große Sache daraus machen.«

»Vegetarisch?«

Es war meinem Vater anzusehen, dass er das Wort in seinem Kopf googelte. Ich vermutete, dass es keinen Treffer gab.

»Tim isst kein Fleisch mehr. Und keine Wurst. Überhaupt nichts, das aus Tieren besteht«, klärte meine Mutter auf.

Ich war erleichtert, dass mein Vater bereits hinuntergeschluckt hatte, sonst wäre ihm jetzt die Blutwurst im Hals steckengeblieben und wir hätten an ihm das Heimlich-Manöver durchführen müssen. Meiner Mutter war es inzwischen wohl etwas zu viel geworden, denn nachdem sie tief durchgeatmet hatte, stand sie auf und verließ den Tisch. Vielleicht wollte sie das Feld auch lediglich für das anstehende Gespräch von Mann zu Mann räumen.

»Was soll denn der Unsinn?«

Mein Vater sah mich erst besorgt, dann streng an. Er rückte näher an mich heran, legte seine Hände flach auf den Tisch und blickte mir tief in die Augen.

»Junge, nimmst du etwa Drogen?«

»Was? Nein!«

»Sag mir die Wahrheit! Spritzt du dir Haschisch?«

»Quatsch! Haschisch spritzt man doch nicht.«

»Und was machst du dann damit?«

»Man raucht es. Also, nicht ich, aber andere.«

»Wer? Deine Freunde? Haben die dir diesen Floh ins Ohr gesetzt?«

Auch wenn er versuchte, sich so gut es ging zu beherrschen, war er innerlich extrem aufgebracht.

»Glaub mir, Papa, da ist nichts Schlimmes dabei«, versuchte ich ihn zu beruhigen. »Heutzutage gibt es viele Vegetarier, das ist ganz normal. Ich laufe ja nicht durch die Gegend und schmiere Blut auf Pelzmäntel oder kette mich an Tiertransporter.«

Während ich beobachten konnte, wie das Gesicht meines Vaters mehr und mehr an Farbe verlor, wünschte ich mir, ich hätte den letzten Teil für mich behalten.

»Wie gesagt, ich werde das NICHT tun, also keine Sorge. Das Einzige, das sich ändert, ist, dass ich jetzt einmal auf alles Fleischliche und Ähnliches verzichte. Nicht mehr und nicht weniger.«

Schwer zu sagen, ob mein Vater das so akzeptierte oder ob er schlichtweg mit seinem Latein am Ende war und resignierte. Auf jeden Fall wandte er den Blick von mir ab und fixierte mit seinen Augen die Tischplatte, als hätte er sie noch nie zuvor gesehen. Ich für meinen Teil dachte noch einmal über die letzten Worte nach, die ich von mir gegeben hatte.

Meine vegetarische Lebensweise war selbstverständlich mehr als eine unbedeutende Veränderung, wie ich meinen Eltern hatte weismachen wollen. In Wahrheit handelte es sich um den größten Einschnitt meines bisherigen Lebens. Und das alles tat ich aus Zuneigung zu einer Frau, die ich kaum kannte.

»Ist es das überhaupt wert?«, fragte mich eine innere Stimme. »Ist SIE das überhaupt wert?«

Ich kannte die Antwort nicht, aber ich schloss die Augen und dachte an Isa. Ihr Bild erschien so klar vor mir, als würde sie mir leibhaftig gegenüberstehen. Sie strich sich ein paar Haarsträhnen hinter ihr linkes Ohr und lächelte mir zu. Mir wurde warm ums Herz und am liebsten hätte ich mich ihr genähert und sie liebevoll geküsst.

Plötzlich spürte ich einen feuchten Schmatz auf meiner Wange.

»Mama!«, rief ich aus, denn die Situation fand ich zutiefst verwirrend.

»Keine Sorge, mein Dickerchen, wir stehen das schon gemeinsam durch. Ich werde dafür sorgen, dass du nicht verhungerst.«

Sie platzierte einen Teller vor mir, auf dem sich zwei Karotten, drei Tomaten und ein paar Gurkenscheiben befanden.

»Danke«, sagte ich und tätschelte ihre Hand.

Dann griff ich nach einer der Karotten und biss entschlossen die Spitze ab.

Ob es das am Ende wirklich wert sein würde? Ich wusste es nicht. Aber für Isa wollte ich es zumindest versuchen.

Kapitel 8: Es geht um die Wurst

Ich schlief wieder schlecht. Dieses Mal musste ich mich durch einen Wald von Riesenkarotten kämpfen, wurde von einem menschenhungrigen Broccolimonster verfolgt und stürzte in brodelnde Gemüsebrühe-Lava. Mein Unterbewusstsein hatte scheinbar seine eigene Art, mit dem neuen Lebensstil umzugehen, dem ich mich zuwandte.

Das Aufstehen fiel mir immens schwer. Kein Wunder, hatte ich doch in den letzten vierundzwanzig Stunden kaum nennenswerte Kalorien zu mir genommen. Ich fühlte mich innerlich leer und so ausgelaugt, dass ich mich – kaum, dass ich mich aufgerafft hatte – noch einmal rücklings ins Bett fallen ließ.

»Ohhhhhhhh!«, stöhnte ich und zog mir das Kissen über mein Gesicht, um den Klagelaut zu dämpfen.

Zwanzig Minuten später unternahm ich einen zweiten Anlauf und schaffte es auf die Toilette. Als ich mich anschließend im Spiegel betrachtete, sah ich ein fahles, erschöpftes Bildnis von Tim Schimmel.

»Bist du krank?«, fragte ich mich selbst, da sonst keiner da war.

Vorsichtig wandte ich meinen Blick nach unten. Obwohl es sich so anfühlte, als hätte ich ein enormes Loch in meiner Körpermitte, waren meine aufgestapelten Fettschichten nach wie vor da.

»Sorry, alter Freund, aber wir müssen uns wirklich trennen«, sagte ich einfühlsam und streichelte meinen Bauch. »Es liegt nicht an dir, es liegt an mir. Weißt du, ich habe da diese Frau kennengelernt und ...«

»Tim!«

Die Stimme meiner Mutter erschallte durch das ganze Haus.

»Ja?!«

»Bist du wach?!«

Für eine Millisekunde war da die Versuchung, mit »Nein« zu antworten.

»Ja! Ich bin im Bad!«

»Beeil dich! Dein Vater hat einen Termin beim Arzt! Das heißt, du musst heute die erste Schicht in der Metzgerei übernehmen!«

»Na toll«, murmelte ich vor mich hin.

»Was sagst du, Schatz?!«

»Nichts! Ich bin gleich so weit!«

Das hatte mir gerade noch gefehlt. Eigentlich war vorgesehen, dass ich heute erst gegen Mittag hinter der Theke stehen sollte. Wobei ich prinzipiell nichts dagegen hatte, unten im Laden zu stehen, ganz im Gegenteil. Aber weil sich ja so einiges in meinem Leben geändert hatte, stand ich dem Ganzen doch eher mit gemischten Gefühlen gegenüber.

Da mich in der Metzgerei nichts erwartete, dem ich mit Freude entgegensah, schleppte ich meinen müden Körper lustlos in die Küche. Tatsächlich wartete dort bereits ein Teller, der zweifelsohne für mich bestimmt war. Zwei Karotten, drei Tomaten und ein paar Gurkenscheiben befanden sich darauf. Mama war ihrer Linie treu geblieben. Sie sah mich entschuldigend an und wollte mir damit bestimmt sagen, dass sie keine Ahnung hatte, was sie mir sonst auftischen konnte.

»Danke«, sagte ich und gab ihr einen Kuss auf die Stirn.

Ich holte mir noch zwei Scheiben Brot, goss mir Kaffee aus der Kanne ein und machte mich daran, mein Frühstück genusslos, aber zweckdienlich zu verspeisen.

Eine halbe Stunde später betrat ich die Metzgerei. Ich schloss die Vordertür auf und stellte zu meiner Zufriedenheit fest, dass noch niemand draußen wartete. Das war mir insofern besonders recht, da ich ein paar Minuten zu spät dran war. Kunden, die man warten ließ, konnten schnell zu nörgelnden Plagen mutieren, und auf solche hatte ich gerade überhaupt keinen Bock.

Apropos: Wenn ich mich recht erinnerte, war heute eine Bestellung über fünfzig Paar Bockwürste fällig. Irgendeine Veranstaltung mit massenhaft Kindern. Hoffentlich hatte mein Vater alles vorbereitet, ich hatte ihn letzte Woche mehrmals daran erinnert. Es war wohl besser, wenn ich das noch einmal kontrollierte.

Zunächst musste ich aber die Vitrine vorbereiten, denn besonders verlockend sah die nahezu leere Verkaufsfläche nicht aus. Ich machte mich also daran, alles an seinen üblichen Platz zu befördern. Rechts die Würste, in der Mitte die Pasteten, daneben der Speck und ganz links das Fleisch. Mich überkam eine gewisse Wehmut bei jedem Teil, das ich dekorativ platzierte. Gerne hätte ich mich selbst bedient, wie ich es sonst immer zu tun pflegte, aber ich durfte der Versuchung nicht nachgeben. Ich brauchte dringend Ablenkung.

Unerwartete Unterstützung bekam ich hierbei von Frau Steeger, die schwungvoll die Eingangstür aufmachte und dem darüber hängende Glöckchen ein Schleudertrauma bescherte.

»Guten Morgen, Frau Steeger«, sagte ich betont fröhlich und zudem nicht lauter als unbedingt notwendig, schließlich wollte ich nicht in dasselbe Fettnäpfchen treten wie beim letzten Mal.

»Wie bitte?«

Sie trat nahe an die Vitrine heran und kniff die Augen zusammen.

»Guten Morgen«, wiederholte ich ruhig.

Frau Steeger blickte mich durch die Schlitze ihrer Lider an.

»ICH HABE MEIN HÖRGERÄT VERLEGT!«

Die Gute wollte mich doch vergackeiern, oder?

»Meinen Sie das ernst?«

Das tat sie, wie ich nun feststellte, denn sie gab sich weiterhin größte Mühe, auch nur eine Silbe von dem zu verstehen, was ich sagte. Wie um alles in der Welt ihr das ständige Zusammenkneifen der Augen dabei helfen sollte, blieb mir dennoch ein Rätsel.

»WAS MÖCHTEN SIE DENN, FRAU STEEGER? SIE WAREN JA SCHON AM SAMSTAG HIER!«

»SIE WISSEN JA, ICH WAR SCHON AM SAMSTAG HIER!«, erwiderte die alte Frau.

Wusste der Teufel, warum sie mich ebenfalls anschrie. Meine Ohren waren schließlich noch weitestgehend in Ordnung.

»JA, DAS SAGTE ICH GERADE! HABEN SIE ETWAS VERGESSEN?!«

»WISSEN SIE, ICH HABE DA NÄMLICH ETWAS VERGESSEN!«

Es fiel mir nicht leicht, ein Lachen zu unterdrücken.

»ACH, WIRKLICH?«, sagte ich bemüht ernst. »JETZT SAGEN SIE NUR, DASS SIE DOCH EIN STÜCK SCHINKEN HABEN WOLLEN.«

»ICH HÄTTE GERNE NOCH EINEN SCHINKEN.«

Schleunigst drehte ich mich von ihr weg, denn ich konnte mich nun wirklich nicht mehr zurückhalten. Hätte ich gerade einen Schluck Milch getrunken, würde mir die weiße Flüssigkeit jetzt in hohem Bogen aus den Nasenlöchern schießen.

Möglichst so, dass Frau Steeger meine Belustigung nicht bemerkte, bewegte ich mich in Richtung Schinken und kam ihrer Bestellung nach. Ich verpackte das Zweihundert-Gramm-Stück, auf das sie vehement deutete, und legte es auf den Tresen.

»DARF ES SONST NOCH ETWAS SEIN?!«

Sie sagte nichts, sondern packte den Schinken wieder aus und betrachtete ihn von allen Seiten. Zwischendurch warf sie mir immer wieder einen skeptischen Blick zu, letzten Endes seufzte sie jedoch gönnerhaft und holte ihre Geldbörse hervor.

»Seinerzeit war das Fleisch bei euch zarter als heute«, murrte sie vor sich hin.

»Ja, das war Ihres aber auch«, murrte ich leise zurück.

Plötzlich sah sie mich mit weit aufgerissenen Augen an und mir lief es eiskalt den Rücken hinunter. Sofort redete ich mir ein, dass es unmöglich war. Sie konnte mich nicht verstanden haben, nie und nimmer. Selbst als ich sie angebrüllt hatte, hatte sie doch nichts verstanden, wie sollte sie also ...?

Wie, das vermochte ich tatsächlich nicht zu sagen, aber als Frau Steeger die Finger der rechten Hand über ihre Wange laufen ließ, war jeder Zweifel ausgeschlossen: Sie hatte meine Bemerkung auf jeden Fall gehört.

»Ich ...«

Meine Stimme brach ab und auch wenn ich nicht den Wunsch hegte, im Erdboden zu versinken, was mir doch sehr drastisch und endgültig erschien, so hoffte ich inständig, dass der Augenblick so schnell wie möglich vorbeiging.

»Stimmt schon so«, sagte Frau Steeger, als sie das Geld auf die Theke legte.

Dann nahm sie den Schinken und verließ die Metzgerei. Dieses Mal gab das Glöckchen nur ein zartes Klingeln von sich. Ich blieb mit meinem schlechten Gewissen allein zurück.

*

Die Sache mit Frau Steeger beschäftigte mich die nächsten Stunden noch das eine oder andere Mal. Ja, sie war eine alte, kleine Schreckschraube, die einem so richtig auf den Wecker gehen konnte, aber vorhin hatte sie unerwartet so verletzlich gewirkt, dass sie mir einfach nur leidtat.

Es war jedoch ein ziemlich geschäftiger Tag, weshalb ich insgesamt kaum Zeit hatte, darüber nachzudenken, wie ich bei Frau Steeger Wiedergutmachung leisten konnte. Mir standen ohnehin noch ganz andere Probleme bevor, weshalb die missmutige, alte Dame auch nicht wirklich ins Gewicht fiel. Die laufende Kundschaft hatte mich nämlich dermaßen vereinnahmt, dass ich am Ende doch darauf vergaß, zu kontrollieren, ob mein Vater die bestellten Bockwürste vorbereitet hatte.

Und natürlich hatte er das nicht.

Viel schlimmer noch: Es befanden sich gerade einmal zehn Paar in der Metzgerei. Und noch viel, viel schlimmer: Ich erinnerte mich erst daran, wer die Bestellung aufgegeben hatte, als der Zwei-Meter-Hüne mit Vollbart, welcher dem Riesen bis an die unteren Rippen reichte, die Metzgerei betrat.

»WAS?!«, donnerte es aus der Kehle des Mannes, der damit das Hackfleisch zum Tanzen brachte.

Kurz fragte ich mich, ob er auch davon ausging, dass ich schlecht hörte.

»Es tut mir wirklich leid«, piepste ich meinerseits. »Da scheint etwas mit Ihrer Bestellung nicht funktioniert zu haben.«

»Scheint das so?«

Ich nickte zaghaft und der Berg von einem Mann bäumte sich zur vollen Größe auf. Jetzt hatte ich freien Blick auf den gekräuselten Bart sowie auf die harten Brustnippel, die unter dem eng anliegenden T-Shirt hervorstachen. Nicht nur, dass dieser Typ groß war, er platzte zudem beinahe vor Muskeln. Mit einem einzigen Hieb konnte er sicherlich irreparable Schäden anrichten, wobei ich verständlicherweise nicht darauf aus war, dies hautnah mitzuerleben.

»Jetzt hör mal gut zu, Wurstmann«, begann er und ich

hielt es für besser, genau das zu tun, was er von mir verlangte. »Ich spiele bei den *Devil Warriors*.«

»Sind das die Footballer?«, fragte ich, ohne nachzudenken.

Das würde zumindest die Statur meines Gegenübers erklären.

»Klappe halten, habe ich gesagt! Aber ja, wir sind die Footballer. Und heute haben wir unsere jährliche Vereinsfeier. Ich bin für die Würstchen unserer Kinder zuständig, und wenn ich die nicht bekomme, haben wir ein Problem, denn dutzende hungrige Kinder haben keinen Spaß. Und wenn die keinen Spaß haben, quengeln sie und sind lästig, und das wiederum macht uns Daddys keinen Spaß. Dann wird unsere große Sause zu einem Reinfall, und rate einmal, wem wir dann die Schuld dafür geben werden.«

Durfte ich jetzt etwas sagen? Musste ich nicht sogar etwas sagen? Wahrscheinlich erwartete er das von mir. Die Sache war nur die: Ich traute mich nicht.

»Na?«, forderte er nachdrücklich eine Antwort.

»M...Mi...Mir?«

Er grinste, aber sein Gesichtsausdruck hatte dabei ganz und gar nichts Komisches an sich.

»Bingo! Und stell dir vor, was dann passiert! Dann müssen alle *Devil Warriors* hier anmarschieren und mit dir darüber – nennen wir es – *diskutieren*, warum das mit der Bestellung nicht funktioniert hat. Sei ehrlich: Möchtest du es wirklich darauf ankommen lassen, Wurstmann?«

»Nein!«, platzte es aus mir so ehrlich wie nur irgendwie möglich heraus. »Nein, lieber nicht.«

»Das dachte ich mir. Also?«

»Also ... Was?«

»Na, was wohl? Bekomme ich nun meine Würste?«

Mir schien fast so, als hätte der Muskelmann nicht ganz verstanden, wo das eigentliche Problem lag.

»Aber wenn ich doch nicht genug habe«, versuchte ich

ihm vorsichtig die Situation noch einmal zu erklären.

»Dann schlage ich vor, du besorgst dir noch einige.«

Die Idee war im Grunde recht naheliegend. Mit Sicherheit wäre ich selbst darauf gekommen, wenn ich mir vor lauter Angst nicht beinahe die Unterhose nass gemacht hätte.

»Ähm, ja, das wäre bestimmt eine Möglichkeit. Ich weiß nur noch nicht, wo ich ...«

»Glaubst du, mich interessieren die Details? Um fünf Uhr will ich sechzig Paar Bockwürste haben.«

»Sechzig? Es waren aber nur fünfzig ...«

»Verzugszinsen«, würgte er mich wieder einmal ab und grinste neuerlich. »Das heißt zum Preis der ursprünglichen Menge, klar?«

Ich grinste mit, obwohl ich es in meiner momentanen Lage nicht sonderlich lustig fand. Allerdings versuchte ich mich auf diese Weise selbst zu beruhigen.

Gut, zu den zehn Paar, die ich hatte, musste ich jetzt also noch fünfzig Paar besorgen. Das war zwar eine Menge, aber dann machte ich mich eben zum nächsten Supermarkt auf und holte mir die entsprechende Menge. Moralisch mochte es fragwürdig sein, die abgepackte Massenware als Qualitätswürste auszugeben, nur blieb mir keine andere Wahl. Und dieser Goliath würde den Unterschied ohnehin nicht bemerken.

»Und wehe«, sagte er mit drohender Gebärde seiner rechten Faust, »du besorgst so ein minderwertiges Zeug aus dem Supermarkt! Ich habe ein Auge für so etwas.«

Shit!

»Nur das Beste für unsere Kinder, nicht wahr?«

Er wartete nicht mehr auf eine Zustimmung meinerseits, sondern kehrte mir den Rücken zu. Von hinten sah es so aus, als hätte er überhaupt keinen Hals, denn es wirkte, als säße sein Kopf direkt auf seinem muskulösen Stiernacken. Ich musste kräftig schlucken, ehe ich etwas sagen konnte.

»Also, Sie holen die Würste dann um siebzehn Uhr?«

Oder Sie brechen mir dann eben den Hals.

Je nachdem.

»Wie kommst du denn darauf?«

»Sie sagten doch vorhin, ...«

»Dass ich sie um fünf haben will. Die Feier findet auf unserem Trainingsgelände statt. Sei pünktlich, Wurstmann! Sonst werden wir es auf jeden Fall morgen Früh sein, wenn du aufsperrst.«

Das Glöckchen läutete und die Tür fiel zu. Dann war Stille. Nach und nach gelang es mir, aus der Schockstarre zu erwachen. Ich blickte auf die Uhr und stellte fest, dass es bereits zwanzig vor vier war. Die Stunden waren nur so vorübergeflogen, aber das kannte ich von geschäftigen Tagen hinter der Theke nur allzu gut. Allerdings fragte ich mich, wo mein Vater abgeblieben war, denn ich bezweifelte, dass sein Arzttermin so lange gedauert hatte.

Jeder andere Sohn hätte seinen Vater jetzt angerufen, nur war das in meinem Fall leider nicht möglich, denn mein Herr Papa war der einzige Mensch, den ich kannte, der kein Handy besaß. Bereits zweimal hatte ich ihm eines geschenkt, damit er im Notfall erreichbar war, aber er hatte mich beide Male nur verdutzt angesehen und gefragt, was denn schon so wichtig sein konnte, dass man unbedingt angerufen werden musste.

»So eine verzwickte Situation wie jetzt!!!«, schrie ich, allerdings nur in meinen Gedanken.

Wieder blickte ich auf die Uhr. Fünf weitere Minuten waren vergangen, während ich mich mit meinen Gedanken beschäftigt hatte. Wenn ich nicht aufpasste, würde ich in einer Stunde noch hier herumstehen, was sich jedoch sehr ungut auf meinen allgemeinen Gesundheitszustand auswirken würde, wenn ich dem verärgerten Footballspieler glaubte. Und oh ja, ich glaubte ihm zu einhundert Prozent.

Obwohl ich keinen konkreten Plan hatte, schnappte ich

mir die zehn Paar Bockwürste, schloss die Metzgerei heute eben ein wenig früher und sprang in unser Schweinemobil. Ich warf den Motor an und überlegte fieberhaft, wohin genau ich nun fahren sollte. Das Problem war, dass ich nicht ohne Weiteres ein paar Straßen weiter fahren konnte, um in der Metzgerei Eder die Würste zu kaufen. Die Eders waren nicht nur unsere größte Konkurrenz, sie waren zudem ein richtig unguter Haufen. Würden wir im offenen Ozean Schiffbruch erleiden, und ich müsste mich zwischen dem Rettungsboot mit den Eders und einem Rudel Haie entscheiden, würde ich mein Glück mit den Haien versuchen.

Überhaupt konnte ich mich in der näheren Umgebung in keiner anderen Metzgerei blicken lassen. Wie sähe denn das aus? Nein, um den Namen Schimmel in kein schlechtes Licht zu rücken, musste ich auf jeden Fall auf die andere Seite der Stadt. Das war zur Rush Hour zwar schon eine Herausforderung für sich, aber da ich mir in puncto Schleichwege in den letzten Jahren eine hohe Kompetenz angeeignet hatte, schaffte ich die Strecke in unter zwanzig Minuten.

Tatsächlich hatte die Metzgerei Steinhauer – die ich mit Google Maps gefunden hatte – mehr als genug Bockwürste. Sie strahlten mich durch das Schaufenster an, so als warteten sie nur darauf, von mir erworben zu werden. Und wie liebend gerne hätte ich sie auch gekauft, wenn nur nicht ...

»Montag bis Freitag von 8 Uhr bis 16 Uhr geöffnet«, stand auf dem Schild der verschlossenen Tür.

»NEEEEEEEIIIIIINNNNNN!!!«, schrie ich und warf meinen Körper gegen die Scheibe.

Wie konnte das nur sein? Es waren ja nicht nur die Würste! Wie konnte es sich ein kleiner Betrieb heutzutage erlauben, schon um sechzehn Uhr zu schließen? Aber egal, das war ein vollkommen anderes Thema, und ich hatte definitiv nicht die Zeit, mir darüber den Kopf zu zerbrechen.

Endlich konnte ich mich von der Scheibe losreißen und stürmte zurück zum Wagen. Was sollte ich jetzt tun? In Wahrheit hatte ich genau zwei Möglichkeiten: Entweder ich fuhr trotz eindringlicher Warnung zu einem Supermarkt, um die verpackten Massenwürste zu besorgen, oder ... Ich konnte es selbst nicht glauben, aber ich wählte tatsächlich »oder«.

Mit gesenktem Kopf betrat ich einige Zeit danach die Metzgerei Eder. Am liebsten hätte ich mir einen Hut tief in die Stirn gezogen und den Kragen eines braunen Mantels nach oben gekrempelt, um mein Gesicht bestmöglich zu verhüllen. Wahrscheinlich wäre das bei den sommerlichen Temperaturen aber noch auffälliger gewesen.

Dezent blickte ich zu der Frau, die gerade bedient wurde. Außer mir war sie die einzige Kundschaft im Laden, und es machte auf mich den Eindruck, als wäre sie bald fertig. So weit, so gut, denn immerhin hatte ich es eilig. Tatsächlich verging auch kaum mehr als eine Minute, ehe sie ihre Einkäufe nahm, mir freundlich lächelnd zunickte und den Laden verließ.

»Was darf es für Sie sein?«, fragte der junge Mann hinter der Theke.

Ich hatte bereits beim Betreten der Metzgerei mit einer gewissen Erleichterung festgestellt, dass es sich bei ihm um kein Mitglied der Familie Eder handelte, zumindest um keines, das ich kannte. Das nahm mir unglaublichen Druck von den Schultern, denn somit durfte ich davon ausgehen, dass auch er mich nicht kannte, was die ganze Angelegenheit nicht so peinlich gestaltete.

»Fünfzig Paar Bockwürste, bitte.«

»Wie war das?«

An seiner Stelle hätte ich auch nachgefragt.

»FÜNFZIG Paar Bockwürste«, betonte ich, »bitte.«

Der junge Mann sah mich skeptisch an. Er trug ein kleines Schildchen, auf dem das Wort »Auszubildender« prangte, und ich konnte mir gut vorstellen, dass er sich nicht sicher war, ob ich mir mit ihm einen Scherz erlaubte.

»Kein Scherz«, versicherte ich ihm.

»Oh, okay. Da muss ich ...«

»Wenn es geht, dann bitte rasch, ich habe es ziemlich eilig.«

»Natürlich.«

Er fasste unter die Scheibe zu den Bockwürsten und zählte sie laut, während er sie auf dunkelweißes Verpackungspapier legte. Als er bei zwanzig angelangte, sah ich bereits, dass er niemals bis fünfzig kommen würde.

»Achtundzwanzig«, sagte der Azubi, nachdem er das letzte Paar abgelegt hatte.

»Das sind zu wenig«, stellte ich nicht sonderlich geistreich fest.

»Stimmt«, erwiderte mein Gegenüber.

Dann starrte er mich eine halbe Ewigkeit an, als wüsste er nicht, was er nun tun sollte.

»Vielleicht habt ihr noch welche gelagert?«

»Das weiß ich nicht.«

Der Kerl wirkte ziemlich schwer von Begriff. Möglicherweise war er ja doch mit den Eders verwandt.

»Könnten Sie eventuell nachsehen?«, schlug ich vor und blickte mit einer übertrieben großen Geste auf meine Uhr, um ihm nochmals zu verdeutlichen, dass es ziemlich pressierte.

»Ja, sicher. Moment.«

Er verschwand durch eine Tür und kam nicht wieder. Zwei Minuten, drei Minuten, vier Minuten vergingen. Nichts. Ich versuchte ruhig zu bleiben, was angesichts meines Termindrucks nicht besonders einfach war. In etwa einer halben Stunde sollte ich auf dem Trainingsgelände der *Devil Warriors* sein. Bis jetzt hatte ich aber noch zweiundzwanzig Würste zu wenig. Zudem fiel mir in diesem Augenblick ein, dass ich nicht einmal wusste, wo sich dieses Trainingsgelände überhaupt befand.

Nach einem kurzen Stechen in meiner Brust, das sich für einen medizinischen Laien und Hypochonder wie mich wie eine massive Herzrhythmusstörung anfühlte, zog ich einmal mehr Doktor Google zu Rate. Allerdings nicht, um mein Unwohlbefinden zu diagnostizieren, sondern um die Adresse des Trainingsgeländes herauszufinden. Zum ersten Mal in der vergangenen Stunde hatte ich fast so etwas wie Glück. Ich könnte es pünktlich schaffen, wenn ich in den nächsten fünf Minuten die Metzgerei mit den Würsten verließ.

Und wirklich: Kaum zehn Sekunden später sah ich einen großen Teller durch die Tür kommen, auf dem mir die fehlenden Bockwürste entgegenzuschweben schienen.

»Halleluja!«, stieß ich vor Freude aus.

Mein Herz war plötzlich so leicht, dass ich den Azubi am liebsten umarmt hätte. In meiner Euphorie hatte ich jedoch ein wichtiges Detail nicht wahrgenommen. Es war nicht der Azubi, der die Bockwürste brachte.

»Sieh an, sieh an! Wen haben wir denn da?«

Das war es dann also schon wieder mit dem Glück. Es waren wunderbare Sekunden gewesen.

»Guten Tag, Herr Eder«, sagte ich bemüht beiläufig, so als wäre nichts dabei.

»Du bist doch der Schimmel-Junge, nicht wahr?«

Hätte ich Superkräfte, wäre es mit Sicherheit der schlimmste Heldenname, den ich mir aussuchen könnte.

Schimmel-Junge.

»Tim«, erwiderte ich.

»Ja, stimmt. Jetzt sag bloß, ihr seid mit eurer Metzgerei pleitegegangen.«

»Nein, nein, überhaupt nicht. Natürlich nicht.«

»Aber euch sind zumindest die Bockwürste ausgegangen, nicht wahr?«

Ein triumphales Lächeln zierte sein Gesicht, das ich ihm keineswegs gönnte, aber verneinen konnte ich seine Vermutung klarerweise nicht.

»Eine lange Geschichte«, sagte ich übertrieben gut gelaunt. »Erzähle ich Ihnen gerne ein anderes Mal. Ich bin nur wirklich sehr in Eile.«

»Hat mir mein Neffe schon erzählt.«

Aha, also doch verwandt.

»Sind das jetzt insgesamt fünfzig Paar?«, fragte ich hastig.

»Ich denke schon, aber wir können gerne noch einmal nachzählen.«

»Nein, ist schon gut«, entgegnete ich und zog meine Geldbörse hervor.

Herr Eder machte mir einen Sonderpreis, da wir ja – wie er meinte – vom selben Schlag waren und zusammenhalten mussten. Ich hatte ein ungutes Gefühl dabei, seine Großzügigkeit anzunehmen, aber mir blieb nichts anderes übrig. Für ein großes Hin und Her hatte ich keine Zeit mehr, wenn ich nicht wollte, dass mir eine gewisse Footballmannschaft am nächsten Tag einen Besuch der ganz besonderen Art abstattete.

»Komm jederzeit vorbei, wenn du wieder einmal etwas brauchst!«, rief mir Herr Eder hinterher, als ich mich etwas umständlich am Türgriff versuchte.

Mit einem eingepackten Bockwurstberg auf den Armen war das nicht sonderlich einfach.

»Hm ... Hm ...«, schnaufte ich und überließ ihm die Interpretation dieser Laute.

Nachdem ich die Würste auf den Beifahrersitz gestellt und sie angeschnallt hatte, rannte ich um das Schweinemobil herum, um auf schnellstem Wege zum Trainingsgelände zu brausen. Ein letzter Check: Würste? Bereit. Ich? Bereit. Schlüssel? Im Schloss. Straße? Frei. Es konnte losgehen. Ich drehte den Schlüssel und ... hähähähähähäh.

Hähähähähähä.

Der Motor klang wie ein Esel, der unter Asthma litt.

Hähähähähähä.

»Tu ... mir ... das ... nicht ... an!«

Hähähähähähä.

Ich atmete tief durch.

»Komm schon«, sagte ich ruhig. »Ich weiß, wir hatten immer mal kleinere Auseinandersetzungen, aber du kannst doch nicht ernsthaft wollen, dass man mir die Visage umgestaltet, oder?«

Der Wagen antwortete nicht.

»Machen wir einen Deal: Du springst jetzt an und gleich morgen verpasse ich dir einen richtig schönen Ölwechsel. Den hast du dir schon lange verdient. Abgemacht?«

Ein paar Sekunden Bedenkzeit war ich dem Schweinemobil schuldig. Dann drehte ich den Schlüssel ein weiteres Mal vorsichtig im Schloss. Der Motor sprang mit einer minimalen Verzögerung an.

»Yes! Yes! Yes!«, rief ich und küsste das Lenkrad, zwar nicht mit Zunge, aber es war dennoch ein intimer Moment.

»Jetzt aber!«, spornte ich mich selbst an und trat auf das Gaspedal.

Genau um sechzehn Uhr achtundfünfzig hielt ich vor dem Trainingsgelände der *Devil Warriors*. Ich schnappte mir die fünfzig Paar Bockwürste aus der Metzgerei Eder und legte die zehn Paar oben drauf, die ich aus unserem eigenen Laden mitgenommen hatte. Auf die Minute exakt stand ich schlussendlich vor jenem bärtigen Goliath, mit dem ich vorhin das Vergnügen gehabt hatte.

»Wurstmann!«, rief er amüsiert. »Pünktlich wie die Eisenbahn.«

Bestimmt war er schon länger nicht mehr mit der Bahn gefahren.

»Ja«, stimmte ich ihm trotzdem zu und lachte ziemlich bescheuert.

»Sind es sechzig?«

»Ja, sechzig.«

»Und es sind auch wirklich Qualitätswürste?«

»Ja, das sind sie.«

»Ehrenwort?«

»Ja, Ehrenwort.«

»Und du tanzt uns jetzt noch den Ententanz vor?«

»Ja, ich ... Halt, was?«

Es dauerte ein wenig, bis mein Gehirn seine letzten Worte verarbeitet hatte. War das sein Ernst? An seiner grimmigen Miene vermochte ich nichts abzulesen.

Als ich schon bereit dazu war, mit meinen Ellbogen Entenflügel zu imitieren, erschallte donnerartiges Gelächter aus seinem Mund.

»Nimm nicht alles so ernst, Sportsfreund«, sagte er und klopfte mir auf die Schulter. »Oder glaubst du etwa, wir hätten dich tatsächlich wegen ein paar Würsten verprügelt?«

Ich sparte mir eine Antwort.

Anschließend stellte er sich zuerst selbst als Dimitri vor, ehe er mich mit der restlichen Mannschaft bekannt machte. Zwar hatte sonst niemand so einen langen Bart wie er, was Größe und Muskelmasse betraf, standen ihm seine Teamkameraden aber in nichts nach. Zwischen all den durchtrainierten Riesen fühlte ich mich einerseits wie ein Zwerg, andererseits aber auch noch bedeutend unfitter, als ich das ohnehin sonst schon tat.

Apropos: Um achtzehn Uhr war ich mit Isa und Silvie im Fitnessstudio verabredet. Das würde großartig werden, immerhin war ich aufgrund der letzten eineinhalb Stunden nervlich und körperlich am Ende. Zudem hatte ich seit heute Morgen nichts gegessen. Das Vernünftigste wäre gewesen, die Sache abzusagen, aber dann würde ich eine Gelegenheit verpassen, Isa wiederzusehen.

Einmal mehr wusste ich nicht, was ich machen sollte. Ich überlegte. Allerdings nicht allzu lange. Vernunft – so sagte ich mir – wurde überbewertet. Schnell nach Hause in meine schwarz-pinke Jogginghose und in mein violettes Trainingsshirt, dann konnte es losgehen.

Kapitel 9: Fit wie ein Faultier

»Interessantes Outfit«, sagte Silvie und hielt sich die Hand vor den Mund.

Es sah ganz so aus, als wollte sie ein Lachen kaschieren, was ihr jedoch nicht besonders gut gelang.

»Du stehst auf Retro, nicht wahr?«, erkundigte sich Isa und streckte mir die rechte Hand entgegen. »Hallo!«

»Hallo«, erwiderte ich und begrüßte sie mit einem zaghaften Handschlag. »Äh, ja. Ja, tue ich.«

In Wahrheit tat ich es nicht. Ich stand nicht wirklich auf Retro-Klamotten, mein Geschmack war nur mies, aber das konnte ich ihr nicht sagen.

»MC Hammer hat angerufen. Er möchte seine Hose zurück.«

Nachdem sie das gesagt hatte, entfuhr Silvie nun doch noch ein quiekendes Lachen, das sich wie ein Meerschweinchen im Vollrausch anhörte.

»Tut mir leid«, fuhr sie fort, »ich musste es loswerden, sonst wäre ich geplatzt.«

Ich war ihr nicht böse. Im Gegenteil, ich fand ihre Bemerkung sogar ziemlich komisch und musste unweigerlich an das Video zum bekanntesten Hit des Musikers denken.

»U can't touch this«, sagte ich und ließ meine Hände über die speckigen Rundungen meines Körpers nach unten fahren.

Die beiden Frauen sahen mich für eine Sekunde mit versteinerten Mienen an, dann warfen sie sich gegenseitig einen Blick zu. Im nächsten Moment lachten sie aus vollem Hals und ich lachte mit ihnen.

Was für ein Auftakt! Nach dem nervenaufreibenden

Bockwurst-Desaster und wegen meiner körperlichen Defizite hatte ich mit dem Schlimmsten gerechnet, aber besser hätte es zu Beginn gar nicht laufen können. Vielleicht konnte ich ja mit Selbstironie und einer Prise Humor weiterhin punkten. Vor allem Isas helles und ehrliches Lachen ließ mein Herz richtig aufgehen und so betrat ich selbstbewusst mit meinen Begleiterinnen das Fitnessstudio.

Meine vor Stolz geschwellte Brust sank in sich zusammen, sobald ich mir einen Überblick über die anderen Männer verschafft hatte, die sich hier aufhielten. Ich fragte mich, ob ich in eine Familienfeier der Schwarzeneggers geraten war, wobei ich nicht wusste, ob die gesamte Verwandtschaft des *Governators* einen ähnlichen Körperbau wie der ehemalige Mister Universum vorzuweisen hatte. Sportliche Erben waren es auf jeden Fall, die sich um die Hantelstangen und Drückbänke versammelten.

Nach meinem Abstecher zur Metzgerei Eder hatte ich zum zweiten Mal an diesem Tag das Bedürfnis, mich durch eine Verkleidung unkenntlich zu machen. Eine Sonnenbrille wäre zumindest auf jeden Fall von Vorteil gewesen. Zum einen hätte man dann nicht die Verlegenheit in meinen Augen gesehen, zum anderen wäre es ein perfekter Schutz gegen die vor Öl und Schweiß glänzenden Muskeln gewesen, die mich im Neonröhrenlicht wie verrückt blendeten.

Da ich aber keine Sonnenbrille dabei hatte und auch nicht wusste, wie ich zu einer kommen konnte, ließ ich diesbezügliche Überlegungen wieder ruhen. Stattdessen bewegte ich mich mit zusammengekniffenen Augen durch den Raum und folgte Silvie und Isa auf Schritt und Tritt.

»Hier kannst du aber nicht rein.«

Silvie sah mich mit hochgezogenen Augenbrauen an. Ich konterte und bewies ihr, dass ich meine Augenbrauen noch höher nach oben ziehen konnte.

»Die Männerumkleide ist da drüben«, klärte Isa mich auf.

Plötzlich bemerkte ich, dass ich bereits einen halben

Schritt über die Schwelle zur Frauenumkleide gemacht hatte. Das weibliche Piktogramm auf der Tür sah mich mahnend an.

»Oh, sorry!«

Geschwind zog ich meinen Fuß zurück und stieß dabei mit dem Rücken gegen jemanden.

»Verzeihung!«, sagte ich und drehte mich zu dem Mann hinter mir um.

Er hatte eine gewöhnungsbedürftige Frisur, die ich nicht einordnen konnte. Diese lenkte allerdings nicht von seiner solariumgebräunten Haut ab, die beinahe wie gegerbtes Leder aussah und es unmöglich machte, das Alter dieses Kerls einzuschätzen. An den sehnigen Armen und Beinen war kein Gramm Fett zu entdecken, weshalb ich mich unweigerlich an die Ausstellung *Körperwelten* erinnerte.

Im Gegensatz zu den Exponaten dort war mein Gegenüber jedoch außerordentlich lebendig und blickte mich finster an. Ich hob entschuldigend meine Hände, um deutlich zu machen, dass der Zusammenstoß nicht auf böser Absicht beruhte.

»Wir treffen uns dann einfach in ein paar Minuten wieder«, schlug ich Silvie und Isa vor.

So elegant wie möglich versuchte ich mit meiner Sporttasche in der Hand den Weg zur Männerumkleide einzuschlagen. Aus dem Augenwinkel erkannte ich jedoch, dass mein Zusammenstoßgegner seinerseits auf dem Weg in die Frauenumkleide war.

»Falscher Weg!«, rief ich ihm wie ein besserwisserischer Klugscheißer zu. »Das ist nämlich die Umkleidekabine für die ...«

»Hallo Betti!«, schrie Isa so laut, dass ich zusammenzuckte. »Du bist wirklich jeden Tag hier, stimmt's? Darf ich dir Tim vorstellen? Tim, das ist Betti. Betti, das ist Tim.«

Oha.

Der sehnige Kerl war also gar keiner.

»Ähm, hallo Betti«, sagte ich noch ein wenig irritiert.

Mit Spannung betrachtete ich, wie sich die Person vor mir in eine Frau verwandelte. Alles, was dazu nötig war, war ein leicht veränderter Blickwinkel. Dass sie ihre ernsten Gesichtszüge gegen ein freundliches Lächeln tauschte, half ebenfalls.

»Hallo«, erwiderte Betti und ihre Stimme war ganz eindeutig weiblich und dazu noch richtig wohlklingend.

Auch wenn sich alles gerade noch einmal in Wohlgefallen aufgelöst hatte, fühlte ich mich dennoch unbehaglich in dieser Konstellation und trat die Flucht an.

»Nun ja, wie gesagt, bis gleich.«

Ich setzte mich in Bewegung, allerdings nicht ohne vorher noch einen kurzen Augenkontakt mit Isa herzustellen.

»Danke!«, formte ich mit meinen Lippen und sie kicherte mir ebenso lautlos zu.

Sie hatte mich vor einer absoluten Peinlichkeit bewahrt, von der ich mich am heutigen Tag bestimmt nicht mehr erholt hätte. Glücklicherweise hatte sie schnell genug reagiert und geahnt, was ich im Begriff gewesen war zu sagen.

Die arme Betti.

Ich hätte es ja nicht böse gemeint, es wäre eine unschuldige, aber dennoch verletzende Äußerung gewesen. Solche hatte ich in meinem Leben schon oft genug am eigenen Leib erfahren, deshalb war ich umso erleichterter darüber, niemand anderem eine derartige Kränkung zugeführt zu haben.

Nachdem ich meine Sporttasche mit Duschutensilien und Wechselgewand in einem der Spinde verstaut hatte, wartete ich an der Saftbar, die sich in der Nähe der Umkleiden befand. Doch Silvie und Isa tauchten nicht auf. Aus Langeweile bestellte ich mir schließlich einen Bananenshake, um die Zeit zu überbrücken und meinen leeren Magen zu füllen. Der Shake schmeckte ausgezeichnet, die 330 Milliliter waren mir aber viel zu wenig und so orderte ich einen zweiten. Als ich diesen zur Hälfte getrunken hatte, hörte ich endlich Silvies vertraute Stimme hinter mir.

»Die Belohnung gibt es für gewöhnlich NACH dem Training.«

»Wenn ihr so lange für euren Frauenkram braucht, muss ich mich doch irgendwie beschäftigen«, konterte ich.

»Du hättest dich ja schon auf einem der Crosstrainer warmstrampeln können.«

Guter Einwand.

Auf die Idee, mich im Fitnessstudio sportlich zu betätigten, war ich nicht gekommen.

»Zuerst brauche ich noch ein wenig Energie«, sagte ich und kippte den restlichen Bananenshake hinunter.

»Na, wenn dir die Energie nur nicht wieder hochkommt«, meinte Silvie und marschierte hüftschwingend los.

Sollte Silvie nur reden, ich hatte ohnehin nur Augen für Isa, die ich verträumt anlächelte. Isa sah das aber nicht, da sie sich ebenfalls bereits in Bewegung gesetzt hatte.

Zu spät bemerkte ich, dass mein Lächeln stattdessen jemand anderen traf. Sein Äußeres ließ darauf schließen, dass er professioneller Bodybuilder war und etwa Mitte dreißig. Sein dichter, gepflegter Schnauzbart zog mich so fest in seinen Bann, dass ich mich nicht von ihm abwenden konnte. Erst als er mich ebenfalls anlächelte, mir zuzwinkerte und seine Zunge kaum merklich über die Oberlippe gleiten ließ, schaffte ich es, schleunigst das Weite zu suchen.

Als ich die beiden Frauen eingeholt hatte, kamen diese gerade bei den Laufbändern zum Stillstand.

»Eine halbe Stunde zum Aufwärmen?«, fragte Isa.

Silvie nickte.

Mir wurde übel.

»Zum Aufwärmen?«, wiederholte ich, wobei ich meine Fassungslosigkeit kaum verbergen konnte.

»Dein Fuß ist doch wieder okay, oder?«

Isa sah mich besorgt an.

»Äh, ja, das schon, aber ...«

... wenn ich eine halbe Stunde auf so einem Band laufe, bin ich nicht aufgewärmt, sondern kalt.

Das konnte ich klarerweise nicht sagen, weshalb ich nach einer anderen Erklärung suchte, warum ich diesen Programmpunkt in dieser Form nicht antreten konnte.

»Hier sind nur zwei Laufbänder nebeneinander frei!«

Ich hätte das Ganze auch durchaus leiser sagen können, doch die Worte sprudelten nur so aus mir heraus, als ich meine Chance erkannte.

»Ach ja«, stimmte Isa mir zu, »das ist blöd.«

»Nein, überhaupt nicht«, entgegnete ich. »Ihr zwei könnt gerne die Laufbänder haben, ich suche mir inzwischen etwas anders zum Aufwärmen.«

Wenn ich es richtig mitbekommen hatte, gab es hier eine Sauna, die diesen Zweck erfüllen würde.

»Meinst du wirklich?«

Bemüht, meinen gönnerhaftesten und selbstlosesten Gesichtsausdruck aufzusetzen, antwortete ich Isa: »Aber natürlich. Wir sehen uns in einer halben Stunde.«

Für mich war die Sache damit erledigt und ich gratulierte mir selbst dazu, dass ich als Gewinner aus dieser Situation herausgekommen war.

»Ich bin gerade fertig«, hörte ich eine Stimme sagen, als ich gerade ansetzte, die Szenerie zu verlassen.

Entgeistert wandte ich mich der jungen Frau auf dem Laufband neben mir zu, die uns drei einen liebenswürdigen Blick zuwarf. Sie zog sich zwei stöpselartige Dinger aus den Ohren, mit denen sie beim Laufen Musik gehört hatte.

»Ihr wollt ein drittes Band, oder?«

Um ein Haar hätte ich den Kopf geschüttelt.

»Ja, tun wir! Hey, Tim, du kannst doch bei uns bleiben!«

Isa schien sich wahrhaftig zu freuen, weshalb es mir schwerfallen sollte, das nicht ebenfalls zu tun.

Mein »Ja, super!« konnte aber nicht zwingend einen von

uns überzeugen.

Wenig später befand ich mich zum ersten Mal auf einem Laufband und fühlte mich schon im Stillstand nicht unbedingt in meinem Element.

»Kennst du dich aus?«, wollte Isa wissen.

Sie hatte das Laufband zu meiner Rechten bestiegen, während Silvie sich links von mir befand. Aus irgendeinem Grund fühlte ich mich wie ein Beutetier, das von seinen Jägern flankiert wurde.

»So schwer ist das ja nicht«, erwiderte ich und begann gleich damit, auf dem Display zu tippen.

Welchen Modus ich letztendlich einstellte, konnte ich nicht sagen, doch plötzlich begann sich die schwarze Fläche unter meinen Füßen zu bewegen.

»Los geht's!«, rief ich und simulierte volle Motivation, die ich in Wahrheit nicht besaß.

Dann lief ich los. Ein paar Sekunden danach hatte ich das ungute Gefühl, dass etwas nicht stimmte.

Ich hatte mir keine Illusionen gemacht, dass ich die dreißig Minuten durchhalten würde, aber ich konnte doch nicht schon jetzt schlappmachen, oder? Nein. Aber wieso fühlten sich meine Beine dann so seltsam an? Meine gesamte Koordination passte nicht und ich glaubte, jeden Moment zu straucheln und zu stürzen.

Bestimmt war ich zu langsam. Dieser Gedanke erschien mir die sinnvollste Erklärung zu sein. Immerhin war es ein LAUFband und wenn ein unsportlicher Klotz wie ich nicht die entsprechende Leistung brachte, funktionierte das Ganze klarerweise nicht. Mir blieb somit nichts anderes übrig, als mich zusammenzureißen und mein Tempo zu beschleunigen.

Dabei gab ich mir die größte Mühe, aber eine Besserung trat nicht ein. Im Gegenteil: Hätte ich mich nicht an der Umrandung des Geräts festgehalten, wäre ich mit dem Gesicht voraus nach unten geknallt.

Schallendes Gelächter ertönte.

»Tim«, erklang Silvies Stimme. »Ganz langsam, du bist doch noch im Geh-Modus.«

Mein Körper reagierte automatisch auf die Anweisung und auf einmal ging alles wie von selbst.

Im wahrsten Sinne des Wortes.

Ruhig und bedacht setzte ich einen Fuß vor den anderen und war im Einklang mit dem Rhythmus, welchen das Laufband vorgab. Es war ein durchaus angenehmes Gefühl und endlich hatte ich Zeit, mich den amüsierten Gesichtern zu widmen, die mich von allen Seiten umgaben.

Das angenehme Gefühl war schlagartig wieder weg.

Einige der umstehenden Leute gaben sich große Mühe, die Fassung zu bewahren, andere wiederum lachten unverhohlen und mussten sich dabei sogar den Bauch halten. Und auch wenn mir das unendlich peinlich war, so hatte ich doch Verständnis. Es musste wirklich zum Schießen komisch ausgesehen haben, wie ich versucht hatte, einen Sprint auf dem Laufband hinzulegen, obwohl sich dieses kaum bewegt hatte. Bei der Vorstellung dieses Bildes hätte ich selbst beinahe losgelacht, wenn nicht ich der Unglücksrabe gewesen wäre, dem das passiert war.

»Mach dir nichts daraus«, sagte Silvie aufmunternd. »In zwei Minuten ist alles wieder vergessen.«

Ihre freundlichen Worte taten mir gut, wenngleich ich gestehen musste, dass es nicht Silvies Meinung war, die für mich zählte. Ich wandte den Kopf in Isas Richtung. Ein leichtes Zucken durchfuhr meinen Körper. Sie hatte Tränen in den Augen vor Lachen.

»Es tut mir so leid. Du hast einfach so lustig ausgesehen«, meinte sie entschuldigend und wischte sich die Flüssigkeit aus dem Gesicht.

Beschämt lächelte ich zurück.

»Ja, bestimmt. Das habe ich wohl.«

Mein erster Versuch eines souveränen Kommentars

scheiterte grandios.

»Ich bin eben doch eher der gemütliche Typ«, versuchte ich es erneut. »Du weißt schon, lange Spaziergänge am Strand und so.«

Ob sie mir den Spruch abkaufte? Ich war zwiegespalten. Einerseits wünschte ich es mir, um die Situation aufzulockern und nicht mehr wie der größte Idiot dazustehen, der jemals einen Fuß in dieses Fitnessstudio gesetzt hatte. Anderseits war ich mir nicht sicher, ob Isa die Richtige für mich war, wenn sie mir so eine lahme Nummer abnahm.

»Dann würde ich vorschlagen, du trainierst jetzt eine halbe Stunde Spazierengehen. Das mit dem Laufen versuchen wir dann beim nächsten Mal wieder.«

Hatte sie mir soeben zugezwinkert? Ich war mir nicht sicher. Was, wenn ja? Was, wenn nein? Was sollte ich jetzt machen?

»Hi, hi, hi! Ja.«

Das war NICHT mein normales Lachen.

Vielmehr war es das Kichern eines siebenjährigen Mädchens, das aus unerfindlichen Gründen seinen Weg in meinen Mund gefunden hatte. Umgehend fasste ich den Entschluss, für einige Zeit überhaupt nichts mehr zu sagen und mich nur auf die Schritte zu konzentrieren, die ich auf dem Laufband machte. Ich brauchte Zeit, um die Peinlichkeiten der letzten Minuten hinter mir zu lassen.

Der Plan sollte auch zur Gänze aufgehen. Silvie behielt nämlich Recht: Nach zwei Minuten herrschte wieder Normalbetrieb im Fitnessstudio und niemand kümmerte sich um den Dicken in den MC-Hammer-Gedächtnis-Klamotten. Ich genoss diese Anonymität und verhielt mich deshalb auch weiterhin ruhig und unauffällig.

Während ich meinen gemütlichen Spaziergang durchführte, joggten die Frauen links und rechts von mir in respektablem Tempo. Dabei unterhielten sie sich miteinander, was ein wenig umständlich wirkte, da ich ihnen den Blickkontakt versperrte. Um diesen von Zeit zu Zeit herzustellen, mussten sie sich also vor mich beugen oder sich hinter meinen Rücken wenden. Ich wiederum versuchte je nach Bedarf Platz zu machen, wobei ich insofern wenig hilfreich war, als dass ich mich öfter in die falsche Richtung bewegte als in die richtige.

Dass die halbe Stunde wie im Flug verging, wäre eine Übertreibung gewesen, aber insgesamt schlug ich mich auf dem Laufband ganz ordentlich. Es ließ sich dennoch nicht leugnen, dass ich trotz moderatem Tempo gehörig ins Schwitzen geriet. Im Vergleich zu mir wirkten meine Begleiterinnen nahezu ausgeruht und frisch.

»Wohin als Nächstes?«, fragte Silvie motiviert.

Nach Hause ins Bett auf ein Nickerchen.

Das wäre zumindest meine Antwort gewesen, wenn die Frage mir gegolten hätte.

»Ich muss unbedingt zu den Hanteln. Bei mir schwabbelt an den Armen alles, das muss ein bisschen fester werden«, sagte Isa und wackelte mit ihren Oberarmen.

Für meinen Teil konnte ich nicht erkennen, was sie mit »schwabbeln« meinte. Ich drehte mich ein wenig zur Seite und imitierte ihre Bewegung. Gut, bei mir schwabbelte es ohne Ende, das war eine ganz andere Liga! Insofern fand ich, dass die Idee mit den Hanteln auch für mich nicht die schlechteste war.

»Bin dabei!«

»Gut, dann mir nach. Aber wir benutzen natürlich nur die leichten Hanteln. Wenn du mehr Gewicht stemmen möchtest, musst du dort auf die andere Seite.«

Isa deutete an mir vorbei und ich folgte ihrem Zeigefinger in Richtung der Drückbänke, wo Familie Schwarzenegger nach wie vor ihr Tagwerk verrichtete.

»Ach, ich werde es wieder etwas ruhiger angehen«, erwiderte ich so lässig wie möglich.

Von Lässigkeit war nichts mehr zu spüren, als ich mir

zwei Kurzhantelstangen schnappte und versuchte, diese abwechselnd zu meinen Schultern nach oben zu ziehen. Die Betonung lag hierbei auf »versuchte«. Es war nicht so, dass ich daran scheiterte, sie in die Höhe zu bekommen, denn dazu reichte meine Kraft gerade noch aus. Das Problem war vielmehr ein ästhetisches.

Silvie und Isa standen kerzengrade vor der alles einnehmenden Spiegelwand und zogen ihre Hanteln mit rhythmischen Bewegungen nacheinander hoch. Rechts, links, rechts, links, rechts, links, wie es sich gehörte. Ich hingegen führte regelrechte Tänze auf, da es mir nicht gelang, die Gewichte mit durchgestrecktem Rücken nach oben zu bekommen. Mein gesamter Körper musste mich bei diesem Vorhaben unterstützen, weshalb ich hin und her wackelte, als müsste ich dringend die Toilette aufsuchen.

Ein Herkules würde ich so schnell nicht werden. Im Moment war ich eher fit wie ein Faultier.

Bei den folgenden Sit-ups stellte ich mich unglücklicherweise nicht besser an. Es bereitete mir größte Mühe, meine Schultern auch nur wenige Millimeter von der Matte zu heben, was nur allzu verständlich war, da meine Bauchmuskeln so gut wie nicht existierten. Zudem hatte das Zusammenpressen meiner Körpermitte den Effekt, dass diverse Gase, die sich in meinem Darm angestaut hatten, mit einem lauten Geräusch in die Freiheit entlassen wurden. Da ich das Unvermeidliche noch in der Sekunde zuvor bemerkte, stieß ich ein stimmhaftes Stöhnen aus, das die Menschen in meiner Umgebung auf meine Anstrengung zurückführen sollten. Doch selbst wenn niemand meinen Furz gehört hatte, der Geruch verbreitete sich rasend schnell, sodass ich mehrere sich rümpfende Nasen beobachten konnte.

Auch die Gesichter von Isa und Silvie verzogen sich leicht angeekelt und sie warfen sich und mir vielsagende Blicke zu. Offenbar gingen sie davon aus, dass keiner von uns drei der Übeltäter war und ich tat mein Möglichstes, sie in diesem Glauben zu lassen.

»Da hat aber jemand großen Anteil zum Treibhauseffekt geleistet«, flüsterte ich den beiden scheinheilig zu. »In der Antarktis ist bestimmt gerade wieder ein Eisberg abgebrochen.«

Silvie sah mich etwas skeptisch an, aber Isa kicherte.

»Vielleicht sollten wir einen kleinen Standortwechsel vornehmen«, schlug sie vor.

Es gab keine Einwände und so folgten wir ihr zur nächsten Station, einem Gerät, das sich Butterfly nannte. Nur zwei Dinge dazu: 1) Nein, ich wusste nicht, wie man das Teil bediente. 2) Ja, ich zog wieder einige Lacher auf mich, als ich einen kläglichen Versuch unternahm, besonders souverän zu wirken.

Nicht anders sollte es mir bei den restlichen Übungen ergehen, die wir während unseres Trainings machten. Es erübrigt sich zu erwähnen, dass ich ziemlich froh darüber war, als der Spuk endlich ein Ende fand.

Inklusive der wohlverdientesten Dusche meines ganzen Lebens hielt ich mich exakt zwei Stunden mit den beiden im Fitnessstudio auf. Ich war ausgelaugt und konnte mich kaum aufrecht halten, aber irgendwie war es auch ein tolles Gefühl, das ich nicht beschreiben konnte.

»Nächste Woche wieder?«, fragte Isa.

»Unbedingt«, antwortete ich, allein schon deshalb, weil sie es war, die mich gefragt hatte. »Mann, habe ich einen Kohldampf! Ich könnte ein ganzes Schwei...«

Mir blieb das Wort im Hals stecken.

»Ich meine ... Ich freue mich schon richtig auf einen kleinen Salat.«

Silvie gluckste überrascht.

»Ja, Tim unser Vegetarier.«

Sie sah mich neckisch an.

Ich sah ernst zurück.

Ihr ging ein Licht auf.

»Sorry, das hatte ich ganz vergessen.«

»Macht nichts. Ich habe meine Ernährung auch noch nicht so lange umgestellt.«

Der letzte Satz galt in erster Linie Isa, die mir dafür einen wohlwollenden Blick schenkte. Ob sie ahnte, dass mein Bekenntnis zum Vegetarier etwas mit ihr zu tun hatte? Immerhin hatte ich vor nicht einmal achtundvierzig Stunden mehrmals versucht, ihr ein saftiges Kotelett anzudrehen.

»Finde ich gut«, sagte sie und sah dabei unwahrscheinlich schön aus.

»Da haben sich ja zwei gefunden«, scherzte Silvie. »Aber mal im Ernst: Kann man denn überhaupt satt werden, wenn man nichts anderes als Salat isst?«

Nein, konnte man nicht.

»Wie kommst du denn darauf, dass man als Vegetarier nur Salat isst?«, wollte Isa empört wissen. »Das tun wir nämlich überhaupt nicht.«

»Wirklich nicht?«, platzte mir heraus.

Ein fragender Blick zeichnete sich auf Isas Gesicht ab.

»Tun wir wirklich nicht!«, legte ich reaktionsschnell nach und versuchte ebenso empört zu klingen.

»Nur, weil man kein Fleisch isst, heißt das nicht, dass man keine ausgewogene Ernährung haben kann, stimmt's Tim?«

»Stimmt«, pflichtete ich ihr bei und realisierte zugleich, dass ich selten dämlich gewesen war, nicht von selbst zu dieser Einsicht gekommen zu sein. »Pasta zum Beispiel!«

Es war nicht weniger als eine Erleuchtung, die ich hatte.

»Pasta mit Tomatensoße. Oder auch Pizza Margerita. Oder Steinpilzrisotto. Oder Gebackener Camembert!«

Meine Zunge überschlug sich förmlich, als mir all die Speisen in den Sinn kamen, die ich als durchaus lecker oder zumindest akzeptabel einstufte. Natürlich aß ich für gewöhnlich Spaghetti Bolognese, Pizza Hawaii, Putenrisotto und wenn schon etwas mit Panade, dann ein herzhaftes

Wienerschnitzel. ABER: Die vegetarischen Alternativen dazu waren auf jeden Fall besser – Viel besser! – als jede Salatvariante.

»Okay, ich habe verstanden. Vegetarier sind nicht nur Pflanzenfresser.«

Silvie grinste. Es war klar, dass sie uns – vor allem mich – nur ein wenig auf die Schippe nehmen wollte.

»Sehr richtig. Sind wir nicht«, erwiderte Isa in einem ebenso heiteren Ton. »Übrigens ...«

Mit diesem Wort wandte sie sich an mich.

»... wir müssen uns unbedingt einmal über Restaurants austauschen. Ich bin mir sicher, dass wir uns gegenseitig mit Tipps versorgen können, wo es leckere vegetarische Sachen gibt.«

»Das klingt nach einem guten Plan«, antwortete ich. »Gerne.«

Mein Herz machte einen kleinen Luftsprung in meiner Brust. Isa wollte mich also wiedersehen. Und das trotz meiner peinlichen Vorstellung im Fitnessstudio. Ich konnte mein Glück kaum fassen.

Wenig später verabschiedete ich mich von den beiden Frauen und marschierte leichtfüßig davon. Das Schweinemobil hatte ich in einigem Abstand geparkt, denn es war nun einmal kein Fahrzeug, das sich zum Angeben eignete. So musste ich einen kleinen Fußmarsch hinter mich bringen, bei dem ich eigentlich an Isa denken wollte, denn ich dachte liebend gern an sie. Meine Gedanken konnten sich jedoch weder auf ihre wunderschönen Haare noch auf ihre bezaubernden Gesichtszüge konzentrieren. Es war eine andere Sache, die mich voll und ganz vereinnahmte, und als ich das Schweinemobil erreicht hatte, verlor ich keine Zeit, um mir den größten Wunsch zu erfüllen, den ich augenblicklich hegte.

Exakt achtzehn Minuten später saß ich an einem Tisch in *Luigis original italienischem Restaurant.* Luigi war übrigens

Japaner, weshalb ich nicht genau wusste, wie um alles in der Welt er auf die Idee gekommen war, ein italienisches Restaurant zu eröffnen. Auch hatte ich erhebliche Zweifel daran, dass er Luigi hieß. Mit Sicherheit wusste ich jedoch, dass es hier die beste Pasta der Stadt gab.

»Zweimal Spaghetti Pomodoro, bitte.«

Luigi, der mich persönlich bediente, warf einen Blick auf den leeren Stuhl mir gegenüber.

»Noch warten auf noch eins Gast?«

Ich musste schmunzeln. Sein Deutsch war nicht das Beste, aber ich bezweifelte, dass er auch nur eine Silbe auf Italienisch beherrschte.

»Nix warten«, erwiderte ich aus unerfindlichen Gründen in bester Gastarbeitermanier.

Luigi sah mich an. Ich sah Luigi an.

»Zweimal?«, fragte er nach und hob zur Sicherheit Zeige- und Mittelfinger seiner rechten Hand.

Ich tat es ihm gleich.

»Zweimal«, bestätigte ich ihm. »Ich habe großen Hunger.«

Er zögerte noch einen Augenblick, dann nickte er und trat den Rückzug an.

Nachdem ich beide Portionen bis auf die letzte Nudel verdrückt hatte, lehnte ich mich in meinem Stuhl zurück und atmete zufrieden ein und aus. Alles war gut.

Die Erkenntnis des Tages war nicht, dass man auf einem Laufband nicht laufen sollte, wenn man sich im Gehmodus befand. Die Erkenntnis des Tages war auch nicht, dass man Sit-ups am besten allein machen sollte, da man bei dieser Übung in permanenter Furzgefahr war. Vielmehr war die Erkenntnis des Tages eine Tatsache, die mir die kommende Zeit um ein Vielfaches erträglicher machen würde.

Auch als Vegetarier war es mir möglich, satt zu werden.

Selbst wenn es dazu manchmal eben zwei Portionen sein mussten.

Kapitel 10: Wenn Liebe wehtut

Ich hatte solche Schmerzen. Noch bevor ich meine Augen am nächsten Morgen öffnete, spürte ich ein unangenehmes Ziehen an allen Ecken und Enden meines Körpers. Es fühlte sich geradewegs so an, als hätte man mich durch einen überdimensionalen Fleischwolf gedreht. Mir taten Muskeln weh, von denen ich noch nicht einmal wusste, dass ich sie überhaupt besaß. Ich hätte heulen können. Und dabei hatte ich mich noch gar nicht bewegt.

Als ich die Augenlider anhob und mich zur Seite drehte, glaubte ich, mich in der Hölle zu befinden. Mir war noch nie so elend zumute gewesen. Ich versuchte meine Hand zu heben, damit ich sie mir auf die brennende Brust legen konnte, aber schon nach wenigen Zentimetern musste ich aufgeben. Bereits die kleinste Bewegung war mir zu viel und ging mit stechenden Schmerzen einher.

»Aua«, flüsterte ich, nachdem ich kurz darauf den Versuch gewagt hatte, den kleinen Finger meiner linken Hand zu heben.

Muskelkater bis in den kleinen Finger. Fand man bestimmt komisch, wenn man es nicht am eigenen Leib erlebte.

»Mama«, sagte ich, da ich es nicht wagte, einen Ruf auszustoßen.

Wer wusste schon, wie viele und welche Muskeln ich dafür benötigte und wie schmerzhaft das für mich scin würdc. Tatsächlich aber fiel mir das Reden scheinbar nicht so schwer wie alles andere, deshalb versuchte ich es – nachdem keine Reaktion erfolgt war – noch einmal etwas lauter.

»Mama!«

Ja, ich war mir bewusst, dass ich mich wie ein Riesenbaby anhörte. Viel schlimmer noch: Ich sah wie eines aus. In meinem Zimmer unter dem Dach war es letzte Nacht wieder derart heiß gewesen, dass ich lediglich mit meiner weißen Unterhose geschlafen hatte, deren Feinripp-Stoff durchaus an eine Windel erinnern konnte. Mein von Spaghetti Pomodoro aufgedunsener Bauch tat das Übrige, um das Bild zu komplettieren.

Wenngleich ich wohl das behaarteste Baby aller Zeiten war.

»Mama!«

Für gewöhnlich dauerte es nie so lange, bis sie ihrem kleinen Dickerchen zu Hilfe kam. Sie würde doch hoffentlich nicht zu dem Schluss gekommen sein, dass ich nun mit sechsundzwanzig endgültig zu alt war, um von ihr auf Teufel komm raus bemuttert zu werden. Daraus ergäbe sich für mich eine enorme Umstellung, und ich wusste nicht, ob ich dazu schon bereit war. In meiner momentanen Verfassung erst recht nicht.

Gerade als ich ein weiteres Mal rufen wollte, öffnete sich die Tür zu meinem Zimmer.

»Endlich«, stieß ich erleichtert aus. »Mir tut alles weh. Kannst du ...?«

Ich hielt inne, als ich bemerkte, dass es nicht meine Mutter war, die bei mir im Zimmer stand.

»Sohn«, sagte mein Vater mit tieferer Stimme als gewöhnlich, »wir müssen reden.«

Die exakt gleiche Eröffnung hatte er bisher erst ein einziges Mal verwendet. Ich erinnerte mich noch genau und es war keine besonders schöne Erinnerung. Es musste fast auf den Tag genau zwölf Jahre her gewesen sein, denn kurz nach meinem vierzehnten Geburtstag hatte er mich vor dem Frühstück beiseite genommen und versucht, mir seltsame Vorgänge zwischen Bienen und Blumen näherzubringen.

Lange hatte ich nicht die geringste Ahnung gehabt, worauf er hinauswollte, denn für mich hatte es sich so angehört, als wollte er vom Metzger zum Imker umsatteln. Als ich dann doch noch kapierte, dass es um Sex ging, bat ich ihn darum, nicht weiterzusprechen. Ich versicherte ihm, dass ich bereits alle wichtigen Informationen aus der *Bravo* hatte und zeigte ihm zum Beweis die entsprechenden Seiten in meinen Magazinen.

Er hatte mich damals mit einer Mischung aus Irritation und Erleichterung angesehen. Letzteres hatte aber unverkennbar überwogen und das Thema war in beidseitigem Einverständnis für immer erledigt gewesen.

Worüber er allerdings heute mit mir sprechen wollte, konnte ich mir beim besten Willen nicht zusammenreimen, ich wusste lediglich, dass ich nicht die geringste Lust auf ein Gespräch hatte.

»Nicht jetzt«, sagte ich und hoffte dabei entschlossen zu klingen, auch wenn meine Stimme durch das Kissen, in das ich mich soeben gedreht hatte, gedämpft war.

Mein Vater ließ sich davon nicht beirren und setzte sich zu mir auf das Bett.

»Es ist wichtig.«

»Ich bin im Augenblick in keiner guten Verfassung, Paps.«

»Hm«, gab er nachdenklich von sich.

Weil er dieses »Hm« im Raum stehen ließ und nichts weiter sagte, grub ich mein Gesicht wieder aus dem Kissen aus und blickte ihn an.

»Was ist los?«, fragte ich genervt und unter Schmerzen, da mein Körper während des erneuten Positionswechsels wieder erheblich protestierte.

Mein Vater atmete tief durch. Dann sah er mich lange an. Er atmete wieder durch. Und starrte weiter.

»Sag schon!«, forderte ich ihn auf.

Mit meiner Geduld war es heute Morgen nicht weit her.

»Also ...«, begann mein Vater.

Er atmete – nicht gerade zu meiner Überraschung – tief durch.

»Das mit ...«

Ein langer, ernster Blick.

»Papa!«

Ich fuhr mit meinem Kopf hoch und zuckte gleich darauf unweigerlich wieder zusammen. Nie wieder! Nie wieder würde ich einen Fuß in ein Fitnessstudio setzen.

»Tut dir was weh?«, wollte mein Vater wissen.

»Ja, alles. Aber jetzt rück bitte endlich mit der Sprache raus: Worüber willst du reden?«

Noch einmal holte er Luft und ich hätte beinahe endgültig die Nerven mit ihm verloren.

»Diese Vegetarier. Das ist so eine Sekte, oder?«

Jetzt war ich es, der Luft holte.

»Wie bitte?«

»Junge, bist du bei einer Sekte?«

»Wie um alles in der Welt kommst du denn darauf?«

»Du hast meine Frage nicht beantwortet.«

»Nein. Nein, ich bin bei keiner Sekte.«

Sonderlich überzeugt wirkte er nicht.

»Aber du bist Vegetarier.«

»Ja, im Prinzip schon.«

Mein Vater schüttelte den Kopf. Er schien nicht weiter zu wissen.

»Na, was denn nun?«, fragte er energisch. »Die Vegetarier sind doch eine Sekte. Und wenn du Vegetarier bist, dann gehörst du zu dieser Sekte.«

»Wie kommst du darauf, dass Vegetarier einer Sekte angehören?«

Ich hätte gelacht, wenn ich an seinem Gesichtsausdruck nicht gemerkt hätte, dass er es absolut ernst meinte.

Als ob er auf ein Stichwort gewartet hätte, zog er ein zusammengefaltetes Stück Papier aus der Hosentasche. Schritt für Schritt entfaltete er es, und als er damit fertig war, hielt er es mir andächtig wie den Heiligen Gral entgegen.

»Was ist das?«, erkundigte ich mich und begann zugleich, meine Aufmerksamkeit auf die Buchstaben zu richten, die ich vor meiner Nase hatte.

Sie sahen seltsam verschnörkelt aus, so wie man sie in uralten Büchern finden konnte. Ganz offensichtlich handelte es sich auch um eine Kopie, die mit einem billigen Kopierer angefertigt worden war, denn auf dem Blatt fanden sich viele, schwarze Unreinheiten, die es zum Teil schwer möglich machten, einzelne Wörter zu lesen.

Wenn ich mich nicht irrte, handelte es sich um einen Auszug aus einer Enzyklopädie oder etwas in der Art. Beim Überfliegen der Seite konnte ich verschiedene Einträge ausmachen, die mal ausführlicher und mal weniger detailliert erklärt wurden. Eine Antwort auf das seltsame Verhalten meines Vaters, sprang mir aber auch bei näherer Betrachtung nicht ins Auge.

Gerade als ich ihn fragen wollte, ob er heute Morgen etwa schon einen Schluck zu viel vom Selbstgebrannten genommen hatte, fiel mein Blick auf den Eintrag *Vegetarismus*, in dem auch Bezug zu den sogenannten *Vegetariern* genommen wurde. Zitat: »Hierbei handelt es sich um eine sektenähnliche Gruppe von Menschen, die dem Verzehr von Fleisch abgeschworen hat.«

»Ach, Paps, bitte! Wo hast du denn das ausgegraben? Man sieht ja, dass der Text bestimmt schon hundert Jahre alt ist. Sag bloß, du warst bei ...«

»Ich war bei Onkel Herbert.«

Als hätte ich es nicht sofort ahnen müssen.

Onkel Herbert war in keiner Weise mit uns verwandt, aber seit ich mich zurückerinnern kann, war er dennoch mein »Onkel«. Und nicht nur meiner, denn irgendwie nannten ihn alle so. Womit er sich diese Ehre verdient hatte, wusste ich nicht. Was ich hingegen wusste, war, dass Onkel Herbert aus unerfindlichen Gründen für meinen Vater eine feste Instanz war, wenn es um Dinge ging, aus denen er selbst nicht schlau wurde. Das Problem war nur: Herbert war mittlerweile fünfundsiebzig und hatte selbst nicht die geringste Ahnung, was in der Welt so vor sich ging.

Sein Wissen holte er sich aus alten, ausrangierten Büchern, die er zuhauf auf Flohmärkten kaufte. Überhaupt hatte sich so ziemlich alles, was er besaß, einmal auf einem Flohmarkt befunden. Ich hatte im Keller eine eigene Onkel-Herbert-Kiste, in der ich alle Geschenke sammelte, die ich im Laufe der Jahre von ihm bekommen hatte. Weil ich die Geste natürlich zu schätzen wusste, hatte ich es nicht fertiggebracht, die Dinge einfach wegzuwerfen. Aber die kaputten Spielsachen, die noch dazu einen ganz eigenen Geruch hatten, wollte ich mir dann doch nicht ins Zimmer holen.

»Wir haben gestern seine Bibliothek durchsucht und sind auf das hier gestoßen«, fuhr mein Vater fort, als würde er als Staatsanwalt vor Gericht auftreten.

»Also das war dein Arzttermin!«

Jetzt wurde mir so einiges klar, als ich das schuldbewusste Senken der Augenlider zur Kenntnis nahm.

»Was hätte ich denn sagen sollen? Du kennst ja deine Mutter. Sie ist nicht besonders gut auf Onkel Herbert zu sprechen.«

»Und das mit Recht!«, warf ich ein. »Er ist nun einmal ein alter Quacksalber. Ich weiß nicht, warum du immer auf ihn hörst.«

»Aber was ist damit?«

Mein Vater fuchtelte mit dem Blatt Papier vor meinem Gesicht hin und her.

»Nichts«, antwortete ich trocken. »Nur ein alter Eintrag aus einem alten Buch. Hör zu Paps, du musst dir wirklich keine Sorgen machen. Ich bin der Letzte, der etwas gegen das Fleischessen sagen würde, es ist nur ...«

Beinahe hätte ich ihm die ganze Wahrheit über Isa gesagt, aber ich hielt mich letzten Endes zurück.

»Was ist nur?«

»Es ist nur ... Ich möchte einfach einmal etwas anderes ausprobieren. Ist das so schlimm?«

Ich tat mein Möglichstes, um den versöhnlichsten Gesichtsausdruck aufzusetzen, zu dem ich fähig war. Selbst das schmerzte, obwohl ich mich nicht erinnern konnte, am Vortag meine Gesichtsmuskeln trainiert zu haben. Allerdings erinnerte ich mich auch nicht, spezielle Übungen für meinen Hintern gemacht zu haben, und trotzdem brannte er wie letztes Jahr nach dem Chili-Festival.

»Meinetwegen«, sagte mein Vater resignierend. »Aber pass bitte auf. Gesund kann das nicht sein.«

Er stand auf und verließ mein Zimmer ohne ein weiteres Wort. Dafür bildete ich mir ein, so etwas wie ein leises Schluchzen gehört zu haben. Irgendwie verstand ich ihn ja. Es war mit Sicherheit eine immens große Pille, die er hier schlucken musste. Als stolzer Metzger Vater eines Vegetariers zu sein, das war nicht einfach. Bestimmt fragte er sich, was er nur falsch gemacht hatte.

Ich überließ ihn seinem Kummer, den ich nicht allzu ernst nehmen konnte, und stellte mich einer bedeutend größeren Aufgabe: das Bett zu verlassen. Nachdem ich mich anfangs Millimeter für Millimeter bewegt und dennoch Höllenqualen gelitten hatte, änderte ich schließlich meine Taktik. Vielleicht – so mein Gedanke – ersparte ich mir Schmerzen, wenn ich mich schneller bewegte. Immerhin beanspruchte ich die entsprechenden Muskelpartien nicht so lange wie bei der anderen Variante.

Um es kurz zu machen: Egal, was ich tat, es tat immer weh. Mir blieb nichts anderes übrig, als mit den Schmerzen zu leben und sie so gut wie möglich zu ertragen.

Wie ein richtiger Mann eben.

»Mir tut alles weh, Mama«, sagte ich, als ich mich in die Küche schleppte.

»Das liegt bestimmt daran, dass du nichts Ordentliches

isst.«

Ehrlich gestanden hatte ich mir mehr Mitleid erhofft.

»Nicht du auch noch. Ich hatte schon ein Gespräch mit Papa. Außerdem hat das nichts damit zu tun, ich war gestern im Fitnessstudio.«

»Wieso das denn?«

»Nur so.«

»Gehört das auch zum Vegetarier-Leben?«

»Nein. Nicht unbedingt. Keine Ahnung. Ich will nur ein bisschen fitter werden.«

»Das auch noch!«, rief meine Mutter aus, als würde ich ihr nun endgültig das Herz brechen.

»Keine Sorge, da bringt mich so schnell niemand mehr hin.«

Mühevoll hangelte ich mich um den Tisch herum und ließ mich auf meinen üblichen Stuhl sinken. Vor mir wartete bereits ein Teller auf mich. Zwei Karotten, drei Tomaten und ein paar Gurkenscheiben. Ich war nicht sonderlich überrascht.

»Weißt du, als Vegetarier muss man sich nicht nur von so einem Zeug ernähren«, sagte ich.

»Wie meinst du das?«

»Nun ja, es gibt tausend Dinge, die ich essen kann. Es darf nur eben kein Fleisch oder Fisch sein. Gestern Abend habe ich zum Beispiel Spaghetti gegessen.«

Meine Mutter sah mich irritiert an.

»Aber die sind doch mit Fleisch.«

Für sie waren Spaghetti nur dann Spaghetti, wenn sie mit einer Bolognese-Soße übergossen waren.

»Nein«, erwiderte ich, »mit Tomatensoße. Ohne Hack.«

Sie sah mich an, als hätte ich ihr erzählt, dass ich auf einem Einhorn nach Hause geritten war. Das sollte heißen: leicht skeptisch.

»Wirklich?«, meinte sie nach einer Weile nachdenklich.

Es schien fast so, als hätte ich ihr Interesse geweckt.

»Wärst du vielleicht so lieb und reichst mir ein bisschen Käse, Butter und Brot? Haben wir noch Marmelade?«

»Aber natürlich!«

Mit einem Mal war meine Mutter richtig verzückt. Sie brachte mir alles in Windeseile und ich langte ordentlich zu. Es war toll, wieder einmal ordentlich frühstücken zu können. Das hatte ich schon drei ganze Tage lang nicht gemacht. Entsprechend besser war ich auch später in der Metzgerei gelaunt, denn mit vollem Magen lebte es sich nun einmal leichter.

Heute hatte ich meine reguläre Vormittagsschicht. Da ich am Tag zuvor für meinen Vater eingesprungen war, hatte ich eigentlich gehofft, er würde heute meinen Dienst übernehmen, damit ich mich von den gestrigen Strapazen erholen konnte. Er hatte aber nichts dergleichen angeboten, und da er durch meine Schuld nervlich ohnehin am Abgrund stand, sagte ich auch nichts.

Der Dienstag war erwartungsgemäß ohnehin der ruhigste Tag der Woche, weshalb ich es mir die meiste Zeit über auf dem Hocker hinter der Theke mehr oder minder bequem machte. Diejenigen, die am Sonntagabend beinahe den Hungertod gestorben wären, weil sie keine Fleisch- und Wurstwaren mehr zu Hause gehabt hatten, hatten sich gestern bereits versorgt. Diejenigen, die besonnener einkauften, kamen in der Regel bis Mitte der Woche aus, sodass am Dienstag nur vereinzelt Leute kamen, die zu keiner der beiden Kategorien zählten. Mir war das überaus recht, denn es war nach wie vor so, dass ich mich am wohlsten fühlte, wenn ich mich so spärlich wie möglich bewegte. Das ging sogar so weit, dass ich den wenigen Kunden, die den Weg in die Metzgerei fanden, davon abriet, mehr zu kaufen, als unbedingt notwendig. Ich verzichtete liebend gern auf den einen oder anderen Euro, wenn ich mich dafür nicht zur Salami beugen musste.

Zwischen halb zwölf und halb eins war ich völlig allein.

Das Glöckchen über der Tür hatte sich nicht einmal bewegt und ich mich auf meinem Hocker ebenso wenig. Manchmal riss ich unwillkürlich den Kopf nach oben, da ich für einen Moment eingenickt war. Diese kurzen Adrenalinstöße konnten jedoch nicht verhindern, dass mir dasselbe immer wieder passierte, und schließlich übermannte mich der Schlaf dermaßen, dass ich sogar für mehrere Minuten eingedöst sein musste.

Wie ich mich dabei auf dem Hocker hielt, konnte ich nicht sagen. Wahrscheinlich war es ein lustiges Schauspiel, wie ich mal hin und mal her kippte, immer knapp davor, beim Spiel mit der Schwerkraft den Kürzeren zu ziehen. Als das Glöckchen aber dann plötzlich doch wieder klingelte, schreckte ich so hoch, dass ich letztlich doch das Gleichgewicht verlor und mit rudernden Armbewegungen – die nichts ausrichteten – zu Boden stürzte.

»Ahhhhhhhhh!«, stöhnte ich nach dem harten Aufprall.

Ich war seitlich auf dem linken Arm gelandet, was zwar schmerzhaft war, aber im Endeffekt Schlimmeres verhindert hatte. Mein Kopf hatte die Fliesen unter mir nämlich kaum berührt, was mir meiner Einschätzung nach eine leichte Gehirnerschütterung erspart hatte.

»Alles in Ordnung?«, hörte ich eine weibliche Stimme fragen.

»Ja, mir geht es gut«, antwortete ich und blieb liegen.

»Okay.«

Danach beiderseitiges Schweigen.

Worauf die Frau wartete, wusste ich nicht. Ich für meinen Teil wartete darauf, dass sie wieder verschwand. Das Glöckchen blieb allerdings stumm.

»Wir haben geschlossen«, raunte ich.

Nach wie vor lag ich reglos am Boden.

»Ist wirklich alles okay, Tim?«

Jetzt horchte ich auf. Mir war von Anfang an vorgekommen, dass ich die Stimme kannte. Mühevoll rollte ich mich jetzt zur Seite und presste meinen Oberkörper mit den Händen nach oben. Ich zog das rechte Knie an, dann das linke, und wie in Zeitlupe stand ich schließlich auf.

»Was machst du denn hier?«, wollte ich von Silvie wissen.

»Bist du vom Hocker gefallen?«

»Wie kommst du darauf?«

»Weil du am Boden gelegen bist.«

»Ach so. Nein. Ich habe nur ...«

Mir fiel nichts ein.

»Verstehe«, meinte Silvie, nachdem ich meinen Satz nur mit einigen wirren Gesten vervollständigt hatte.

»Aber was machst du wirklich hier?«, fragte ich erneut, um das Gespräch in eine andere Richtung zu lenken. »Ich kann mich nicht erinnern, dass du schon jemals bei uns eingekauft hast.«

Auch wenn es möglicherweise ein bisschen vorwurfsvoll klang, war das nicht meine Absicht.

»Du bist in Isa verknallt.«

Nein, Silvie war wahrlich nicht jemand, der lange um den heißen Brei herumredete.

»Wie bitte?«

»Zuerst habe ich gedacht, dass du dir einen Sonnenstich eingefangen hast, dabei hätte es mir vom ersten Moment an klar sein müssen, so bekloppt, wie du dich benommen hast. Du fährst voll auf sie ab!«

»Ich ... Äh ...«

Zugegeben, ich hätte mich etwas besser ausdrücken können.

»Du gibst es also zu?«

»Ich ... Äh ...«

»Wusste ich es doch!«

Silvie klatschte in die Hände und feierte sich selbst. Ich wiederum ließ den letzten Teil unseres Gesprächs noch einmal in Gedanken Revue passieren.

»Ich habe nicht gesagt, dass ...«

»Ach, komm schon!«

Nachdem sie mir ins Wort gefallen war, blickte sie mich über den Rand einer imaginären Brille auf ihrer Nase an.

»Aber für den Fall, dass an dem etwas dran ist, was du sagst ... Hättest du einen Tipp für mich?«

Die Frau auf der anderen Seite der Theke grinste mich erheitert an.

»Weshalb, glaubst du, bin ich hier und opfere meine wertvolle Mittagspause für dich?«

Es war offensichtlich eine rhetorische Frage und dennoch suchte ich händeringend nach einer Antwort. Bevor mir allerdings eine weitere verbale Peinlichkeit entschlüpfte, ergriff Silvie erneut das Wort.

»Zuerst einmal: Du machst so ziemlich alles falsch.«

»Oh. Sehr ... Sehr aufmunternd.«

»Das meine ich nicht böse. Überhaupt nicht. Männer sind nun einmal von Natur aus etwas doof, wenn sie verliebt sind. Vor allem benimmst du dich total künstlich, wenn du in ihrer Gegenwart bist. Versuche ein wenig lockerer zu sein. Ganz natürlich.«

»Leichter gesagt als getan.«

»Warum?«

»Nun ja, sie ist so ...«

Wieder gestikulierte ich sinnfrei mit den Händen.

»Und ich bin so ...«

Andere Gesten, doch auch sie ergaben keinen Sinn.

»Verstehe«, meinte Silvie dennoch. »Du glaubst, dass du nicht in ihrer Liga spielst.«

»So ungefähr, ja.«

»Gut, das mag stimmen.«

»Du bist fast schon so brutal ehrlich wie Uwe und Peter.«

»Lass mich mal ausreden. Es stimmt schon, dass ihr vielleicht optisch nicht unbedingt harmoniert, aber so oberflächlich bist du nicht. Und sie ist es auch nicht. Vertrau mir. Trotzdem finde ich es toll, dass du dich ein bisschen mehr in Schuss bringen willst. Nur das mit der Vegetarier-Nummer ... Ich meine, ziehst du das denn wirklich durch?«

»Ich versuche es zumindest.«

Silvie blickte mich eindringlich an und ich meinte in ihren Augen so etwas wie Anerkennung wahrzunehmen.

»Respekt«, sagte sie schließlich auch und nickte mir wohlwollend zu. »Da hast du dir einiges vorgenommen. Aber diese Einstellung ist auch unbedingt notwendig, immerhin ist die Konkurrenz groß.«

Natürlich war mir von Anfang an klar gewesen, dass eine Frau wie Isa an jeder Hand gleich vier oder fünf Männer haben konnte, wenn sie wollte. Umso schleierhafter war mir, wieso ich nicht schon zu einem früheren Zeitpunkt auf die Idee gekommen war, dass sie einen festen Freund hatte. War Silvie gekommen, um mir das mitzuteilen?

»Isa ist zwar gerade Single«, fuhr sie fort, als hätte sie meine Gedanken gelesen, »aber das kann sich schnell ändern.«

»Wie meinst du das?«

Kalter Schweiß bildete sich auf meiner Stirn. Ich ahnte nichts Gutes.

»Wir waren doch am Samstag in diesem Club. Der Türsteher, dieser Steffen, der uns gratis hineingelassen hat, scheint mir ein Auge auf Isa geworfen zu haben.«

»Der Türsteher?«, wiederholte ich kleinlaut.

Dann torkelte ich zwei Schritte zurück und ließ mich wieder auf meinen Hocker sinken. Ich kannte diesen Typen nicht, doch ich konnte mir gut ausmalen, wie er aussah. Groß, braungebrannt, muskulös. Ein Bild von einem Mann. Wie sollte ich gegen den bestehen können? Wie sollte ich auch nur den Funken einer Chance bei Isa haben, wenn mein Rivale ein regelrechter Adonis war?

»Keine Sorge, das schaffst du schon.«

Silvie versuchte es mit einem aufmunternden Lächeln, das bei mir nicht den gewünschten Effekt erzielte.

»Erstmal müsst ihr euch besser kennenlernen und ein wenig Zeit allein miteinander verbringen.«

»Du meinst bei einem Date?«

»Weißt du ...«, begann Silvie und verzog dabei das Gesicht, als würde sie für Picasso als Model posieren. »Vielleicht nennen wir es nicht unbedingt gleich ein Date. Aber ich könnte mir gut vorstellen, dass du morgen zufällig zu dem Jazz-Konzert in der Innenstadt gehst und ihr euch dort über den Weg läuft.«

»Ich war noch nie auf einem Jazz-Konzert«, wand ich ein und kassierte dafür einen Blick, der mir klar und deutlich sagte, dass das jetzt nicht der entscheidende Punkt war. »Gibt es dafür überhaupt noch Karten?«

»Nein. Es gab auch nie welche. Das ist eine kostenlose Open-Air-Veranstaltung und Isa hat mich gefragt, ob ich mitkomme. Nur werde ich dann leider schon sehr früh wieder gehen müssen, aber zum Glück bist du dann da und ... Nun ja, der Rest liegt bei dir. Zeig dich von deiner guten Seite. Sei also einfach du selbst, das genügt dann schon.«

Sie zwinkerte mir zu. Ich wusste zunächst nicht, was ich sagen sollte. Es war richtig nett, was Silvie da für mich tat.

»Danke«, brachte ich schließlich heraus. »Lieb von dir.«

Für einen Moment schien auch Silvie etwas berührt zu sein.

»Ja, ja, ist schon gut«, meinte sie nach einem Seufzer, der jegliche Sentimentalität aus ihrem Körper pusten sollte. »Spar dir die Gefühlsduselei für morgen auf. Ich muss mich beeilen, damit ich rechtzeitig wieder zur Arbeit komme. Wir hören uns noch, um ein paar Details unseres kleinen Geniestreichs zu klären. Mach's gut.«

»Ist gut, bis dann.«

Nachdem das Glöckchen geklingelt hatte, war ich wieder allein im Laden, jedoch erheblich aufgewühlter als zuvor. So viel hatte sich in wenigen Minuten verändert. Morgen hatte ich nun also ein Nicht-wirklich-aber-doch-irgendwie-Date mit Isa. Das war ... unbeschreiblich! Allerdings hatte ich auch erfahren, dass ich nicht der Einzige war, der um ihre Gunst buhlte. Und so wie es sich angehört hatte, war es ein Kampf David gegen Goliath. Wobei ... War nicht David als Sieger hervorgegangen?

Aber gut, Geschichten aus der Bibel sollte man mit Vorsicht genießen. Ich hatte mich als Kind schon immer gefragt, wie Noah zwei Tiere von jeder Art auf die Arche bekommen hatte. Und als Teenager, als ich mich naturgemäß mehr mit dem Fortpflanzungs-Akt beschäftigt hatte, konnte ich mir nicht erklären, wie alle Menschen von Adam und Eva abstammen konnten. Ohne blasphemisch zu klingen, aber haben die dann ...? Ich meine ... Egal.

Zurück zum Thema.

Entscheidend war für mich, dass es zwischen Isa und mir mit Sicherheit kein Verwandtschaftsverhältnis gab und eine mögliche Nachkommenschaft keinerlei Schwierigkeiten darstellte. Doch so weit waren wir noch nicht. Noch lange nicht.

Meine Nerven.

Vor wenigen Tagen hätte ich mir jetzt eine leckere Wurst gegönnt. Zur Entspannung. Jetzt hatte ich irgendwie Lust auf einen Apfel. War mir das Vegetarier-Dasein schon derart ins Blut übergegangen? Das bezweifelte ich, so wie mir das Wasser im Mund zusammenlief, als ich die Fleisch- und Wursttheke betrachtete. Vielleicht hatten meine Apfelgelüste aber auch einfach mit Adam und Eva zu tun. Das wiederum gab mir neuerlich zu denken. Es war allseits bekannt, wie die Sache im Garten Eden ausgegangen war. Die beiden waren schließlich aus dem Paradies geflogen, weil sie von dieser Frucht genascht hatten. Eine sehr ungute Sache.

Und da behaupte noch einer, Obst sei gesund.

Kapitel 11: Die Schöne und das Dickerchen

Silvie hatte mich am nächsten Tag angerufen und mir genaue Anweisungen gegeben, wo ich wann zu sein hatte. So fand ich mich am späten Nachmittag vor dem Rathaus ein, wo eine große Bühne aufgebaut war. Die Musiker waren bereits in voller Fahrt, und obwohl ich nicht der musikalischste Typ war, fand ich den Rhythmus ansprechend. Während ich den Klängen lauschte, ertappte ich mich sogar dabei, wie ich immer wieder leicht in die Knie ging und mehr oder weniger im Takt wippte. Mein Muskelkater war inzwischen wieder so weit abgeklungen, dass diese Bewegungen lediglich ein leichtes Zwicken hervorriefen.

Der Platz vor dem Rathaus war gut gefüllt, aber nicht so voll, dass es unangenehm war. Man konnte durchaus von einem gemischten Publikum sprechen, einerseits was das Alter betraf, andererseits aber bestimmt auch was die Affinität zur Jazz-Musik anbelangte. Die Bandbreite reichte von älteren Herren, die sich dem Jazz mit Leib und Seele verschrieben hatten, bis zu Teenagern, die wahrscheinlich einfach nur eine gute Zeit haben wollten und von Jazz ebenso wenig verstanden wie ich.

Alle paar Minuten warf ich einen obligatorischen Blick auf mein Smartphone. Weder ein Anruf noch eine Nach richt von Silvie. Warum auch? Wir hatten alles besprochen. Aber wenn sich der Plan spontan ändern würde?

Nein, man konnte nicht sagen, dass ich nervös war. Ich machte mir lediglich beinahe in die Hose.

Und zwar im wortwörtlichen Sinne.

Meine Blase quälte mich so sehr, dass ich meinen Gürtel etwas lockerer machte, damit er nicht auf die empfindliche

Stelle drückte. Irgendwann hielt ich es dennoch nicht mehr aus. Im Einkaufszentrum keine fünfhundert Meter von hier gab es Toiletten. Wenn ich mich beeilte, würde ich rechtzeitig wieder zurück sein.

Silvie hatte mir eingetrichtert, dass ich um Punkt fünf Uhr dreißig vor dem Juwelier stehen sollte, der an das Rathaus grenzte. Jetzt war es fünf Uhr zwölf. Auch wenn ich die Beine zusammenkneifen musste, würde ich es in sechs Minuten zum Einkaufszentrum schaffen. Für das Pieseln mit allem Drum und Dran kalkulierte ich drei Minuten – meine Blase fühlte sich wirklich extrem voll an. Zurück sollte ich es dann locker in vier Minuten schaffen, machte insgesamt dreizehn Minuten, was mir einen zeitlichen Puffer von fünf Minuten für unvorhergesehene Eventualitäten bescherte. Was sollte also schon schiefgehen?

»Tim?!«

»Oh! Hallo, Isa.«

Das konnte schiefgehen.

»Was machst du denn hier?«

Einmal mehr stand ich vor dem Problem, dass ich Isa nicht ehrlich antworten konnte. Sollte aus uns wirklich ein Paar werden, dann würde ich ihr ganz schön viel erklären müssen. Doch alles zu seiner Zeit.

»Ach, ich wollte mir nur ein bisschen was von dem Konzert anhören.«

»Wir auch«, sagte Silvie, die hinter Isa auftauchte. »Hallo, Tim. Was für eine Überraschung.«

Sie warf mir ein konspiratives Lächeln zu.

»Magst du Jazz?«, wollte Isa wissen.

»Ja, klar. Wer mag Jazz nicht?«

Die Worte sprudelten einfach aus mir heraus, ohne dass ich eine Sekunde nachgedacht hatte.

»Wirklich? Also, meine Musikrichtung ist es nicht unbedingt«, erwiderte Isa. »Ich bin eher der Mainstream-Pop-Fan.«

Ich biss mir auf die Lippe.

»Aber vielleicht kannst du mich ja überzeugen. Welchen Jazz-Musiker muss man denn unbedingt kennen?«

Gute Frage.

Und im Grunde wäre es auch ein Leichtes, sie zu beantworten, da Isa sich offensichtlich nicht auskannte. Alles, was ich tun musste, war, ihr den Namen irgendeines x-beliebigen Jazz-Musikers zu nennen. Nichts einfacher als das. Zumindest wäre es das, wenn ich selbst auch nur einen einzigen kennen würde.

»Da gibt es viele gute Leute«, versuchte ich mich zu retten.

Meine vage Antwort war aber nur ein weiteres Loch in meinem Schlauchboot aus Lügen.

»Zum Beispiel?«

Fast hätte meine Zuneigung für diese Frau einige Abstriche hinnehmen müssen. Es war nicht die feine Art, jemanden an seinen Schwindeleien festzunageln.

»Zum Beispiel ...«, wiederholte ich nachdenklich.

Und wie ich nachdenken musste.

»Da gibt es ...«

Für einen Moment blickte ich zu Silvie und es war ihr anzumerken, dass sie sich innerlich vor Lachen kugelte.

»Kennst du ...«

Ich kramte in meinem Gedächtnis nach irgendeinem Namen, der plausibel klingen würde.

»... Miles ... Davis?«

Wie diese Worte in meinen Mund gefunden hatten, konnte ich nicht sagen. Als ich sie jedoch hörte, kam mir irgendwie der Verdacht, dass sie so unpassend gar nicht waren.

»Miles Davis. Der Name sagt mir sogar etwas«, erwiderte Isa.

Bingo!

Ich hatte schon immer das Gefühl gehabt, dass ich mein

Gehirn gnadenlos unterschätzte. Womöglich steckte sogar ein Genie in meinem Kopf, das nur darauf wartete, freigelassen zu werden. Auch wenn man nicht ganz so weit gehen wollte, so hatten die zuständigen Synapsen auf jeden Fall die richtige Verbindung zwischen Jazz und dem Namen Miles Davis hergestellt, den ich irgendwann in meinem Leben einmal aufgeschnappt haben musste. Ich war ja so unglaublich stolz auf mich und meine grauen Zellen.

»Ja, der ist klasse. Du musst dir seine Sachen unbedingt mal anhören«, meinte ich triumphierend.

»Mach ich.«

Sie lächelte mich an und ich lächelte glücklich zurück.

»Irgendetwas Spezielles, das du mir empfehlen kannst?«

Meine große Klappe wieder einmal.

»Ach, weißt du ... Von ihm ist eigentlich alles empfehlenswert.«

Gut und vor allem schnell gerettet. Wieder dankte ich meinem hellen Köpfchen. Ich war in Fahrt. Es kam mir so vor, als würde alles wie von selbst laufen. Aus diesem Grund wagte ich mich sogar einen Schritt weiter.

»Hey, wenn er mal in der Nähe auf Tour ist, könntest du mich auf eines seiner Konzerte begleiten.«

Waghalsig, das war mir klar, aber ich fühlte mich wie ein Porsche auf der Autobahn. So einfach ließ sich so ein Sportwagen eben nicht bremsen.

Mein Motor geriet jedoch gehörig ins Stottern, als ich den Gesichtsausdruck meiner Gesprächspartnerin wahrnahm.

»Daraus wird wohl nichts«, sagte Isa vorsichtig.

Was hatte ich getan? War ich zu aufdringlich gewesen? Ich hätte den vorangegangenen Moment einfach nur genießen müssen. Zurückhaltung wäre gefragt gewesen. Oh Mann, was war ich für ein Idiot.

»Nein, nein! Du musst natürlich nicht mitkommen. Das war nur ein ... ein unverbindlicher Vorschlag. Nichts Ernstes. Du hast das hoffentlich nicht falsch verstanden. Ich meine ...«

Wo waren meine von mir selbst hochgelobten grauen Zellen jetzt?

»Es ist ja nicht so, dass ich nicht mit dir hingehen würde«, meinte Isa nach einer unerträglichen Weile des Schweigens, »aber irre ich mich, oder ist Miles Davis nicht schon lange tot?«

Verdammt!

Das mochte durchaus möglich sein, immerhin wusste ich über diesen Mann im Grunde gar nichts. Dennoch berührte mich sein Tod, der bereits über ein Vierteljahrhundert zurücklag, wie ich später auf Wikipedia erfuhr. Er berührte mich insofern, als dass eines meiner mittlerweile zahlreichen Lügenmärchen aufzufliegen drohte, wenn mir nicht auf die Schnelle wieder eine supertolle Ausrede einfiel.

Ich gab meinem Gehirn den Auftrag, alle nicht unbedingt lebensnotwendigen Arbeiten einzustellen und sich mit vollem Einsatz auf das vorliegende Problem zu konzentrieren. Wenn es jetzt keine plausible Erklärung rausrückte, würde es zur Strafe den nächsten Musikantenstadl in voller Länge geben.

»Äh, ja.«

Mehr folgte nicht.

Ich erhöhte die Bestrafung um eine Woche Lindenstraße.

»Was Tim eigentlich meinte, ist, dass es immer wieder so Cover-Konzerte gibt, auf denen sie die Hits von Miles Davis spielen. Das war es doch, was du meintest, nicht wahr, Tim?«

Silvie, die mir hier unverhofft zur Hilfe gekommen war, sah mich eindringlich an.

»Genau! Das meinte ich, ja.«

Eine weitere Kerbe auf meinem Lügenbalken.

»Ah, verstehe«, meinte Isa skeptisch.

Sie war eine intelligente Frau und roch den Braten, auch wenn sie den Geruch nicht zuordnen konnte.

»Wie auch immer ...«, ergriff Silvie wieder das Wort. »Isa, ich muss dir etwas gestehen.«

Nun war ich es, der vielleicht nicht skeptisch, dafür aber überaus schockiert aus der Wäsche blickte. Wollte Silvie mir geradewegs in den Rücken fallen? Was wollte sie gestehen? Es konnte nur mit mir und meinen unglücklichen Versuchen, Isa näherzukommen, zu tun haben.

»Was?«, fragten Isa und ich gleichzeitig.

Dann sahen wir uns gegensichtig an, bevor wir erneut zu Silvie blickten. Diese schien mich jedoch im Augenblick vollkommen zu ignorieren.

»Ich weiß, ich habe versprochen, mit dir heute hierher zu kommen. Es ist nur so, dass ich deswegen ein bisschen Zoff mit Philipp hatte, weil er davon ausgegangen ist, dass ich heute Abend mit ihm Zeit verbringe. Lange Rede, kurzer Sinn: Nachdem Tim uns ja jetzt zufällig über den Weg gelaufen ist, wäre es für dich ganz schlimm, wenn ich mich wieder verdrücke? Ich würde dich nicht fragen, wenn ich nicht wüsste, dass ich dich in der absolut besten Gesellschaft zurücklasse.«

Es war davon auszugehen, dass ich knallrot wurde, als beide Frauen ihre Aufmerksamkeit nun wieder auf mich richteten.

»Du hättest doch etwas sagen können«, sagte Isa.

Redete sie mit mir?

»Ich wollte dich nicht enttäuschen«, sagte Silvie.

Sie wiederum sprach definitiv nicht mit mir. Warum also starrten mich beide Frauen an, obwohl sie doch miteinander sprachen?

»Es ist also okay?«

»Natürlich ist es okay.«

Konnten sie sich nicht endlich wieder gegenseitig ansehen?

»Super! Danke. Du wirst mit Tim bestimmt Spaß haben.«

»Das glaube ich auch. Tim ist ja ein ganz netter Kerl.«

Ich stand direkt vor ihnen, sie blickten mir in die Augen und sie sprachen dennoch von mir in der dritten Person. Das war mir dann fast schon zu schräg, und dennoch lächelte ich doof vor mich hin. Warum? Nun ja, wenn ich mich nicht verhört hatte, hatte Isa soeben gesagt, dass ich ein – Zitat – »ganz netter Kerl« sei.

»Wunderbar! Dann wünsche ich euch beiden noch einen schönen Abend. Wir sehen uns!«

Es waren Silvies letzte Worte an uns und wenige Sekunden darauf war sie auch schon aus unserem Sichtfeld verschwunden.

»Na, dann ...«, meinte Isa.

»Na, dann ...«, wiederholte ich.

»Geht es dir gut?«

»Danke. Alles bestens.«

Eigentlich war ich davon ausgegangen, dass sie mir die Frage als höfliche Floskel zur Überbrückung hingeworfen hatte. Das änderte sich, als sie nachhakte.

»Sicher?«

»Schon. Ja. Wieso?«

Irgendwie hatte ich das Gefühl, dass ich sie mit meiner Gegenfrage in Verlegenheit brachte.

»Es ist nur ... Musst du vielleicht auf die Toilette?«

»Wie ... Wie kommst du denn darauf?«

Ja, wie in alles in der Welt kam Isa nur darauf? Nur weil ich die längste Zeit über wie ein nervöses Schimpansen-Baby von einem Bein auf das andere sprang? Leider war mir das bis gerade eben nicht aufgefallen.

»Ach, du meinst ... Nein! Nein, Nein! Ich ... Äh ... Ich ... Ich bewege mich nur im Takt zur Musik.«

Isa warf einen Blick über ihre Schulter zur Bühne. Wie sollte es auch anders sein: Die Musiker machten gerade eine Pause. Als sie sich wieder zu mir drehte, war ihre Stirn in fragende Runzeln gelegt.

»Dieser tolle Sound, der wirkt bei mir nach. Wie ein Ohrwurm. Nur eben in den Knien.«

Klang das einigermaßen plausibel?

»Ach, verstehe. Kenne ich.«

»Wirklich?«

Meine Überraschung hätte ich um eine Spur besser verbergen sollen.

»Ja. Mir geht es so mit dem neuen Ed-Sheeran-Song.«

Sie schloss die Augen und summte ein paar Töne, die mir absolut nichts sagten. Das lag wohl daran, dass ich diesen Ed Sowieso ebenfalls nicht kannte. Schlimm, was ich für ein musikalischer Banause war.

»Kenne ich nicht.«

Es tat gut, zur Abwechslung einmal die Wahrheit zu sagen.

»Macht ja nichts. Du, wenn die Musiker jetzt Pause machen, könnten wir uns doch was zu trinken besorgen, oder? Lust auf ein Bier?«

Fabelhafte Idee. Meine Blase war ohnehin kurz davor, zu platzen.

»Gerne.«

Isa steuerte einen der Getränkestände an, die an strategisch günstigen Punkten um den Zuschauerbereich herum positioniert waren. Ich dackelte hinter ihr her und tat mein Bestes, die zuständigen Muskeln in meinem Unterleib anzuspannen, damit es zu keinem unbeabsichtigten Austritt von Flüssigkeit aus meinem Körper kam.

Nachdem wir für zwei Becher Bier einen lächerlich überhöhten Preis bezahlt hatten, ergatterten wir einen freien Stehtisch. Wir stießen an, ohne einen besonderen Grund zu nennen, und Isa nahm einen kräftigen Schluck. Ich nippte nur ein wenig.

»Erzähl mal etwas von dir«, forderte Isa mich auf. »Ich weiß noch kaum etwas über dich.«

Da gab es nicht viel zu erzählen. Zumindest nicht viel, was ich ihr hätte zumuten können. Oder hätte ich ihr etwa mitteilen sollen, dass ich meinen Lebensunterhalt mit dem Zubereiten und Verkaufen von geschlachteten Tieren in jeglicher Form verdiente? Oder hätte ich ihr von meinen Lieblingswurst- und Fleischsorten erzählen sollen? Wenn ich es recht bedachte, hatte so ziemlich jeder Bereich meines Lebens irgendetwas mit dem Verzehr von Tieren zu tun gehabt. Was blieb da noch zu erzählen übrig?

»Ich sammle Briefmarken.«

Das war übertrieben, aber nicht gelogen. Ich hatte als Teenager begonnen und nach etwa fünfundzwanzig Exemplaren aufgegeben. Das Album lag nichtsdestoweniger noch irgendwo in meinem Zimmer herum, von daher könnte man argumentieren, dass meine aktive Sammlerzeit noch nicht vorüber war.

»Was du nicht sagst! Vielleicht zeigst du mir mal deine Sammlung.«

Lag es an mir, oder klang diese Bemerkung etwas zweideutig?

»Äh, ja. Sicher.«

Isa nahm den nächsten Schluck Bier. Ich nippte wieder. Doch selbst dieses Nippen fühlte sich bereits zu viel an. Ich fragte mich, ob eine Blase wirklich platzen konnte. Meinem Empfinden nach war sie nämlich bis zum Äußersten gedehnt und bedurfte womöglich nur eines weiteren Milliliters oder einer unachtsamen Bewegung, ehe es einen lauten Knall machte.

»Was ist mit dir? Über dich weiß ich eigentlich auch noch nichts.«

Es war nicht nur der Versuch, den Fokus von mir abzulenken. Ich wollte tatsächlich endlich mehr über diese Frau erfahren, die mich vom ersten Moment an so in den Bann gezogen hatte.

»Wo soll ich da anfangen? Mein Leben ist die reinste

Achterbahn.«
»Wirklich?«
Sie lächelte.
»Nein, nicht wirklich. Ich bin wahrscheinlich die langweiligste Person, die du kennst.«
Ungläubig schüttelte ich den Kopf.
»Das kann ich mir beim besten Willen nicht vorstellen.«
»Ist aber so«, beharrte Isa. »Ich studiere Betriebswissenschaft. Das sagt doch schon alles, oder?«
»Zugegeben, als Draufgängerin qualifiziert dich das nicht unbedingt.«
»Sag ich doch.«
»Und sonst?«
»Hm, mal überlegen. Ich lese gerne.«
»Oh, jetzt wird es schon wilder.«
»Nicht so vorlaut, junger Mann, sonst zeig ich dir das nächste Mal im Fitnessstudio, wo der Hammer hängt.«
»Bin schon ruhig.«
Ich grinste über beide Backen. Zum ersten Mal konnte ich in Isas Gegenwart etwas lockerer sein. Die Anspannung, die ich sonst ihr gegenüber verspürte, war verschwunden. Zumindest im Bereich vom Hals aufwärts. Darunter hatte ich nach wie vor das Problem, dass mein Körper den verzweifelten Kampf gegen eine undichte Stelle kämpfte.
»Wie viele Semester hast du denn noch?«, fragte ich.
»Wenn alles gut läuft, dann nur noch eines. Ich bin schon ziemlich aufgeregt, muss ich gestehen.«
»Kann ich mir vorstellen. Und dann? Wie sind deine Pläne für danach?«
»Erstmal einen guten Job finden. Geld verdienen. Was machst du eigentlich?«
Es war klar, dass diese Frage kommen musste, und ich hatte mir bereits eine gute Antwort zurechtgelegt.
»Ich arbeite im Betrieb meines Vaters.«
Die reine Wahrheit, auch wenn ich die schmutzigen De-

tails verschwieg. Vielleicht lag noch eine politische Zukunft vor mir.

»Und in welchem Bereich seid ihr tätig?«

»Lebensmittel.«

Knappe Antworten verringerten die Wahrscheinlichkeit, dass ich mich verplapperte.

»Das bedeutet ...?«

»Bio.«

Schon klar, dass der Begriff irreführend war, aber einmal mehr entsprach meine Aussage der Wahrheit. Wenn es sich bei Fleisch und Wurst nicht um biologische Dinge handelte, dann wusste ich auch nicht weiter.

»Schön. Das klingt gut.«

Isa schien erfreut zu sein und trank einmal mehr von ihrem Bier. Ich unterließ nun meinerseits sogar das Nippen. Wenn die ganze Sache mit dem Pinkeln doch nur nicht so peinlich gewesen wäre.

»Entschuldigst du mich bitte kurz, ich muss mal für kleine Mädchen.«

Mir kippte die Kinnlade nach unten.

»Klar. Sicher«, stammelte ich und blickte Isa hinterher, als sie in einem nahegelegenen Lokal verschwand.

Ich blieb zurück und klatschte mir mit beiden Händen ins Gesicht. Erstens, weil ich vorhin extra zum Einkaufszentrum laufen wollte, um zu pinkeln, obwohl ich mich natürlich auch hier in eines der Lokale hätte schummeln können. Zweitens, weil ich offenbar aus einer Mücke einen Elefanten gemacht hatte und im Grunde nichts dabei war, wenn man sich beim ersten Date auf das stille Örtchen verziehen muss. Und drittens, weil es noch nicht einmal ein Date war.

Das Gute an der Sache: Sobald Isa zurückkam, würde ich mich auch endlich erleichtern können. Es konnte sich nur um wenige Minuten handeln. Allerdings musste ich bald feststellen, dass es die längsten Minuten meines Lebens waren. Ohne Gesprächspartnerin und somit ohne Ablenkung konzentrierte ich mich zwangsläufig auf meine bis zum Bersten gefüllte Blase. Ich hielt zurück, so gut ich konnte, aber das Ganze gestaltete sich zu einem Drahtseilakt. Zwar musste ich mein Innerstes zusammenhalten, jedoch bloß nicht zu fest, sonst ...

»Hallo, Junge!«

»Mama! Wo kommst du denn her?«

Meine Verblüffung war mir mit Sicherheit anzumerken.

»Ich habe mich mit einer Freundin getroffen. Sag mal, musst du auf die Toilette?«

»Was?«

»Du zappelst, als müsstest du dringend Pipi machen.«

»Ich ... Nein ... Mama!«

Wie immer hatte meine Mutter nicht gerade die leiseste Stimme ausgepackt. Besorgt blickte ich in Richtung jenes Lokals, in das Isa vorhin verschwunden war. Zum Glück war nichts von ihr zu sehen.

»Du musst gehen!«, sagte ich etwas zu harsch.

»Wie bitte?«

»Du musst jetzt sofort gehen. Bitte!«

Meine Mutter sah mich mit einer Mischung aus Irritation und Empörung an.

»Was ist denn los, mein Dickerchen?«

»Nichts ist los. Und nenn mich bitte nicht Dickerchen.«

»Aber das hat dir doch noch nie etwas ausgemacht.«

»Ich weiß, aber ...«

Wieder blickte ich mich um. Noch war die Luft rein, aber das würde sich bestimmt jede Sekunde ändern.

»B-I-T-T-E geh jetzt, Mama!«

Wie ein trotziges Kind stellte sich die Angesprochene vor mich, stemmte ihre Hände in die Hüften und sah mich streng an.

»Ich gehe nirgendwohin, ehe du mir nicht sagst, was los ist.«

Das klang nicht gut. Doch ich wollte um jeden Preis vermeiden, dass meine Mutter und Isa aufeinandertrafen. Das Risiko war viel zu hoch, dass eine Bemerkung fiel, die mich ins Verderben stürzen würde. Zudem: Wer wollte seiner Angebeteten schon beim ersten Date – selbst wenn es keines war – die Mutter vorstellen?

Ich atmete tief durch, um so vernünftig und überzeugend wie möglich zu klingen.

»Mama, ...«

»Mama?«, fragte Isa, als sie wie aus dem Nichts plötzlich wieder da war. »Tim, ist das deine Mutter?«

Erst versuchte ich mir eine andere Erklärung dafür einfallen zu lassen, warum ich zu dieser Frau »Mama« gesagt hatte. Konnte ich etwa behaupten, dass es bloß ein Missverständnis war und es sich um eine Verrückte handelte, die mich belästigte? Was für Konsequenzen das wohl später für mich zu Hause gehabt hätte? Ich würde es niemals herausfinden, denn ich verwarf den Gedanken. Mir war alles zu viel und ich nickte Isa deshalb lediglich bejahend zu.

»Schön, Sie kennenzulernen.«

Isa reichte meiner Mutter die Hand zur Begrüßung.

»Möchtest du mir die junge Dame nicht vorstellen, mein Dickerchen?«

Sie hatte es wirklich gesagt. Doch was spielte das jetzt überhaupt noch für eine Rolle? Mit hängenden Schultern ergab ich mich.

»Mama, das ist Isa. Isa, das ist meine Mama. Und jetzt entschuldigt mich bitte einen Moment, ich muss wirklich dringend pinkeln.«

Ich ließ die beiden allein und war mir sicher, dass meine kleine Liebesgeschichte nun schon vorbei sein würde, bevor sie noch richtig begonnen hatte.

Kapitel 12: Schmetterlinge oder Blähungen

Was für eine Erleichterung! Als ich endlich meine Blase entleeren durfte, empfand ich nichts weiter, als endlose Glückseligkeit. Nur dass diese im Endeffekt doch nicht ganz so endlos war, denn etwa dreißig Sekunden später musste ich an meine Mutter denken. Ich hatte panische Angst davor, mir auszumalen, wie ihre Unterhaltung mit Isa während meiner Abwesenheit verlief. Nur eines wusste ich mit Gewissheit: Das Blatt würde sich nicht zu meinen Gunsten wenden.

Überzeugt davon, dass der Schaden längst geschehen war, machte ich mich auf den Weg zurück. Eile war nun wirklich nicht angebracht. Im Gegenteil, je länger ich die anstehende Konfrontation vermeiden konnte, desto besser. Ein Teil von mir hegte sogar den Wunsch, den vollständigen Rückzug anzutreten und mich wie ein feiger Hasenfuß aus dem Staub zu machen. Hier kam mir das bisschen Stolz, das ich noch hatte, in die Quere. Langsam, jedoch mit erhobenem Haupt, verließ ich das Lokal, dessen Toilette ich als Nicht-Gast unbefugt benutzt hatte. Ein gastronomisches Schwerverbrechen, natürlich, doch ich war nun einmal ein harter Kerl. Zumindest was das betraf.

Noch lange bevor ich Isa und meine Mutter sah, hörte ich bereits die Jazz-Klänge von der Bühne. Die Musiker hatten ihre Arbeit offenbar erneut aufgenommen. Es kam mir so vor, als hätten sich hier in den vergangenen Minuten deutlich mehr Menschen versammelt. Auf jeden Fall hatte ich Mühe, jenen Stehtisch wiederzufinden, an dem ich die beiden Frauen zurückgelassen hatte.

»Hier!«, hörte ich schließlich meine Mutter rufen.

Wenn ich mich nicht irrte, brachte ihre exorbitant laute Stimme den Trompeter für eine Sekunde aus dem Takt. Auch die umstehenden Leute richteten die Blicke erst auf sie, und danach auf mich, denn es war für jedermann klar ersichtlich, dass sie mir zuwinkte. Mit einem peinlich berührten Lächeln nach allen Seiten, schritt ich auf meine Mutter zu.

»Isa ist weg«, stellte ich wenig überrascht und dennoch ernüchtert fest.

»Ja«, erwiderte meine Mutter.

Betrübt sah ich sie an, doch sie lächelte wie ein Kind im Süßigkeitenladen.

»Schau nicht so griesgrämig, sie holt mir nur etwas zu trinken.«

Unsicher, welche Information ich zuerst verarbeiten sollte, entschied ich mich für die wichtigste.

»Sie ist also noch nicht abgehauen?«

Noch bevor meine Mutter antworten konnte, hielt ich nach Isa Ausschau. Und tatsächlich entdeckte ich sie an jenem Getränke-Stand, an dem wir uns zuvor unsere Biere geholt hatten.

»Wieso sollte sie abgehauen sein? Glaubst du etwa, deine eigene Mutter würde dich so blamieren, dass die junge Dame das Weite sucht?«

»Nein, aber ...«

Wir wussten beide, dass ich nicht die Wahrheit sagte, deshalb ersparte ich uns weitere Ausführungen.

»Sie ist ziemlich hübsch. Und sehr nett. Auch sexy.«

Meine Mutter zog ihre Augenbrauen mehrmals nach oben, was bei Uwe oder Peter wie eine sexuelle Anspielung ausgesehen hätte, bei ihr hingegen wirkte es einfach nur verstörend.

»Mama!«

»Was denn?«

Ich wusste, dass eine Diskussion mit ihr jetzt nicht zielführend war.

»Wieso holt sie dir überhaupt etwas zu trinken?«

»Weil sie es angeboten hat.«

»Und du hast das Angebot angenommen?«

»Natürlich. Warum denn nicht?«

»Weil ... Weil ...«

Bei mir setzte eine heftige Form der Schnappatmung ein. Während ich jedoch kurz davor war, zu hyperventilieren, zeigte sich meine Mutter von einer völlig entspannten Seite. Sie nahm meine rechte Hand und tätschelte sie aufmunternd.

»Keine Sorge, ich werde schon dafür sorgen, dass du den Karren nicht an die Wand fährst.«

»Was?«, brachte ich keuchend hervor, denn ich hätte wirklich liebend gern gewusst, was sie damit meinte.

Auf eine Antwort musste ich allerdings verzichten, denn nun stand Isa mit einem neuen Becher in der Hand neben uns.

»Hier, für Sie.«

Isa reichte meiner Mutter den Becher.

»Vielen Dank, das ist wirklich lieb von dir.«

Sie nahm einen ordentlichen Schluck und als sie den Becher wieder absetzte, hatte sie eine schaumbesetzte Oberlippe.

»Ist das etwa Bier?«, fragte ich noch immer ein wenig außer Atem.

»Natürlich. Ihr beide trinkt doch auch keinen Orangensaft, oder?«

Das entsprach der Wahrheit, nur hatte ich meine Mutter noch nie – wirklich NIE – zuvor ein Bier trinken sehen.

»Du gönnst deiner Mama doch ein bisschen Spaß, nicht wahr?«, fragte Isa und warf mir dabei einen herausfordernd neckischen Blick zu.

»Ja, du gönnst mir doch ein bisschen Spaß, oder?«

Fast hatte es den Anschein, als hätten sich die beiden

Frauen gegen mich verschworen. Welche Chance hatte ich da noch?

»Klar. Natürlich.«

»Auf uns!«, verkündete Isa und hob ihren Becher auf Augenhöhe.

Wenn mich nicht alles täuschte, fand sie unsere Dreierkonstellation unglaublich amüsant. Unsere Standpunkte hätten in diesem Fall nicht gegensätzlicher sein können.

»Auf einen schönen Abend!«, ergänzte meine Mutter und hob ebenfalls ihren Becher.

»Auf einen ...?«, platzte mir heraus, doch ich verstummte sogleich wieder.

Das konnte nun wirklich nicht ihr Ernst sein, oder? Nein, da hatte ich etwas falsch verstanden. Dennoch hob ich nun auch meinen Becher, denn die beiden Frauen sahen mich auffordernd und erwartungsvoll an.

»Auf einen schönen Abend«, sagte ich kleinlaut und wir stießen miteinander an.

Wie sich herausstellen sollte, hatte meine Mutter den Trinkspruch vollkommen ernst gemeint.

*

»Das hat er nicht gemacht!«

Isa sah zuerst mich, dann wieder meine Mutter an.

»Hat er doch«, behauptete Letztere.

Erneut suchte Isa Augenkontakt mit mir. Wie schon so oft in den vergangenen drei Stunden, die wir im Gastgarten dieses griechischen Restaurants verbracht hatten, nickte ich zustimmend.

»Hab ich.«

Helles, ehrliches Lachen war die Reaktion, die ich daraufhin von Isa erntete.

Meine Mutter hatte soeben jene Geschichte zum Besten gegeben, in der ich als Vierjähriger im Anschluss an die

Taufe irgendeines Großcousins den Beichtstuhl mit einer Toilette verwechselte. Ich hatte mich in späteren Jahren immer wieder gefragt, wie viele Ave-Marias ich für einen solchen Frevel eigentlich noch schuldig war.

»In der Kirche hat Tim überhaupt die komischsten Dinge angestellt, als er noch klein war. Sein Vater und ich sind ja zum Glück nicht so gläubig, deshalb haben wir das auch nicht so eng gesehen. Aber in unserer Verwandtschaft hat unser Dickerchen nicht gerade den besten Ruf, was diese Dinge betrifft. Ich weiß noch, einmal hat er sich hinter dem Altar versteckt, und als der Pfarrer dann ...«

»Ich denke, es reicht für heute, Mama«, sagte ich sanftmütig aber bestimmend.

Anfangs hatte es mich noch gestört, dass sie eine Anekdote nach der anderen über mich ausgeplaudert hatte, denn besonders intelligent oder gutmütig kam ich in keiner davon weg. Erst nachdem ich bemerkt hatte, dass Isa sichtlich Gefallen an den Geschichten fand, stellte ich meine Einwände – die ohnehin niemand ernst nahm – ein. Einmal versicherte Isa mir sogar, dass sie so freche kleine Jungs besonders süß fand, und sie bedauerte, dass sie mich nicht schon damals gekannt hatte.

»Wir hätten bestimmt viel Spaß miteinander gehabt«, hatte sie gemeint und ich hatte ihr aus tiefster Überzeugung zugestimmt.

Mittlerweile war aber dann doch ein Punkt erreicht worden, an dem ich einlenken wollte. Ich hatte die Befürchtung, dass Isa der ganzen Sache bald überdrüssig werden würde, und das wollte ich nicht riskieren. Meine Mutter nickte mir zu und gab mir somit wahrscheinlich zu verstehen, dass sie mit mir einer Meinung war.

»Du hast ja recht, Junge. Ich habe dich genug blamiert für einen Abend.«

»Überhaupt nicht«, widersprach Isa. »Ich habe mich köstlich amüsiert. Sie sind wirklich eine sehr gute Erzählerin.«

»Findest du?«

»Auf jeden Fall!«

»Na, wenn das so ist, kannst du jederzeit gerne vorbeikommen. Es gibt noch so einiges, was unser kleiner Tim hier ausgeheckt hat. Ich wette, er kann sich selbst nicht mehr an alles erinnern.«

»Ja, das mache ich gerne.«

»Sehr schön. Am besten kommst du zum Essen zu uns. Ich mache die beste vegetarische Lasagne, die du dir vorstellen kannst. Nicht wahr, Tim? Meine vegetarische Lasagne ist legendär.«

Wenn sie damit meinte, dass es sich dabei um eine Legende handelte, dann konnte ich ihr voll und ganz zustimmen, denn es entzog sich meiner Kenntnis, dass meine Mutter besagtes Gericht jemals aufgetischt hätte.

»Legendär. Wirklich«, sagte ich deshalb. »Kann man sich kaum vorstellen.«

»Dann ist es ja abgemacht. Ihr Kinder gebt mir einfach Bescheid, wann es bei euch passt. Und jetzt werde ich euch allein lassen. Seht euch nur an, wie spät es schon ist! Ich sollte schon längst zu Hause sein. Dein Vater wird sich schon wundern, wo ich stecke.«

Sie gab mir einen Kuss auf die Wange, reichte Isa die Hand und brauste so schnell davon, dass wir uns kaum richtig von ihr verabschieden konnten.

»Deine Mama ist ein echtes Original.«

Isa lächelte und schüttelte zaghaft den Kopf, als sie einen Schluck Wein nahm. Wir hatten zu dritt eine Flasche geleert, die uns der Kellner zu unserem Essen empfohlen hatte. Ich hatte Gemüse-Moussaka mit Feta gehabt, Isa ein Zucchini-Gratin und meine Mutter hatte sich daneben ungeniert eine gigantische Portion Souvlaki gegönnt. Obwohl mein Moussaka ausgesprochen lecker gewesen war, hatte ich mehr als einmal aus dem Augenwinkel auf das saftige

Schweinfleisch geschielt, das sich eng an die Spießchen geschmiegt hatte. Wenn Isa mir nicht gegenübergesessen wäre, ich denke, ich wäre schwach geworden.

»Woran denkst du?«, wollte Isa wissen.

»Souvlaki«, rutschte mir heraus, was nicht nur an meiner Mutter lag, sondern ebenso daran, dass ein Kellner gerade mit einer Portion auf dem Teller an mir vorbeiging.

»Ist es schwer?«

»Was?«, fragte ich verunsichert zurück.

»Auf Fleisch zu verzichten. Ich meine, es ist nicht schwer zu erraten, dass du noch nicht allzu lange Vegetarier bist. Ich kann mir vorstellen, dass das mit einer großen Umgewöhnung verbunden ist.«

»Das stimmt schon«, gab ich unumwunden zu. »Wie sieht das bei dir aus? Seit wann verzichtest du auf Fleisch?«

Sie sah mich plötzlich fast verschämt an.

»Für mich ist es eigentlich kein Verzicht. Ich habe Fleisch schon als Kind nicht sonderlich gemocht, und sobald ich mich selbst um mein Essen gekümmert habe, habe ich es eben ganz weggelassen.«

»Oh, das ist ... praktisch.«

»Wie man es nimmt.«

»Was meinst du?«

»Nun ja, man wird schon als eine Art ... Freak ... angesehen. Zumindest ist mir das immer so vorgekommen. Dabei habe ich doch nichts dagegen, wenn andere Leute Fleisch essen. Es soll doch jeder so leben, wie er mag.«

Ihre Worte gehörten zu den schönsten, die ich je gehört hatte. Meine Seele war mit einem Mal federleicht und ich spürte, wie sich ein Geständnis auf meiner Zunge zusammenbraute. Mir fehlte einzig und allein der rechte Anfang, so etwas wie: »Endlich kann ich es dir sagen: Ich liebe Fleisch! Aber dich ... dich liebe ich auch.« Oder: »Mein Herz schlägt gar nicht für Sellerie und Paprika, sondern für Schinken, Wiener ... und für dich!«

Doch allen Varianten fehlte das gewisse Etwas, weshalb ich noch zögerte. Ein Glücksfall, wie sich herausstellen sollte.

»Sicher«, meinte Isa nach einem leichten Seufzen, »ich könnte mir nicht vorstellen, mit jemandem die Wohnung zu teilen, der die Küche ständig mit Fleischgerüchen ausräuchert, aber das ist etwas anderes.«

Schlagartig schluckte ich mein Geständnis wie einen ekelhaften Gemüsebrei hinunter.

»Nein, das geht natürlich nicht«, stimmte ich leicht heiser zu.

Isa kniff die Augen zusammen und sah mich neugierig an.

»Aber du hast meine Frage nicht beantwortet.«

»Welche?«

»Ist es schwer für dich, auf Fleisch zu verzichten?«

Ich biss mir auf die Unterlippe und starrte zum abendlichen Himmel hinauf. Ja, es war sehr schwer und ich hatte mich unwahrscheinlich gefreut, als ich soeben gedacht hatte, dass dieser Abschnitt meines Lebens nun wieder Geschichte sein würde. Dennoch war das nicht die Antwort, die ich ihr geben würde. Doch anlügen würde ich sie dieses Mal ebenso wenig.

»Es ist manchmal schwer«, sagte ich und blickte Isa aufrichtig an, »aber mit der richtigen Motivation bekomme ich es hin.«

Während Isa meinem Blick standhielt, ahnte ich bereits, dass sie mich gleich fragen würde, was denn meine Motivation sei. In diesem Moment kam jedoch der Kellner und fragte uns, ob bei uns noch alles in Ordnung sei oder ob wir noch einen Wunsch hätten. Eine klassische Floskel, um uns darauf hinzuweisen, dass wir den Tisch schon lange genug in Anspruch genommen hatten und endlich die Rechnung bezahlen sollten. Das taten wir schließlich auch und als wir den Gastgarten verließen, führten wir unsere Unterhaltung mit einem anderen Gesprächsthema fort.

Gegen zweiundzwanzig Uhr standen wir vor Isas Wohnungstür. Sie lebte in einer WG mit zwei anderen Studentinnen, wie sie mir erzählte. Mit einer davon – Tina – verstand sie sich ziemlich gut. Tina studierte Geschichte und wusste angeblich alles, aber nicht auf eine ungute, besserwisserische Art, sondern vielmehr so, dass man sich freute, ständig etwas Neues dazuzulernen. Die andere Mitbewohnerin – Silke – war hingegen extrem launisch, wie es sich für eine richtige Jus-Studentin gehörte. Zudem ging sie den anderen beiden mit ständigen Belehrungen auf die Nerven. Leider mussten sie diese ertragen, da es genau genommen Silkes Wohnung war, in der sie lebten.

Ich hörte mir Isas Ausführungen voller Anteilnahme an. Dabei war es mir in diesem Moment nicht wichtig, worüber sie sprach. Sie hätte mir ihre Einkaufsliste für morgen rezitieren können oder eine Einführung über makroökonomische Zusammenhänge halten. Selbst einen Vortrag über Darmbakterien hätte ich mir mit großer Hingabe und Begeisterung angehört. Wichtig war nur eines: Sie sollte nicht aufhören zu sprechen.

Der Abend sollte nicht zu Ende gehen.

»Jetzt muss ich mich aber wirklich verabschieden«, sagte Isa.

»Er hat sich von oben bis unten mit Wein bekleckert«, platzte es mir heraus.

»Wer?«

Ihre Verwirrung war nachvollziehbar.

»Der Pfarrer, von dem meine Mama erzählt hat. Du weißt, ich hatte mich als Junge hinter dem Altar versteckt, und als der Pfarrer gekommen ist, bin ich hochgesprungen. Dabei ist er so erschrocken, dass er sich den gesamten Messwein über die Kleidung gegossen hat.«

Erst blickte sie mich lange an. Dann lachte sie.

»Du bist mir einer!«

Jetzt lachte ich ebenfalls, auch wenn ich mich insgeheim fragte, was ich denn nun für einer war. War ich einer, mit dem man sich unterhalten und eine nette Zeit verbringen konnte? Ein normaler Freund sozusagen? Oder war ich mehr? Jemand, mit dem man vielleicht sogar sein Leben verbringen konnte?

»Ja, das bin ich wohl«, erwiderte ich aufs Geratewohl und hoffte, dass Letzteres zutraf.

Meine Hoffnung stieg ins Unermessliche, als sie mir ohne Vorwarnung ein Küsschen auf die Wange gab.

»Ich hatte heute wirklich viel Spaß. Das müssen wir unbedingt einmal wiederholen.«

»Ja, unbedingt«, stimmte ich zu, wie ich es eigentlich immer tat, wenn sie etwas sagte.

Dieses Mal allerdings hätte ich es nicht ernster meinen können.

»Und sag deiner Mama, dass ich bestimmt noch auf ihre Einladung zurückkommen werde.«

Ich nickte.

»Mach ich.«

Sie winkte mir noch kurz zu, ehe sie die Tür hinter sich schloss und ich erhob meine Hand ebenfalls zum Abschied. So stand ich auch noch da, als die Tür schon längst verschlossen war und das Licht im Treppenhaus ausging.

Auf dem Weg nach Hause vollführte ich mehrere Luftsprünge. Isa hatte mich geküsst! Zwar nur auf die Wange, aber immerhin. Man küsste schließlich niemanden auf die Wange, den man nicht mochte. Ergo mochte sie mich! Ich fühlte mich wie im siebten Himmel. In meinem Bauch kribbelte es und ich war überzeugt davon, dass es sich um Schmetterlinge handelte, wie bei Verliebten üblich.

Wenig später revidierte ich meine Meinung, denn ich zweifelte daran, dass Schmetterlinge an jenen Gasen schuld sein sollten, die hinterrücks aus meinem Körper drängten. Die damit einhergehenden Schmerzen in meiner Darmgegend waren alles andere als komisch. Natürlich sprach das auch für meine überschaubaren Erfahrungen mit Frauen, denn andere kannten mit Sicherheit den Unterschied zwischen Schmetterlingen im Bauch und handfesten Blähungen.

Woher letztere überhaupt kamen, konnte ich mir nicht erklären. Möglich, dass sie auf die Kombination von Bier und Wein zurückzuführen waren, allerdings zweifelte ich an dieser Theorie, da ich bisher nie Probleme mit dieser Mischung hatte. Da schätzte ich es als bedeutend wahrscheinlicher ein, dass mein Körper auf die Ernährungsumstellung der letzten Tage reagierte. Wer konnte ihm das verübeln? Ich nicht.

An Schlaf war jedenfalls lange nicht zu denken. Das lag jedoch nicht allein an den Fürzen, die mich quälten, sondern vielmehr an meinen Gedanken, die sich rund um Isa drehten. Die Fürze sollten nach und nach vergehen. Die Gedanken taten es nicht.

So sehr ich mich in meinem Bett auch drehte und wälzte, es war unmöglich, die richtige Position zu finden. Um halb zwei Uhr nachts stand ich noch einmal auf und gönnte mir eine angenehme Dusche. Zwangsläufig drängte sich mir wie immer der Blick in den Spiegel auf. Mich überkam die Scham, die ich meist empfand, wenn ich den überbordenden Bauchspeck sah.

Ich legte meine Hände auf die Wölbung und betrachtete mich von mehreren Seiten. Dann atmete ich tief durch.

»Sie mag dich«, sagte ich mir selbst. »Wird Zeit, dass du dich auch magst.«

Das war leichter gesagt als getan. Aber ich war überzeugt, dass ich meinen Körper durchaus etwas mehr mögen würde, wenn nur etwas weniger davon da wäre.

»Schluss mit den Spielereien. Ab morgen wird ernst gemacht.«

Um den Pakt mit mir selbst zu besiegeln, nickte ich meinem Spiegelbild zu. Und es war mein voller Ernst. Ab jetzt würde mein neues Leben beginnen. Schluss mit dem heillosen Überfressen, egal ob mit fleischlichen oder vegetarischen Gerichten. Schluss mit den pseudosportlichen Aktivitäten, die ich bisher nur halbherzig angegangen war.

Ab jetzt wollte ich bewusster und vor allem gesünder leben. Nicht nur für Isa, sondern vor allem auch für mich selbst.

»Tim Schimmel«, sagte ich und blickte meinem gespielten Selbst fest in die Augen, »du packst das schon!«

Kapitel 13: Timmilein

»Ein Mädchen!«

Im ersten Moment hatte ich das Gefühl, ich würde mich im Kreißsaal eines Krankenhauses befinden, wo ein überglücklicher Vater die Geburt seines Kindes verkündete. Es war auch tatsächlich ein Vater, der mich mit diesem Ausruf weckte.

MEIN Vater.

»Was ist los, Paps?«, fragte ich verschlafen.

Jahrelang hatte er mein Zimmer nicht betreten, und nun war es bereits das zweite Mal in dieser Woche.

»Ein Mädchen!«, rief er erneut ausgelassen. »Es ist keine Sekte! Es geht um ein Mädchen!«

Endlich dämmerte mir, was der ganze Zirkus sollte.

»Du hast mit Mama gesprochen.«

»Sie hat mir alles erzählt. Keine Sorge, wir bekommen das schon hin.«

»Wir?«

Meine Mutter hatte am Vorabend unmissverständlich klargemacht, dass sie sich in die Sache mit Isa einmischen wollte. Aber nun auch noch mein Vater?

»Ah, ich bin so stolz auf dich, mein Junge!«

Er warf sich zu mir auf das Bett und umarmte mich.

»Papa!«

So viel körperliche Zuneigung war ich von ihm nicht gewohnt und ich fühlte mich dabei offen gestanden etwas unbehaglich.

»Ah, schon wach?«

Plötzlich stand auch noch meine Mutter mitten im Zimmer, welches jetzt nach meinem Geschmack deutlich überbevölkert war. Sie umarmte mich zwar nicht, kniff mir jedoch mit Daumen und Zeigefinger in beide Wangen, während ich immer noch in den Armen meines Vaters gefangen war.

»Luft«, presste ich händeringend hervor und rang nach selbiger.

Meine Eltern nahmen gnädigerweise ein wenig Abstand von mir, obwohl ich gerne noch einige Meter und mindestens eine geschlossene Tür mehr zwischen uns gehabt hätte. Ihre Gesichter ließen leider nicht darauf schließen, dass sie mir diesen Wunsch freiwillig erfüllen würden.

»Deine Mutter hat gesagt, dass sie sehr hübsch ist. Stimmt das?«

Was für eine Frage. Hätte ich mit »Nein« antworten sollen?

»Sehr hübsch ist sie, wirklich«, warf meine Mutter ein, ehe ich irgendetwas erwidern konnte.

»Und sie kann dich gut leiden?«, hakte mein Vater nach.

»Sie hat unseren Jungen den ganzen Abend mit großen Augen angesehen.«

»Ihr werdet euch auch bald wiedersehen?«

»Ja! Sie wird sogar zu uns zum Essen kommen. Ich habe sie selbst eingeladen.«

Meine Mutter strahlte voller Stolz.

Ich räusperte mich.

»Da ihr mich sowieso nicht für diese Unterhaltung benötigt, könnte ich dann eventuell wieder meine Privatsphäre haben, um mich anzuziehen. Immerhin ist es schon ...«

Ich warf einen Blick auf die Uhr.

»Es ist erst sechs?!«

Als Reaktion erntete ich lediglich leere Blicke.

»Na, schön«, seufzte ich, »wenn ich schon wach bin, kann ich wenigstens gleich joggen.«

Das war ohnehin mein Plan für diesen Morgen gewesen, auch wenn ich mir den Wecker erst für sieben gestellt hatte.

»Verstehe, du willst dich für deine Lisa fit machen«, sagte mein Vater und zwinkerte mir zu.

»I-S-A«, widersprach meine Mutter und betonte dabei jeden Buchstaben, »nicht Lisa.«

»Isa. Lisa. Völlig egal. Solange sie über kurz oder lang Schimmel heißen wird, macht das keinen Unterschied.«

Wie konnte mein Vater nur so stolz auf diesen katastrophalen Nachnamen sein?

»Selbst wenn Isa und ich einmal heiraten, dann ... Ach, wovon rede ich denn da überhaupt? Ihr macht mich noch wahnsinnig! Könnte ich jetzt bitte wieder meine Ruhe haben?«

»Schon gut, mein Dickerchen, wir gehen ja schon«, sagte meine Mutter großzügig und nahm meinen Vater bei der Hand.

»Herzlichen Dank auch«, murmelte ich.

Die beiden warfen mir noch einen gewöhnungsbedürftigen Blick zu, der wohl ausdrücken sollte, wie glücklich sie waren. Ich für meinen Teil war glücklich, als ich beobachten konnte, wie die Zimmertür hinter den beiden endlich zufiel.

Anschließend raffte ich mich auf und zog mir eine kurze Hose (grün) und ein T-Shirt (gelb) über. Bevor ich das Haus verließ, fiel mir auf, dass mir nur noch die roten Haare fehlten, um wie ein übergewichtiger Pumuckl auszusehen. Die passenden roten Wangen und die rote Nase holte ich mir hingegen bereits nach den ersten dreihundert Metern. Dennoch hatte ich das Gefühl, dass das mit dem Laufen dieses Mal erheblich besser funktionierte.

Natürlich war ich nicht durch den Zauber einer guten Fee über Nacht zur Sportskanone avanciert, aber ich bildete mir ein, dass meine neue mentale Einstellung den Unterschied machte. Schweißgebadet und erschöpft – aber zufrieden mit meiner Leistung – schleppte ich mich nach einer halben Stunde wieder nach Hause.

Nach einer Dusche ging ich in die Küche, wo ich die

nun schon gewohnte Frühstückszusammenstellung meiner Mutter erwartete: zwei Karotten, drei Tomaten und ein paar Gurkenscheiben. Doch weit gefehlt.

»Wow!«, rief ich überrascht. »Was ist denn das?«

»Ach das«, erwiderte meine Mutter und winkte ab, als ob das kleine Festmahl auf dem Tisch nicht der Rede wert gewesen wäre. »Ich habe mich ein wenig schlau gemacht, nachdem du mir zu verstehen gegeben hast, dass du dich nicht ausschließlich von Rohkost ernähren musst.«

Ich hatte mir so etwas schon am Vortag gedacht, als sie Isa die vegetarische Lasagne angeboten hatte. Da gestern aber doch so allerhand passiert war, hatte ich vergessen, meine Mutter darauf anzusprechen.

»Das sieht wirklich lecker aus«, schwärmte ich und ließ meinen Blick über die aufgetischten Köstlichkeiten schweifen.

Es gab frische Pfannkuchen mit Gemüse, Toastscheiben mit Konfitüre, Brot mit Käse, eine riesige Schüssel mit Joghurt und Blaubeeren, eine weitere – noch größere – Schüssel mit Müsli, Kiwi-, Bananen- und Apfelscheiben sowie einen Bierkrug, der bis zum Rand mit einem Johannisbeer-Smoothie gefüllt war. Noch vor wenigen Tagen wäre ich einem Frühstück wie diesem mit rümpfender Nase entgegengetreten, doch nun lief mir das Wasser im Mund zusammen.

»Worauf wartest du noch? Greif zu!«

Ich ließ mich nicht zweimal bitten und setzte mich. Nachdem ich den ersten Pfannkuchen nahezu verschlungen hatte, hielt ich jedoch inne. Noch einmal ließ ich meinen Blick über die Dinge schweifen, die sich vor mir auf dem Tisch befanden.

»Ist was?«, wollte meine Mutter wissen. »Schmeckt es dir nicht?«

»Doch, sehr! Es ist nur ... Ich kann das nicht alles essen.«

»Warum nicht?«

Ihre Verwunderung war nur allzu verständlich. Früher hatte ich eine Menge wie diese locker verputzt.

»Nun ja ...«, begann ich und ließ den Satz ins Leere laufen.

Stattdessen blickte ich auf meinen Bauch hinunter, der gegen die Tischkante drückte.

»Ach, verstehe. Du willst ja abnehmen.«

»Wer will abnehmen?«, wollte mein Vater wissen, als er die Küche betrat.

»Unser Sohn.«

Mein Vater sah mich an und lächelte.

»Dann lass ihn.«

Unter anderen Umständen hätte er mir seine bekannte Lebensphilosophie »Ein Mann ohne Bauch ist wie ein Wagen ohne Motor« um die Ohren geworfen, nicht zuletzt um sein eigenes Kügelchen zu rechtfertigen. Doch seit er von Isa wusste, hatte sich seine Philosophie mir gegenüber scheinbar vehement verändert. Sein neuer Leitspruch für mich lautete wahrscheinlich in etwa: »Tu alles, damit du dieses Mädchen bekommst!«

»Aber das gute Essen!«, wandte meine Mutter ein.

»Hättest du eben nicht so viel gemacht. Du überfütterst den Jungen seit sechsundzwanzig Jahren. Wird Zeit, damit aufzuhören.«

Man konnte meiner Mutter anmerken, wie sehr sie diese Worte verletzten, obwohl ich mir sicher war, dass mein Vater das weit weniger vorwurfsvoll meinte, als es geklungen hatte. Jetzt stand er verloren da und blickte abwechselnd zu der gekränkten Frau, die er liebte, und zu seinem Sohn. Instinktiv nickte ich ihn zu mir her und deutete ihm an, dass er sich an den Tisch setzen sollte. Mein Vater, der für subtile Anspielungen für gewöhnlich zwei blinde Augen und taube Ohren hatte, verstand glücklicherweise sofort.

»Bleibt wenigstens mehr für uns übrig«, sagte er, rieb sich demonstrativ die Hände und setzte sich.

Er griff sich die Schüssel mit dem Joghurt und den Blaubeeren und langte ordentlich zu.

»Lecker«, sagte er mit vollem Mund und rieb sich den Bauch.

Einen schlechteren Schauspieler hatte die Welt noch nicht gesehen.

»Komm! Iss mit!«, forderte er meine Mutter auf, und tatsächlich setzte sie sich nach einem kurzen Zögern ebenfalls zu uns.

Mein Vater reichte ihr zwei der Toastbrote mit Konfitüre und sie schenkte ihm dafür ein versöhnliches Lächeln. Alles war wieder gut zwischen den beiden, ohne dass eine große Szene gemacht worden war. So waren meine Eltern, und meiner Einschätzung nach war das auch einer der Gründe, warum die zwei es schon so lange miteinander ausgehalten hatten.

Als wir gemeinsam am Tisch saßen, konnte ich mir ein eigenes Lächeln nicht verkneifen. Wir waren seit so vielen Jahren eine eingefleischte Metzgerfamilie und nun ließen wir uns doch tatsächlich ein ausschließlich vegetarisches Frühstück schmecken. Hätte man mir dieses Szenarium vor einer Woche beschrieben, hätte ich eher darauf gewettet, dass uns vorher noch Aliens abholen würden, um uns auf einem fremden Planeten zu den neuen Herrschern zu machen.

Aber weder Aliens noch sonst eine unheimliche Gewalt hatte uns hier auf diese Weise zusammengebracht. Grund dafür war lediglich eine junge Frau, in die ich mich über alle Maßen verliebt hatte. Und ich wusste, dass es nur noch eine Frage der Zeit war, bevor ich ihr diese Liebe gestehen würde.

*

»Hey, Romeo!«, hörte ich meinen Vater wenig später rufen, als wir dabei waren, frische Schnitzel zu schneiden.

»Ja?«, fragte ich nach, ohne auf den Namen einzugehen, den er mir verpasst hatte.

»Träum nicht so viel und schneide gerade.«

»Tu ich doch«, verteidigte ich mich und präsentierte ihm das letzte Stück Fleisch, das ich geschnitten hatte.

»Aha. Vielleicht sollten wir mal mit dir zum Augenarzt.«

Das war nicht notwendig, denn bei etwas genauerer Betrachtung fiel mir auch auf, dass ich vielleicht doch etwas ungenau gearbeitet hatte. Um ehrlich zu sein, hätte sich das Schnitzel fast schon als Half-Pipe für Skateboarder geeignet.

»Sorry.«

»Macht nichts. Aber ich schlage vor, du überlässt mir heute die Feinarbeit, dafür fährst du bitte in die Mozartstraße und bringst Frau Schweiger die Sachen, die sie bestellt hat.«

Frau Schweiger war die einzige Kundin, die wir belieferten, was daran lag, dass sie früher immer bei uns eingekauft hatte, doch seit einem Schlaganfall nicht mehr sehr mobil war. Die wöchentliche Tour zu ihr übernahm in der Regel mein Vater, da ich mit der alten Frau nicht sonderlich gut klarkam. Sie war nicht bösartig oder etwas in der Art, nein, ganz im Gegenteil, sie war ausgesprochen freundlich.

Zu freundlich.

Immer wenn ich meinen Vater aus diversen Gründen doch einmal vertreten musste, behandelte sie mich wie ein Kleinkind, was ich absolut nicht leiden konnte. Gut, die Schokoriegel und die anderen Süßigkeiten, die sie mir bei diesen Gelegenheiten zusteckte, nahm ich trotz allem gerne an, aber es war ein schwer verdienter Lohn.

»Ja, wen haben wir denn da?«, fragte sie mit piepsiger Stimme, als ich eine halbe Stunde später vor ihrer Tür stand.

Meine Nackenhaare stellten sich auf.

»Hallo, Frau Schweiger.«

»Hallo, Timmilein!«

Ach ja, da war ja noch etwas. Dieser bescheuerte Spitzname, den sie mir so gern verpasste.

»Nur Tim, bitte.«

Sie betrachtete mich durch die dicken Gläser ihrer stark umrandeten Brille. Die dahinterliegenden Glubschaugen wirkten dadurch noch einmal erheblich größer, als sie in Wirklichkeit waren.

»Dein Vater wird doch nicht etwa krank sein?«

»Nein, es geht ihm gut. Hier sind Ihre Sachen.«

Ich hielt ihr eine Plastiktüte hin, in der sich ein paar Würste, eine Leberpastete und zwei Schweinsmedaillons befanden.

»Aber Timmilein!«

»Tim.«

»Die Einkäufe musst du mir bitte in die Küche tragen, ja? Das kann ich nicht mehr selbst.«

Sie deutete mit dem Kinn zu ihrem Gehgestell nach unten, auf das sie sich stützte.

»Ist gut, mach ich gerne«, log ich und trat über die Türschwelle.

»Timmilein!«

Frau Schweiger blockierte mir den Weg.

»Tim«, korrigierte ich erneut.

»Sei ein braver Junge und zieh bitte die Schuhe aus.«

Mir entfuhr ein genervtes Stöhnen. Dann trat ich mir die Schuhe an den Fersen ab und schubste sie in die Ecke – die Schuhe, nicht Frau Schweiger.

»So ein Artiger bist du.«

Es kam mir so vor, als hätte sie mich vom Kleinkind zum Schoßhündchen degradiert.

»Hier hast du eine Schokolade.«

Sie streckte mir einen Riegel entgegen, den ich mit meiner freien Hand reflexartig annahm.

»Danke.«

Ich verstaute das Leckerli, das ich für meinen Gehorsam erhalten hatte, in meiner Hosentasche und betrat die Wohnung. Es war eine Zeit lang her, dass ich mich hier aufgehalten hatte, aber die Erinnerung an den seltsamen Geruch kam sofort wieder, als ich die erste Nuance erschnüffelte. Der Duft hatte etwas von einer Umkleidekabine pubertierender Jungs nach dem Sportunterricht. Ein wirklich einzigartiges Aroma, wobei ich nicht die leiseste Ahnung hatte, wie diese Note in der Wohnung der alten Frau zustande kam. Im Grunde wollte ich es auch nicht wissen, sondern nur so schnell wie möglich wieder von hier verschwinden.

»Vorne links«, wies mich Frau Schweiger an und folgte mir mit ihrem Gehgestell auf Schritt und Tritt.

Als ich in der Küche war, stellte ich die Tüte auf den kleinen Tisch, der sich dort befand, und machte Anstalten, sofort wieder zu gehen. Doch ein weiteres Mal wurde mir der Weg versperrt.

»Timmilein!«

»Tim!«

Mein Tonfall hatte sich mittlerweile verschärft.

»Du müsstest mir die Sachen bitte noch in den Kühlschrank packen.«

Sie sah mich nun über ihre Brille hinweg an, was noch viel gruseliger wirkte. Und hatte sie mir eben auch noch zugezwinkert? Mir lief ein kalter Schauer über den Rücken und ich machte mich daran, die Waren im Kühlschrank zu verstauen.

Bloß schleunigst weg von hier.

»Toll machst du das. Hier hast du noch eine Schokolade.«

Während ich die letzte Wurst im Kühlschrank unterbrachte, steckte Frau Schweiger mir erneut einen Riegel zu. Dieses Mal allerdings schob sie ihn mir höchstpersönlich in die Hosentasche. Das war – gelinde ausgedrückt – seltsam.

»Ich muss jetzt wirklich los«, sagte ich und stolperte dabei vor lauter Hast über einige Konsonanten.

»Aber ich muss dir doch noch das Geld geben.«

»Sie können gerne nächstes Mal bezahlen.«

»Nein, nein. Meine Schulden zahle ich immer sofort.«

»Wie gesagt, das hat ruhig Zeit. Ich ...«

»Timmilein!«

Energisch hob sie das Gehgestell hoch und ließ es mit einem Knall auf den Fußboden krachen. Ich war starr vor Überraschung. Einzig ein leises »Tim« kam aus meinem Mund.

»Warte hier einen Moment, ich komme gleich.«

Dann verließ sie schnellen Schrittes die Küche. Ja, tatsächlich! Mit *schnellen* Schritten. Und ohne ihr Gehgestell. Das versperrte mir nämlich nach wie vor den Weg.

Ich konnte meinen Augen nicht trauen. Seit Jahren ließ sich Frau Schweiger von uns beliefern, weil sie angeblich keinen Fuß vor die Tür setzen konnte. Und jetzt hüpfte sie nahezu durch die Gegend. Diese Frau hatte es offensichtlich faustdick hinter den Ohren.

Frisch und munter kam sie kurz darauf wieder, doch wenn mich nicht alles täuschte, hatte sie plötzlich ein anderes Oberteil an. Ich hätte schwören können, dass sie vorhin ein blaues T-Shirt getragen hatte und nicht dieses schwarze Oberteil, durch das man hindurchsehen konnte. Und man hatte gar keine andere Wahl, als das zu sehen, was sich darunter verbarg.

Nämlich nichts.

Wobei das natürlich nicht richtig war. Man sah sehr wohl etwas. Etwas, das normalerweise von einem BH bedeckt sein sollte. Ich wusste hier und jetzt, dass mich dieses Bild noch in meinen Träumen verfolgen würde, allerdings nicht auf angenehme Weise.

Frau Schweiger reichte mir einen Zwanzig-Euro-Schein.

»Stimmt so. Mit dem Rest kaufst du dir etwas Schönes. Möchtest du noch etwas naschen?«

Ganz ehrlich: Ich hatte Angst, was sie damit meinen könnte.

»N-Nein«, stotterte ich.

Sie zuckte mit ihren Schultern, als wollte sie mir sagen, dass ich mir etwas entgehen ließ. Anschließend krümmte sie ihren Rücken ein wenig und umschloss mit ihren Händen wieder die Griffe ihres Gehgestells. Ich beobachtete die alte Frau, die eben noch quietschfidel wie ein junges Mädchen durch die Wohnung gelaufen war und mir möglicherweise ein verfängliches Angebot gemacht hatte, wie sie jetzt im Zeitlupentempo um hundertachtzig Grad rotierte, um sich danach vorsichtig in Bewegung zu setzen.

Zentimeter für Zentimeter arbeitete sie sich zur Eingangstür und ich torkelte verwirrt hinter ihr her.

»Auf Wiedersehen, Timmilein! Hoffentlich sehen wir uns bald wieder!«

Timmilein bezweifelte das.

Timmilein bezweifelte das sehr!

Kapitel 14: Der Rückfall

Als ich das Wohnhaus in der Mozartstraße verließ, musste ich erstmal meine Gedanken ordnen. Die Angelegenheit mit Frau Schweiger hatte mich doch enorm aus der Bahn geworfen, deshalb beschloss ich, nicht gleich wieder in das Schweinemobil zu steigen, sondern ein wenig frische Luft zu schnappen. Dieser Begriff war relativ zu verstehen, denn frische Luft in der Stadt war natürlich etwas anderes als frische Luft am Land. Als Stadtkind war ich aber die Vermengung von Sauerstoff und Abgasen gewohnt, sodass ich unbekümmert mehrmals tief einatmete und mich hernach gleich viel wohler fühlte.

Die Mozartstraße grenzte an das Universitäts-Viertel, wo sich die meisten Fakultäten befanden, von denen ich bisher jedoch keine einzige betreten hatte. So ein Studium wäre mit Sicherheit nichts für mich gewesen, soviel ich gehört hatte, war das mit Lernen und Prüfungen verbunden. Von diesen Dingen war ich kein besonders großer Fan.

Dennoch hatte ich schon so einige Zeit auf dem Campus verbracht, da sich hier ebenso die nettesten Cafés und Bars der ganzen Stadt befanden. Im Moment war es in dieser Gegend besonders angenehm, was daran lag, dass wir Sommer hatten und alle Studenten von auswärts zu Hause oder sonst irgendwo – höchstwahrscheinlich auf Malle – waren. Insofern würde es bestimmt unproblematisch sein, ein schönes Plätzchen in einem Gastgarten zu ergattern, und sich ein kühles Bierchen zu genehmigen. Vielleicht gab es ja auch noch ein gutes Eis dazu.

Nein. Ich verwarf den Gedanken gleich wieder. Unnötige Kalorien, sagte ich mir, für die ich wieder zahlreiche

Kilometer laufen musste. Da verzichtete ich lieber gleich im Vorhinein. Dennoch wollte ich mir ein kühles Getränk gönnen, denn die Vormittagssonne hatte mich bereits so aufgeheizt, dass ich dringend etwas Flüssiges brauchte. Ein Mineralwasser würde den Zweck erfüllen. Vielleicht mit Zitrone, als kleine Draufgabe.

Es war davon auszugehen, dass ich besagtes Getränk in jeder x-beliebigen Gaststätte bekommen konnte, dennoch schlug ich den Weg in Richtung *Dampflock* ein. *Dampflock* war der Name eines extrem gemütlichen Lokals, das an den Wänden mit unzähligen Schwarz-Weiß-Bildern von alten Zügen verziert war. Die hatten mich jedoch ebenso wenig interessiert wie die mehrseitige Cocktail-Karte, wegen der viele Studenten hierherkamen. Ich für meinen Teil war in dieser Hinsicht recht einfach gestrickt: Bier, Wein. Was Alkohol betraf, genügte mir das voll und ganz.

Der wahre Grund, warum ich persönlich immer gerne in die *Dampflock* ging, waren die leckeren Rippchen, die es hier auf Platten für zwei, vier oder sogar sechs Personen gab. Welche der Platten ich für mich allein bevorzugte, möchte ich an dieser Stelle lieber nicht erwähnen.

Auch wenn mir klar war, dass ich am heutigen Tag nicht ein einziges Rippchen zu mir nehmen würde, wollte ich dennoch in der *Dampflock* einkehren, allein schon deshalb, weil ich hier in der Vergangenheit des Öfteren vergnügliche Stunden verbracht hatte. Das Schicksal – oder wie auch immer man sonst dazu sagen will – hatte jedoch andere Pläne für mich parat.

Kurz bevor ich nach links in die Einsteingasse bog, wo sich die *Dampflock* befand, schwenkten meine Augen nach rechts und bescherten mir einen Anblick, der mich unweigerlich zum Stehenbleiben bewog. Auf der Terrasse vor einem Café saß Isa an einem Tisch.

Ich freute mich riesig, sie zu sehen, und ohne weiter darüber nachzudenken, wollte ich sofort zu ihr gehen. Meine

Beine rührten sich allerdings nicht von der Stelle. Mehr noch, mein gesamter Körper war wie zu einer Eiskristallstatue festgefroren, wobei in meinem Fall eher zu einem kugeligen Schneemann. Und das bei knapp dreißig Grad! Wie konnte das sein?

Es konnte nicht an Isa liegen, da war ich mir sicher, denn immerhin wirkte sie auf mich so anziehend, wie kein anderes mir bekanntes Wesen. Aber woran lag es dann? Etwa an mir? Hatten meine Komplexe am Ende doch die Oberhand gewonnen und sagte mir mein Körper auf diese Weise, dass alles keinen Sinn hatte und ich mich nicht weiter meinen Illusionen hingeben sollte? Möglich, aber ich weigerte mich, das zu glauben. Nein, daran konnte es einfach nicht liegen, immerhin hatte ich meinen starken Willen bereits bewiesen, und weshalb sollte ich aus heiterem Himmel meine Pläne über Bord werfen, das Herz meiner Angebeteten zu erobern?

Im Nachhinein kam ich mir dumm vor, die Antwort nicht sofort erkannt zu haben, schließlich war der Adonis, der Isa am Tisch gegenübersaß, kaum zu übersehen gewesen. Ich war mir sofort sicher: Das war der Türsteher, von dem Silvie gesprochen hatte.

Da er mir den breiten, durchtrainierten Rücken zugedreht hatte, konnte ich sein Gesicht nicht sehen. Das eng anliegende T-Shirt ließ jedoch keinen Zweifel an seiner körperlichen Fitness. Auch wenn ich mich selbst noch nie von hinten gesehen hatte, konnte ich mir gut vorstellen, dass die Ansicht einem großen, in Stoff gehüllten Marshmallow gleichen musste.

Nicht so die Hinteransicht des Unbekannten.

Unter dem gebräunten Stiernacken schmiegte sich das türkisfarbene Shirt an eine klar definierte Schulter- und Rückenmuskulatur, die sich in einer klassischen V-Form nach unten hin zur Taille verjüngte. Zudem erspähte ich von meiner Position aus den aufgepumpten Bizeps seines linken Oberarms. Ich hatte die vage Vermutung, dass dieser Kerl zwei von den Dingern besaß, was mich zudem annehmen ließ, dass er nicht nur gut gebaut war, sondern auch dementsprechend kräftig. Mit Armen wie Rohrstöcke konnte er garantiert nicht nur Kokosnüsse zerquetschen, sondern auch etwaige Konkurrenten.

Waren wir das? Konkurrenten? Hatte der Unbekannte es etwa auch auf die Zuneigung von Isa abgesehen?

Der Gedanke war erschütternd. Und das, was ich nun zu hören und zu sehen bekam, war noch viel schrecklicher.

Isa lachte, als ob der Adonis ihr gegenüber gerade eine ultrakomische Bemerkung gemacht hätte. Ich kannte ihr Lachen mittlerweile schon so gut, dass ich es unter tausenden erkennen würde. Es war aufrichtig, es war ehrlich. Und es gehörte im Augenblick nicht mir. Doch damit nicht genug. Der Adonis streckte einen seiner Muskelarme aus und fasste mit seiner Muskelhand und seinen Muskelfingern nach Isa. Er berührte sie mit einer solchen Vertrautheit, dass ich mir sicher war, dass es nicht das erste Mal sein konnte.

Meine Welt, meine Hoffnungen und meine Träume zersplitterten in winzig kleine Teile.

Konkurrenten? Wenn es nicht so traurig gewesen wäre, hätte ich darüber lachen müssen. In welchem Universum war ich auch nur ansatzweise ein Konkurrent für diesen Typ?

Mit einem Mal fiel es mir nicht mehr schwer, mich von der Stelle zu bewegen. Im Gegenteil, meine gerade noch wie festgefrorenen Beine bewegten sich mühelos und wie von selbst. Ich wollte nur weg von hier, so schnell wie möglich, und das bevor Isa mich entdeckte. Dazu bedurfte es nur wenige Meter, denn hinter der nächsten Ecke war ich bereits außer Sichtweite.

Meine Schritte verlangsamten sich, sobald ich die schützende Hauswand erreicht hatte, und schließlich blieb ich abermals stehen. Ich richtete meinen Blick nach oben in den Himmel und wie ein plötzlicher Wolkenbruch prasselte die Wahrheit jener Lüge auf mich, die ich in den letzten Tagen gelebt hatte. Ich, der dicke Metzgersohn und passionierte Fleisch- und Wurstliebhaber, hatte die Absicht gehabt, zum Vegetarismus zu konvertieren? Ich, ein übergewichtiger Anti-Sportler mit dem modischen Geschmack einer Wildsau auf LSD, hatte versucht, das Herz der bezaubernden Isa zu erobern?

Ein Lachen erschallte und erst nach einigen Sekunden bemerkte ich, dass es aus meinem eigenen Mund kam. Weil sonst niemand da war, musste ich mich scheinbar selbst auslachen, für diese törichte Vorstellung, für diesen törichten Traum. Als mein Lachen verstummte, umschlang mich eine tiefe Trauer. Ich dachte unweigerlich daran, was hätte sein können.

Isa und ich. Eine unwahrscheinliche Liebesgeschichte, die nun zu Ende war. Mein Leben, dessen war ich mir sicher, hatte so keinen Sinn mehr.

Ich setzte mich erneut in Bewegung. Dieses Mal würde ich jedoch nicht bereits nach wenigen Metern wieder anhalten, nein, ich würde so lange weitergehen, bis ich mein Ziel erreicht hatte. Mein Weg führte mich hinaus aus dem Uni-Viertel und hinein in die Innenstadt, geradewegs zur Hauptbrücke. Das Hochwasser, das durch heftige Regenfälle in der letzten Woche geherrscht hatte, war zwar schon überwiegend zurückgegangen, dennoch blickte man auf einen reißenden Fluss, wenn man sich über die Balustrade beugte.

Minutenlang starrte ich auf das tosende Gewässer. Wenn ich tat, weshalb ich gekommen war, gab es kein Zurück mehr, das wusste ich natürlich. Verständlicherweise zögerte ich, auch wenn es mir todernst war und ich nicht beabsichtigte, einen Rückzieher zu machen. Mein Puls beschleunigte sich mit jeder Sekunde, die verging. Ich musste mir eingestehen, dass ich nicht daran geglaubt hatte, dass mir dieser letzte Schritt am Ende so schwerfallen würde.

Vor meinem inneren Auge sah ich Isa. Was würde sie sagen, wenn sie es erfuhr? Spielte das überhaupt eine Rolle? Täte es das, würde ich nicht hier stehen, sagte ich mir und vertrieb die letzten Zweifel aus meinen Gedanken. Ich atmete ein, ich atmete aus, und schließlich holte ich tief Luft.

»Einen Döner, bitte«, sagte ich.

Der bärtige Mann in der Anhänger-Bude zuckte nicht gerade aus vor Begeisterung.

»Schwein oder Pute?«

»Schwein.«

»Mit alles?«

Kurz überlegte ich, ob eine grammatikalische Korrektur angebracht war.

»Mit alles«, erwiderte ich kleinlaut, wohlwissend, dass man nie jemanden verärgern sollte, der einem das Essen zubereitete.

Die Döner-Bude auf der Hauptbrücke war weithin bekannt, allerdings weniger wegen Puten- oder Schweinestücken im Fladenbrot, sondern vielmehr deshalb, weil sich bis zum heutigen Tag niemand erklären konnte, wie sie unbeschadet aus dem Gammelfleischskandal vor zehn Jahren herausgekommen war. Doch gerade weil ich mir der zweifelhaften Hygienestandards bewusst war, hatte ich mir diesen Ort ausgesucht. Wie einfach wäre es gewesen, mir in der *Dampflock* eine Rippchenplatte für sechs Personen zu bestellen. Aber nein, ich wollte meinen Vorsatz nicht auf diese köstliche Weise brechen. Wenn ich schon alles hinschmiss, dann doch mit dem Ekelhaftesten, das auf die Schnelle zu finden war.

»Heiß heute«, sagte der Bärtige im Anhänger und zog sein T-Shirt aus.

Darunter kam ein nicht mehr ganz weißes Untershirt mit zierlichen Trägern zum Vorschein, das auf dem haarigen Oberkörper mindestens zwei Nummern zu klein wirkte.

»Ja«, erwiderte ich und beobachtete ihn, wie er sich einem der zwei Fleischspieße näherte, die langsam vor sich hin rotierten. »Wird wahrscheinlich sogar noch wärmer.«

Eine anspruchsvollere Unterhaltung war zwischen uns im Moment nicht zu erwarten. Von meiner Seite schon deshalb nicht, da ich konzentriert jeden Handgriff des Bärtigen studierte. Er nahm ein langes Messer und schnitt senkrecht einige Stücke an der schon verkrusteten Seite des Fleisches ab. Diese fielen nach unten und landeten neben anderen Stücken, die dort schon wer weiß wie lange liegen mochten. Anschließend schaufelte er alles in ein nach oben hin offenes Fladenbrot, das er mit bloßer, schwitzender Hand anfasste.

Auch wenn ich es nicht sehen konnte, so wusste ich, dass der Schweiß seiner Hand soeben von meinem Fladenbrot aufgesogen wurde. Ich schluckte schwer.

»Scharf?«, fragte der Bärtige, während er mir grünen Salat, Zwiebelringe und Tomatenscheiben lustlos über das Fleisch warf.

Erst wollte ich ihn auf »mild« korrigieren, da mich die Temperaturen ohnehin genug erwärmten. Nach kurzer Überlegung nickte ich allerdings doch zustimmend. Tatsache war, dass ich mir mit der scharfen Soße eine bessere und schnellere Verdauung dieser Hochrisiko-Mahlzeit ausrechnete.

»Zum Mitnehmen?«

»Nein, ich esse gleich hier.«

Ob ihn das erfreute oder nicht, vermochte ich nicht zu sagen, denn seine Miene hatte sich die ganze Zeit über nicht verändert. Seine Gesichtszüge wirkten wie jene eines tibetanischen Yaks, dem alles egal war. Was die Körperbeharrung betraf, kam dieser Vergleich im Übrigen auch hin, wobei ich befürchtete, dass der Bärtige seit unserem ersten Wortwechsel einige Haare verloren hatte, die sich nun in meinem Döner befanden.

Der Yak mit Migrationshintergrund reichte mir meine Bestellung auf einem braunen Mini-Tablett im Tausch gegen zwei Euro achtzig. Danach stellte ich mich zu einem der Stehtische und starrte auf den Döner wie ein Verzweifelter auf einen geladenen Revolver.

Das war es also.

Der erste Biss würde es endgültig besiegeln. Dabei hatte ich Döner noch nie leiden können, mir waren die Spieße und das alles immer zu suspekt gewesen, selbst wenn die hygienischen Bedingungen in Ordnung gewesen waren. Umso deutlicher würde ich jetzt ein Zeichen setzen, wenn ich mit meinen Vegetarier-Ambitionen auf diese Weise brach.

Ich nahm den Döner in beide Hände und bereitete mich mental darauf vor, den entscheidenden Bissen zu nehmen. Nur noch wenige Zentimeter trennten meine Mundhöhle von der Mischung aus Schweinefleisch, Menschenschweiß und allen anderen Dingen, die sich absichtlich oder unabsichtlich in diesem Fladenbrot befanden.

In dem Augenblick, als ich bereit war zuzubeißen, klingelte mein Smartphone.

»Uwe?«

»Was geht ab, Dicker?«

»Was soll abgehen?«

»Na, du hast dich weder bei Peter noch bei mir gemeldet. Wie läuft es mit deiner Herzallerliebsten?«

Leicht angewidert blickte ich auf den Döner.

»Beschissen«, sagte ich ehrlich und geradeheraus.

Dann erzählte ich ihm alles, was vorgefallen war.

»Bist du lebensmüde?! Lass die Finger von dem Teufelszeug, oder willst du etwa, dass deine Darmbakterien krepieren?«

»Ist das alles, was du dazu sagst?«

»Was möchtest du denn sonst von mir hören? Dass du nicht aufgeben sollst wegen diesem Muskelprotz? Dass Isa sich in dich bestimmt aufgrund deiner inneren Werte verliebt? Dass du schon zu weit gekommen bist, um jetzt das Handtuch zu werfen?«

»So in etwa, ja.«

Kurzes Schweigen am anderen Ende.

»Einen Teufel werde ich tun! Und weißt du warum? Weil wir nicht beste Freundinnen in einer Weiber-Hollywood-Schnulze sind. Du bist ein Mann, verdammt noch einmal, benimm dich also auch wie einer. Wir haben uns oft genug nach dem Sportunterricht nackt gesehen, deshalb weiß ich, dass du Eier in der Hose hast. Höchste Zeit, sie rauszuholen und dem Kerl vor die Nase zu halten!«

Klar, Uwe hatte seine ganz eigene Sprache, um die Dinge beim Namen zu nennen, trotzdem kam ich nicht umhin zuzugeben, dass an seinen Worten etwas dran war.

»Du meinst, ich soll mir den Typ einmal genauer ansehen?«

»Ihn genauer ansehen. Ihm eins auf die Nase geben. Ihm mit mehr Dresche drohen, wenn er nicht die Finger von deiner Isa lässt. Was auch immer sich im Gespräch ergibt.«

»Du hast mir vorhin zugehört, oder? Ich glaube kaum, dass sich der Typ von mir einschüchtern lässt.«

Uwe lachte.

»Hey, du bist derjenige, der den halben Tag mit Messer und Beil hantiert. Wenn du ihm das auf kreative Weise verklickerst, hat er bestimmt Respekt vor dir.«

Ich verstand, was er meinte, und grinste. Auch wenn ich dem Muskelmann körperlich unterlegen war, hieß das noch lange nicht, dass ich ihm nicht auf andere Art Paroli bieten konnte.

»Du meinst, das klappt?«

»Bestimmt. Und falls nicht ... Nun ja, das wirst du dann ja rausfinden.«

Gegen etwas größere Zuversicht hätte ich nichts einzuwenden gehabt.

»Hm«, überlegte ich laut, »wenn es wirklich der Türsteher ist, dann arbeitet er in diesem neuen Club, in dem Isa letzten Samstag war. *High Five* oder so ähnlich. Vielleicht sollten wir dort am Wochenende einmal vorbeischauen.«

»Gute Idee«, stimmte Uwe mir zu, »das solltest du unbedingt machen.«

»Kommst du nicht mit?«

»Würde ich ja liebend gern, aber ich fahre morgen mit Karin nach Rimini.«

»Du fährst weg?«, fragte ich überrascht, denn das war mir neu, ebenso wie die zweite Info, die er im letzten Satz untergebracht hatte. »Und wer ist überhaupt Karin?«

Auch wenn ich Uwe nicht sehen konnte, wusste ich, dass er soeben ein breites Grinsen auf dem Gesicht trug.

»Sagen wir mal so: Du bist nicht der Einzige mit einem regen Liebesleben.«

Von einem »regen Liebesleben« war ich gefühlt so weit entfernt wie von einer Medaille im Bikiniwettbewerb, aber ich ließ das der Einfachheit halber so stehen.

»Na, vielen Dank aber auch«, erwiderte ich stattdessen. »Da rätst du mir also, dass ich mich mit dem Muskelberg auf eine Konfrontation einlassen soll, obwohl du weißt, dass du mir dabei nicht zur Seite stehen musst.«

»Weil«, warf Uwe ein.

»Hä?«

»Nicht obwohl, sondern weil. Falsches Bindewort.«

Es dauerte ein paar Sekunden, bevor ich kapierte, was er meinte.

»Schöner Freund bist du.«

»Ich liebe dich auch. Frag Peter, der kommt bestimmt mit, auch wenn es eine auf die Nase geben sollte. Seine ist wenigstens schon bandagiert.«

Uwe lachte lautstark, bevor er sich schleunigst verabschiedete. Offenbar musste er noch ein paar Dinge für den Urlaub mit Karin besorgen, wobei er mit eindeutig zweideutigen Anspielungen mehrmals darauf hinwies, dass es sich in erster Linie um Kondome in verschiedenen Ausführungen handelte. Schließlich beendeten wir das Gespräch und ich starrte auf das Tablett mit dem frischen – gut, darüber ließ sich streiten – Döner.

War Uwes Anruf etwa ein Zeichen gewesen? Wollte eine höhere Macht verhindern, dass ich mich selbst aufgab? Ich schüttelte den Kopf. Das wohl eher nicht. Dennoch fasste ich den Entschluss, der Verzweiflung nicht nachzugeben. Zumindest noch nicht. Erst einmal würde ich mir diesen Kerl, der meiner Isa schöne Augen machte, ganz genau ansehen.

Zwar hatte ich den Döner zunächst einfach liegen gelassen, doch nachdem ich mich wenige Meter vom Stehtisch entfernt hatte, war ich wieder zurückgekommen. Ich hatte meine Meinung nicht geändert, aber mir war der obdachlose Mann auf der anderen Seite der Brücke aufgefallen, der dort in Lumpen gehüllt saß. Vor sich hatte er einen alten Hut verkehrtherum liegen, in dem einige Münzen lagen. Ich konnte mir gut vorstellen, dass dieser bemitleidenswerte Mann nichts gegen eine warme Mahlzeit einzuwenden hatte.

»Hier«, sagte ich, als ich ihm den Döner hinhielt. »Vom Schwein. Mit alles.«

Der Obdachlose bedachte mich mit einem skeptischen Blick. Plötzlich sprang er auf, sodass ich unweigerlich einen Schritt zurückwich.

»Du willst mich wohl vergiften!«, schrie er und machte eine bedrohliche Bewegung auf mich zu.

»Nein, ich ...«

Weiter kam ich nicht, da hatte mir der Obdachlose den Döner bereits aus der Hand gerissen und ihn mir wie einen Partyhut auf den Kopf gesetzt. Ich spürte, wie sich erst die Wärme und gleich danach die scharfe Soße in meinen Haaren verteilte. Zwischen herabfallenden Salatblättern und Fleischstücken sah ich den zufriedenen Gesichtsausdruck des in Lumpen gekleideten Mannes.

»Kritik angenommen«, sagte ich und wischte eine Tomatenscheibe weg, die sich langsam über meine Stirn hin zu meinem linken Auge bewegte. Der Obdachlose setzte sich inzwischen wieder an seinen angestammten Platz.

»Vielleicht doch lieber Pute?«, fragte ich und deutete auf die Anhänger-Bude hinter mir.

Der Mann am Boden grinste mich mit gelben, schief stehenden Zähnen an.

»Nein, danke«, antwortete er nun freundlich, »ich bin Vegetarier.«

Kapitel 15: Kommunikationsprobleme

Da Uwe als Verbündeter ausfiel, nahm ich seinen Ratschlag an und kontaktierte Peter. Kaum hatte ich seinen Namen auf meinem Display angetippt, meldete er sich auch schon mit einem lauten »Moin«.

»Störe ich?«, wollte ich wissen.

»Nein, ich bin nur in der Arbeit.«

»Nichts los?«

»Kommt drauf an.«

»Worauf?«

»Ob ich gerade Lust habe.«

»Und?«

»Nö, hab ich nicht.«

Peter arbeitete im Call-Center eines Möbelkonzerns, wobei er den Begriff »arbeiten« als sehr dehnbar interpretierte. Schon oft hatte er Uwe und mir die schrägsten Dinge darüber erzählt, wie er anrufende Kunden so lange veräppelte, bis diese frustriert auflegten.

In dem Wissen, dass ich ihn ohnehin von nichts abhielt, erzählte ich ihm dieselbe Geschichte, die ich zuvor bereits Uwe erzählt hatte. Anschließend gab ich noch mein Telefonat mit Uwe wieder und fragte Peter, was er denn von der ganzen Angelegenheit hielt.

»Am besten wird sein, wenn du erst einmal vorbeikommst.«

»Wie soll mir das helfen?«

»Gar nicht. Aber mir ist langweilig.«

»Gut, dass du dich nicht von meinen Problemen irritieren lässt.«

Ein aufgekratztes Lachen drang durch das Telefon an

mein Ohr.

»Na schön, dann kümmern wir uns eben um diese Kleinigkeit. Aber komm erst einmal her.«

Ich wusste, dass er nicht nachgeben würde, ehe er seinen Willen bekam, und weil ich ohnehin seine Hilfe brauchte, machte ich mich auf den Weg zum Schweinemobil und fuhr los.

Da es nicht das erste Mal war, dass ich ihn während der Arbeitszeit besuchte, wusste ich genau, wo ich hinmusste. Das Call-Center befand sich etwas abseits vom eigentlichen Kaufhaus und hatte nichts mit den fein säuberlich hergerichteten Verkaufsräumlichkeiten zu tun. Die unverputzten Wände erinnerten vielmehr an einen alten Ostblock-Bunker, weshalb ich durchaus nachvollziehen konnte, weshalb man in einer solchen Umgebung Schwierigkeiten hatte, auch nur ein Mindestmaß an Arbeitsmoral aufzubringen.

»Buberle!«, rief Peter mir entgegen, als ich meinen Kopf zur Tür hineinstreckte.

»Alles klar?«, erkundigte ich mich, nachdem ich einen genaueren Blick in die Sechs-Quadratmeter-Kammer geworfen hatte, die er sein Büro nannte.

»Natürlich. Warum fragst du?«

Hm, warum tat ich das wohl? Ein Grund waren mit Sicherheit die unzähligen McDonald's-Papiertüten, Burger-Verpackungen und Getränkebecher, die knöchelhoch am Boden verstreut herumlagen. Diese Müllhalde musste sich über mehrere Wochen angesammelt haben, was man auch am Geruch wahrnehmen konnte.

»Nur so«, antwortete ich und ließ meinen Blick noch einmal durch die Kammer wandern. »Gibt keinen besonderen Grund.«

Peter lächelte.

»Setz dich!«

Er deutete auf den Stuhl, der ihm gegenüber auf der anderen Seite des Schreibtisches stand. Ich watete zwei kleine

Schritte durch den Müll, um mich zu setzen, allerdings musste ich erst ein paar Pommes von der Sitzfläche wischen.

»Ähm ...«, begann ich, ließ den Laut jedoch lediglich langsam ausklingen.

Um die Wahrheit zu sagen: Ich war ziemlich verwirrt. Peter hatte zwar nicht den Ruf, ein übertriebener Reinheitsfanatiker zu sein, aber meines Wissens nach war er auch kein Messie gewesen. Das, was er allerdings mit dieser als Büro getarnten Legebatterie angestellt hatte, schrie förmlich nach einem psychischen Problem.

»Kaffee?«

Bevor ich antworten konnte, klingelte das Festnetztelefon. Ohne hinzusehen, drückte Peter einen Knopf und das Geräusch verstummte. Dann zeigte er mit ausgestrecktem Zeigefinger auf die Thermoskanne, die neben ihm stand, und sah mich erwartungsvoll an.

»Nein, danke.«

Obwohl ich abgelehnt hatte, schenkte er zwei Tassen ein. Aus der einen trank er selbst, den Inhalt der anderen kippte er in die Erde einer undefinierbaren Topfpflanze, die am äußersten Winkel seines Schreibtisches stand. Dem Aussehen nach zu urteilen, hatte sie eine ähnliche Behandlung bereits des Öfteren über sich ergehen lassen müssen.

»Ähm ...«, rutschte mir ein weiteres Mal heraus, aber ich fand keine Worte.

»Ich habe umgestellt.«

Erst glaubte ich, er hatte einen Scherz gemacht, doch dann fiel mir auf, dass der Aktenschrank hinter ihm nun links anstatt rechts stand.

»Ach ja. Schön.«

»Macht den Raum größer, oder?«

Peter, der mit seinen hünenhaften zwei Metern in dieser Kammer so deplatziert wirkte wie ein Windhund im Meerschweinchenkäfig, erwartete eine Antwort.

»Auf jeden Fall.«

Mittlerweile konnte ich nicht mehr gegen das Gefühl ankämpfen, dass ich mir um meinen Freund Sorgen machen musste. Etwas stimmte nicht, und ich hatte nicht den blassesten Schimmer, was das war.

»Happen?«

Er hielt mir einen halb aufgegessenen Burger entgegen. Ich schüttelte den Kopf.

»Ah, du isst ja kein Fleisch mehr«, erinnerte er sich und biss nun selbst ab. »Oder jetzt doch wieder?«

Am Telefon hatte ich ihm von meinem Beinahe-Rückfall erzählt, was seine Unsicherheit diesbezüglich erklärte.

»Keine Ahnung. Im Moment noch nicht.«

Es klingelte. Peter drückte den Anruf ein weiteres Mal einfach weg.

»Gut«, sagte er. »Bleib dabei. Du siehst besser aus.«

Meine Augenbrauen wanderten automatisch nach oben.

»Wirklich?«

»Wirklich«, antwortete er, nahm einen nächsten Bissen von seinem Burger und sprach mit vollem Mund weiter. »Du siehst schlanker aus. Gesünder. Mehr Farbe im Gesicht. Steht dir.«

»Ähm ... Danke.«

Peter zuckte mit den Schultern und lächelte.

»Frag schon«, forderte er mich auf.

»Was?«

Plötzlich grinste er und stopfte sich dabei ein paar Pommes in den Mund.

»Ob bei mir ein paar Sicherungen durchgebrannt sind.«

Während ich noch zögerte, deutete er überdeutlich auf den katastrophalen Zustand seines Büros, Schrägstrich, seiner Kammer, Schrägstrich, seiner Müllhalde.

»Und? Sind bei dir ein paar Sicherungen durchgebrannt?«

Mit einem Mal hörte er auf zu kauen und sah mich entrüstet an. Seine Nasenspitze, die aufgrund der Verbrennung durch die Pfanne noch immer einen roten Fleck aufwies, schien beinahe zu leuchten.

»Wie kommst du denn darauf?«, fragte er schockiert.

In Ordnung, jetzt stellte sich zumindest nicht mehr die Frage, OB ihm ein paar Sicherungen durchgebrannt waren, sondern lediglich WIE VIELE. Ein schallendes Gelächter, bei dem einige Essensreste Peters Mundhöhle wie Geschosse in meine Richtung verließen, machte mich nun endgültig und offiziell nervös.

»Keine Angst, ich bin ganz normal.«

Bestimmt einer der beliebtesten Sätze von Serienkillern.

»Okay.«

Ich bemühte mich nicht einmal, meine Zweifel zu verbergen.

»Nein, wirklich. Ich habe nur echt keinen Bock mehr auf diesen Scheiß hier. Es ist mit Abstand der mieseste Job, den man haben kann.«

Wieder ertönte das Klingeln und Peter drückte den Anruf weg. Mittlerweile leuchteten nahezu alle Tasten am Telefon. Höchstwahrscheinlich lauter frustrierte Kunden, die nun in der Warteschleife hingen und sich zu allem Überfluss auch noch die atemlose Helene Fischer anhören mussten.

»Dann kündige doch einfach.«

»Nö, das wäre langweilig. Ich lass mich lieber rauswerfen.«

Langsam verstand ich, was das ganze Theater sollte.

»Deshalb die Müllhalde?«

Peter grinste mich breit an.

»Sicher doch. Ich lasse es darauf ankommen.«

»Und?«

»Gar nicht so einfach. Seit drei Wochen rühre ich kaum noch einen Finger und lasse dieses Loch zu einem Schweinestall verkommen. Aber glaubst du, das interessiert jemanden? Die Chefetagen heute haben einfach keine Arbeitsmoral mehr.«

Er stopfte sich den letzten Rest seines Burgers in den Mund und spülte den Brei mit einer Cola runter. Ich schüttelte ungläubig den Kopf.

»Wie lange willst du das noch durchziehen? Wenn du so weitermachst, kommen dich bald die Ratten besuchen.«

»Hätte ich wenigstens Gesellschaft.«

Als das Telefon erneut klingelte, erwartete ich bereits Peters übliche Bewegung, mit der er den Anruf wegdrückte. Stattdessen warf er mir aber einen schelmischen Blick zu.

»Pass mal auf, das ist lustig.«

Peter signalisierte mir mit dem Zeigefinger auf den Lippen, dass ich mich ruhig verhalten sollte. Dann betätigte er einige Knöpfe am Telefon und lehnte sich entspannt zurück.

»Hallo?«, erklang über die Freisprecheinrichtung.

»Ja, guten Tag. Schulze mein Name«, sagte eine andere Stimme.

»Hier spricht Behrens. Es geht um die Regale.«

»Nein, nicht Regale. Um den Schrank.«

»Wie bitte?«

»Um den Schrank mit der Bestellnummer 7-5-0-8-0.«

»Ich verstehe nicht.«

»Eine Tür ist kaputt.«

»Tür? Welche Tür? Bei den Regalen gibt es keine Tür.«

»Nein, beim Schrank.«

Peter konnte schon jetzt nicht mehr vor Lachen, ich hingegen kapierte gerade erst, was es mit den Stimmen auf sich hatte. Offenbar hatte er die Leitungen von zwei Kunden übereinandergelegt, die beide davon ausgingen, mit einem Mitarbeiter des Call-Centers zu sprechen. Tatsächlich aber sprachen sie miteinander, was verständlicherweise für keinen von ihnen einen Sinn ergab.

»Niemand hat einen Schrank bestellt. Es fehlt ein Regal. Die Bestellnummer lautet 7-6-4-3-2.«

»Das ist die falsche Bestellnummer. «

»Nein, steht so bei mir auf dem Zettel. 7-6-4-3-2.«

»Kann nicht sein. Ich habe hier 7-5-0-8-0 stehen.«

»Behrens hier.«

»Ja, schön.«

»Vielleicht können Sie mal in ihrem Computer nachsehen.«

»Ich habe meinen Computer nicht bei mir.«

»Wie wollen Sie dann die Bestellungen überprüfen?«

»Das sollen doch SIE machen!«

»Wieso ich? Noch einmal: Es geht um den Schrank, bei dem eine Tür beschädigt ist.«

»Es fehlt ein REGAL!«

»Nein, die Regale sind alle da.«

»Na, hören Sie mal! Ich werde doch wohl wissen, ob ein Regal fehlt, oder nicht.«

»Aber es fehlt kein Regal. Die TÜR ist kaputt!«

»Welche Tür?«

»Die vom Schrank. Die linke.«

»Also, so kommen wir nicht weiter. Ich gebe Ihnen noch einmal die Bestellnummer durch. 7-6-4-3-2.«

»7-5-0-8-0.«

»7-6-...«

»7-5-...«

»Lassen Sie mich doch ausreden!«

»SIE unterbrechen mich ja ständig. Lange haben Sie Ihren Job noch nicht, oder?«

»Was hat denn das damit zu tun?«

»Na, so wie Sie mit Kunden umgehen.«

»Ich mit ... Moment ... Hier stimmt doch was nicht. Wer sind Sie noch einmal?«

»Schulze. Und ich möchte eine kaputte Tür bei meinem Schrank reklamieren.«

»Ah, verstehe. Jetzt wird mir einiges klar. Unsere Leitungen sind irgendwie vertauscht worden.«

»Welche Leitungen?«

»Die Telefonleitungen.«

»Kann nicht sein, ich rufe vom Handy an. Schnurlos.«

»Ja, schon klar. Egal. Sie müssen auflegen und wieder anrufen.«

»Wieso das? Hören Sie, ich habe nicht den ganzen Tag Zeit. Können Sie jetzt endlich meine Reklamation aufnehmen?«

»Nein, kann ich nicht. Ich arbeite hier nicht.«

»Sieht ganz so aus. Ich werde mich bei Ihrem Vorgesetzten beschweren.«

»Hören Sie: Ich lege jetzt auf und dann rufen Sie einfach noch einmal an, in Ordnung?«

»Wollen Sie mich veräppeln?«

»Ach, es hat keinen Sinn mit Ihnen.«

Ein kurzes Knacken war zu hören.

»Hallo? Hallo? Sind Sie noch da? Einfach aufgelegt! So ein Sauverein, also wirklich!«

Es ertönte ein weiteres Knacken und Peter und ich konnten endlich laut loslachen.

»Ich kann nicht mehr«, prustete ich und wischte mir die Tränen aus den Augen. »Der eine hat ja überhaupt nichts gerafft.«

»Das war noch gar nichts. Ich hatte mal eine ältere Frau, die hat noch zehn Minuten mit sich selbst gesprochen, nachdem der andere aufgelegt hatte.«

»Wie oft hast du die Nummer denn schon durchgezogen?«

»Nur ein paar Mal ... pro Tag.«

»Du spinnst! Und bis jetzt hast du noch keinen Ärger bekommen?«

»Interessiert scheinbar keine Sau.«

Ich schüttelte ungläubig den Kopf.

»Du bist wahnsinnig.«

»Wirklich? Wer von uns beiden hat denn vor, sich mit einem muskelbepackten Türsteher um eine Frau zu prügeln?«

Von prügeln hatte ich zwar nichts gesagt und ich hoffte um meinetwillen inständig, dass es nicht so weit kommen würde, dennoch griff ich Peters abrupten Themenwechsel auf.

»Erstmal langsam. Das Einzige, was ich möchte, ist, mir den Typ genauer anzusehen. Dagegen wird doch nichts einzuwenden sein.«

»Und du möchtest, dass ich dich auf dieser streng geheimen Undercover-Mission begleite.«

»Das wäre mir sehr recht, ja.«

Peter lehnte sich in seinem Schreibtischsessel zurück und imitierte mit seinen Fingern die klassische Merkel-Raute. Womöglich lag es an seiner langen, hageren Gestalt, aber diese Pose wirkte an ihm irgendwie unheimlich und fast diabolisch. Er sah wie ein Superschurke aus, der gerade einem Comic-Heft entsprungen war.

»Wir brauchen eine Verkleidung«, sagte er nach einer Weile.

»Der Kerl kennt uns nicht einmal«, wand ich ein.

»Vielleicht sollte ich mir wieder einmal Pejes ankleben.«

»Nur das nicht!«

Zu lebhaft erinnerte ich mich an das letzte Mal, als er sein Haupthaar mit diesen jüdischen Schläfenlocken verziert hatte. Ich wünschte mir dann doch etwas mehr Unauffälligkeit, wenn wir in den Nachtclub gingen.

»Eventuell auch noch einen Bart«, sinnierte Peter weiter vor sich hin, ohne von meinem Protest die geringste Notiz zu nehmen.

Mir war klar, dass er sich nicht von seinem Vorhaben abbringen lassen würde, deshalb seufzte ich resignierend und lenkte ein.

»Von mir aus, tu was du willst. Aber du kommst mit, habe ich das richtig verstanden?«

»Klar doch! Denkst du etwa, ich würde mir den Spaß

entgehen lassen?«

Ob von Spaß die Rede sein konnte, würde sich noch herausstellen. Jedenfalls war ich froh, dass Peter mitkam. Es tat gut zu wissen, dass man einen Freund hatte, der einen unterstützte.

»Außerdem muss doch jemand fotografisch festhalten, wie du eine auf die Mütze bekommst«, sagte er grinsend.

Ich lächelte weit weniger amüsiert zurück.

Gute Freunde sind wirklich etwas Schönes.

Kapitel 16: Unerwartete Hilfe

Freitagabend, zweiundzwanzig Uhr siebenundvierzig, in einer dunklen Seitengasse. Zwei Gestalten kauerten hinter einem Müllcontainer an einer Hauswand und warfen von Zeit zu Zeit verschlagene Blicke auf die Hauptstraße. Eine der Gestalten zündete sich eine Zigarette an. Die nach oben stechende Flamme des Feuerzeugs erhellte ein Gesicht mit offensichtlich falschem Bart und noch erheblich unnatürlicher wirkenden Schläfenlocken.

Ich rieb mir genervt die Stirn.

»Wir sind hier nicht in einem Hitchcock-Film. Das ist dir schon klar, oder?«

Peter inhalierte den Dunst seiner Zigarette und begann gleich darauf zu keuchen und zu husten.

»Ich werde ihm ein Angebot machen, das er nicht ablehnen kann«, sagte er mit übertrieben tiefer Stimme.

»Und du bist auch nicht *Der Pate.* Mit den Löckchen ganz bestimmt nicht.«

»Machst du dich etwa über meine Religion lustig?«

»Das würde ich nie tun. Übrigens: Die McDonald's-Burger, die du dir ständig reinziehst, die sind doch hoffentlich koscher, nicht wahr?«

Ertappt und schuldbewusst hielt er meinem Blick nur kurze Zeit stand.

»Wie auch immer«, fuhr er mit seiner normalen Stimme fort, »ich denke, wir haben hier lange genug herumgelungert. Sollen wir zusammen rein oder einzeln?«

Er deutete am Müllcontainer vorbei um die Ecke. In einer Distanz von etwa zwanzig Metern befand sich dort der Eingang des *High Five.* Davor befanden sich etwa zwei Dutzend Personen, die darauf warteten, in den Nachtclub hineingelassen zu werden.

»Ich bezweifle, dass wir überhaupt hineinkommen«, antwortete ich.

»Das ist kein Problem.«

»Und woher kommt diese Zuversicht?«

»*Wir* kommen überall rein.«

Die Art, wie er das »*Wir*« betont hatte, sagte mir, dass er damit nicht uns beide meinte.

»Fang bitte nicht schon wieder mit der jüdischen Weltverschw...«

»Es ist keine Verschwörung«, unterbrach er mich, »aber es ist eine Tatsache, dass *wir* in den letzten Jahrzehnten ein sehr großes, weltweites Netzwerk aufgebaut haben, dass uns Zugang bis in die höchsten Etagen gewährt.«

»Und natürlich auch ins *High Five*«, fügte ich etwas patzig hinzu.

»So ist es.«

Was blieb mir schon anderes übrig, als die Augen zu verdrehen und den Kopf ungläubig zu schütteln. Peter war wahrscheinlich der einzige Mensch auf der Welt mit jüdischen Wurzeln, der diesen Humbug für wahr hielt. Sofern er das überhaupt tat, denn irgendwie hatte ich die Vermutung, dass er diese Dinge nur vom Stapel ließ, um die Leute damit zu narren.

»Dann würde ich sagen, ich lasse dir ganz einfach mal den Vortritt, und wir sehen, was passiert.«

Etwas Häme konnte ich mir in meinem Tonfall nicht verkneifen, aber ich musste kein schlechtes Gewissen haben, denn Peter war so von sich überzeugt, dass er meine Spitze offenbar nicht bemerkte. Mit aufgeblasener Brust, etwas schief sitzendem Bart und eng anliegenden Schläfenlocken schnippte er seine Zigarette weg und marschierte voller Selbstvertrauen auf die Menschengruppe vor dem Nachtclub zu. Doch statt sich am Ende der Wartenden einzureihen, schob er sich frech an den beiden Männern und den drei Frauen vorbei, die sich ganz hinten befanden.

»Hey!«

Die empörte, männliche Stimme schallte klar und deutlich bis zu mir in die Seitengasse.

»Das geht schon in Ordnung«, hörte ich Peter nicht minder laut, aber erheblich entspannter sagen.

»Bist du irre?«

Dieses Mal war es eine Frau und meiner Meinung nach stellte sie eine durchaus berechtigte Frage. Peter erwiderte etwas, das ich jedoch nicht verstehen konnte, weil er zu leise und undeutlich sprach. Möglicherweise hatte er sich auch wieder in seinem persönlichen Kauderwelsch-Jiddisch versucht.

Eigentlich hatte ich befürchtet, dass ich heute Abend unter Umständen etwas von diesem Isa-klauenden-Türsteher auf die Mütze bekommen könnte. Momentan sah es aber vielmehr so aus, als ob es Peter wäre, der verkloppt werden würde, und zwar noch bevor er den Eingang des Nachtclubs erreichte.

Ich reagierte sofort und versteckte mich hinter dem Müllcontainer. Nicht, dass am Ende jemand auf die Idee kam, dass wir zusammengehörten.

Zu meiner Verwunderung kam es in den nächsten Sekunden weder zu weiteren lautstarken Empörungen noch zu Prügelgeräuschen oder Hilfeschreien. Alles in allem war es mit einem Mal sogar verdächtig ruhig.

Zu ruhig.

Vorsichtig wagte ich mich wieder am Müllcontainer vorbei und warf einen neuerlichen Blick um die Ecke. Alles wirkte so wie zuvor. Die Leute warteten noch immer darauf, ins *High Five* gelassen zu werden, nur von Peter war weit und breit nichts zu sehen. Wie konnte das sein? Hatte man ihn womöglich tatsächlich einfach bis nach vorn durchspazieren lassen? Erst erschien es mir unwahrscheinlich, doch je länger ich darüber nachdachte, desto mehr Sinn machte es.

Ich versetzte mich in die Lage dieser wartenden Menschen. Was würde ich tun, wenn sich ein zwei Meter großer Kerl in einer auffällig schlechten Maskerade an mir vorbeidrängen würde? Instinktiv hätte ich erst ziemlich sicher auch protestiert, ehe ich ihn unbehelligt hätte ziehen lassen, denn eines wäre mir klar gewesen: Dieser Freak hatte offensichtlich einen Knall. Und im schlimmsten Fall war er auch noch gefährlich.

Natürlich, das war die Erklärung! Bestimmt hatten ihn die Leute vorbeigelassen, weil er den Eindruck erweckte, als könnte er jeden Moment Amok laufen. Kein lustiges Thema, mit Sicherheit nicht. Dennoch musste ich lächeln. Hätten sie nämlich den wahren Peter gekannt, hätten sie sich keinen Millimeter für ihn bewegt.

Gemeinhin galt einer ja als harmlos, wenn er keiner Fliege etwas zuleide tat, wobei ich Fliegen nicht als Maßstab nehmen würde. Wahren Gleichmut stellte man doch erst unter Beweis, wenn man einem richtigen Drecksvieh wie einer Stechmücke das Leben schenkte, obwohl sie einen mit ihrem Summen die ganze Nacht wachgehalten und mit dutzenden Stichen den Körper zermartert hatte.

Dazu Folgendes: Es war der Sommer vor zwei Jahren gewesen und Uwe, Peter und ich hatten in einem heruntergekommenen Appartement im italienischen Caorle übernachtet. Es war ein spontaner Wochenendtrip und wir hatten uns auf einen guten Tipp von Uwe verlassen, der das Appartement in den Himmel gelobt hatte. Uwe und seine Tipps, das war im Übrigen eine ganz eigene Geschichte. Jedenfalls waren uns gleich in der ersten Nacht etliche Stechmücken um die Ohren geflogen und hatten uns das Blut wie Vampire ausgesaugt.

Kurz nach vier Uhr morgens langte es uns jedoch endgültig und wir holten mit Schlappen und Zeitschriften zum

Gegenangriff aus. Das hieß, Uwe und ich taten das, denn Peter, dessen Gesicht zu diesem Zeitpunkt durch die zahlreichen Stiche einem Erdbeerfeld glich, weigerte sich standhaft, auch nur eines dieser Mistviecher zu erschlagen.

»Das ist nicht gut fürs Karma«, hatte er behauptet.

»Hast du plötzlich die Religion gewechselt?«, wollte Uwe wissen. »Seit wann glaubst du an Wiedergeburt?«

»Tu ich nicht. Aber es kann auch nicht schaden, sich für alle Eventualitäten abzusichern.«

Mit sich und der Welt im Reinen legte er sich schließlich wieder in sein Bett, während Uwe und ich ein Insekten-Massaker veranstalteten, das die Hälfte aller Splatterfilme in den Schatten stellte. Die weißen Wände des Appartements waren am Morgen über und über mit Blutflecken bedeckt, sodass selbst Stephen King von diesem Anblick Albträume bekommen hätte.

Tatsache war, dass Peter sich an diesem – berechtigten – Gemetzel nicht beteiligt hatte, denn auch wenn er manchmal durchaus so wirkte, als ob bei ihm die eine oder andere Schraube locker wäre, in seinem Inneren war er immer schon ein feiner Kerl gewesen, wahrscheinlich der Beste von uns dreien. Im Großen und Ganzen konnte man sich kaum einen besseren Freund wünschen und wenn ich ehrlich war ...

»OY!«

Ich sprang einen Meter zurück und knallte gegen eine Hausfassade.

»Peter! Bist du ... total ... bescheuert!?«

Ich schnappte nach Atem, als hätte ich soeben einen Tiefseetauchgang ohne Sauerstoff hinter mich gebracht.

»Warum so schreckhaft?«, fragte er mich unbekümmert, ohne mir zu antworten.

Warum so schreckhaft? Nun, lediglich deshalb, weil er wie aus dem Nichts plötzlich hinter mir aufgetaucht war und ich ihn für eine Kreuzung aus Freddy Krueger und

Jason aus *Freitag der 13.* gehalten hatte.

»Ich ... Du ...«, schnaubte ich verwirrt und wütend zugleich.

Peter ließ sich jedoch nach wie vor nicht von meiner Verfassung beeindrucken und grinste mich aufgeregt an.

»Du wirst nicht glauben, was gerade passiert ist.«

»Du hast mich zu Tode erschreckt!«

Endlich hatte ich es geschafft, wieder einen vollständigen Satz herauszubringen.

»Nein, davor«, sagte Peter.

»Du warst im Club.«

»Nein, war ich nicht.«

»Sag bloß, die große Weltverschwörung öffnet dir doch nicht alle Türen.«

Etwas Häme konnte ich mir nicht verkneifen.

»Keine Verschwörung. Netzwerke, wie ich schon sagte. Aber darum geht es nicht. Immerhin war es ja nicht notwendig, in den Club zu kommen, oder?«

Gerade als ich ihm widersprechen wollte, hielt ich inne. Er hatte natürlich recht. Türsteher waren für gewöhnlich nicht in, sondern vor einem Etablissement anzutreffen, insofern war es für Peter lediglich wichtig gewesen, bis an den Eingang zu gelangen.

»Und? Hast du ihn gesehen? Wie sieht er aus?«

»Gut gebaut. Blond. Zahnpasta-Werbung-Lächeln. Alles in allem: Sunny-Boy-Typ. Eine ganz eigene Liga. Da kannst du nicht mithalten.«

Mein Kiefer sackte nach unten.

»Aha.«

Mir kamen Zweifel, dass ich in puncto Freunde wirklich so viel Glück hatte, wie ich mir einbildete. Noch dazu grinste Peter, als ob er einen Glückskeks der ganz besonderen Sorte verschluckt hätte.

»Aber ich würde die Sache mit Isa trotzdem noch nicht abschreiben.«

Ich horchte auf.

»Wie meinst du das?«

»Da kommst du nie drauf!«

Im Vorfeld dieses Abends hatte ich ständig Angst gehabt, in eine Situation zu kommen, in der ich Schläge einstecken würde. Erstmals hatte ich das Gefühl, wenn Peter noch lange so weitermachte, wäre ich derjenige, der Schläge austeilte.

»Dann rück endlich raus mit der Sprache!«

Er tat nichts dergleichen, sondern grinste grenzlabil weiter.

»Peter!«

»Du musst es dir einfach selbst ansehen.«

»Was?«

»Na, ihn!«

Ich ballte meine Hände zu Fäusten.

»Vertrau mir!«, sagte er. »Du wirst schon verstehen.«

Dessen war ich mir nicht so sicher, hatte aber mittlerweile kapiert, dass ich keine weiteren Details aus ihm herausbekommen würde, sofern ich nicht willens war, ihm mit einer Zange die Zehennägel einzeln zu ziehen. Und da ich gerade keine Zange zur Hand hatte, ließ ich Peter frustriert stehen und stampfte nun entschlossen selbst auf den Nachtclub zu.

Meine Entschlossenheit ließ bereits erheblich nach, als ich mich ans Ende der Schlange einreihte. Im Gegensatz zu Peter hatte ich nicht den Mut zur Unverschämtheit, mich einfach so vorzudrängen, und so wartete ich ungeduldig, bis sich die Leute weiterbewegten.

Fünfundzwanzig Minuten später hatte ich mich noch nicht vom Fleck bewegt.

Immer wieder stellte ich mich auf die Zehenspitzen, um einen Blick nach vorn zu erhaschen, doch ich sah kaum mehr als die Köpfe der Menschen vor mir. Wenn das so weiterging, würde es die ganze Nacht dauern, bis ich zum Eingang gelangte, und ehrlich gesagt besaß ich nicht die

Nerven, um mich so lange auf die Folter spannen zu lassen.

»Entschuldigung«, sagte ich freundlich, als ich mich an meinen Vorderleuten vorbeischob. »Ich muss nur ganz kurz …«

»Verpiss dich, Mann!«

Als ich den Stoß gegen meine Brust spürte, lag ich auch schon auf dem Boden. Glücklicherweise hatte ich mir nicht den Kopf am Asphalt gestoßen, aber ich war mit dem Hintern so heftig aufgeschlagen, dass mein Steißbein wie eine Stimmgabel vibrierte. Ein anderer Mann wäre wahrscheinlich sofort wieder aufgestanden und hätte die Konfrontation mit seinem Angreifer gesucht, ich hingegen blieb erst einmal sitzen und blickte hilflos aus der Wäsche.

»Autsch.«

Mehr brachte ich im Augenblick nicht heraus.

»Hast du gehört, Mann! Du sollst dich verpissen!«

Der Typ, dem die Stimme gehörte, war von drahtiger Gestalt und insgesamt wog er schätzungsweise gerade einmal die Hälfte von mir. Dass er dennoch ordentlich zulangen konnte, hatte ich am eigenen Leib erfahren, und sein aggressives Auftreten deutete darauf hin, dass er noch deftigere Grobheiten in petto hatte. Ich öffnete nochmals den Mund, um etwas zur Entspannung der Lage zu sagen, es kam nur leider kein Ton heraus. Stattdessen bekam ich mit, wie sich ein kleiner Tumult entwickelte, der mit an Sicherheit grenzender Wahrscheinlichkeit durch diese Szene ausgelöst worden war.

»Komm schon, gib's ihm!«, sagte jemand anstachelnd. »Das willst du dir doch nicht bieten lassen, oder?«

Ich hoffte inständig, dass der Drahtige es sich doch bieten lassen würde und dass der Hohlkopf mit der Kurzhaarfrisur neben ihm die Klappe hielt. Es war davon auszugehen, dass die beiden vorhin, als Peter sich seinen Weg gebahnt hatte, noch nicht in der Schlange gestanden hatten, denn ich bezweifelte, dass die beiden sich von seiner Kostümierung hätten beeindrucken lassen.

»Na, willst du etwa eine auf die Rübe?«, fragte der Drahtige mit geballter Faust.

»Nein, danke«, antwortete ich aufrichtig. »Lieber nicht.«

Mein Kontrahent wirkte irritiert und wandte sich mit einem hilfesuchenden Blick an seinen Kumpanen. Der wirkte zwar ebenso wenig wie eine geistreiche Leuchte, aber er war keineswegs auf den Mund gefallen.

»Nur schade, dass du dir das nicht aussuchen kannst«, meinte er und zog seine Augenlider dabei so weit nach oben, dass es so aussah, als würden seine Augäpfel gleich herausspringen.

»Vie-Vie-Vie«, stotterte ich.

»Vie-Vie-Vie«, verspottete mich der mit der Kurzhaarfrisur.

Ich versuchte mich zu sammeln und sog frische Nachtluft in meine Lungen.

»Vie-Vielleicht«, brachte ich nun doch nach mehreren Anläufen über die Lippen, »können wir uns doch noch gütlich einigen.«

Der Drahtige und der mit der Kurzhaarfrisur blickten sich gegenseitig an. Ihnen war offensichtlich nicht ganz klar, was ich meinte. Meine große Hoffnung war, sie mit einem kulinarischen Angebot besänftigen zu können.

»Steht ihr auf dicke, knackige Würste?«

Wenn mich jemand gefragt hätte, warum ich den beiden Intelligenzbestien gerade in diesem Moment zuzwinkerte, ich hätte es nicht sagen können. Es war einfach über mich gekommen. Und es war ein verheerender Fehler gewesen.

»Baggerst du uns an?!«

Der mit der Kurzhaarfrisur starrte mich fassungslos an. Ich überdachte meine letzten Worte und das Augenzwinkern. Dann begann ich mit einem stillen Gebet.

»Wir interessieren uns nicht für deine Wurst, du ... du ... du ...«

Es mangelte dem Drahtigen ganz gewiss nicht an passenden Schimpfwörtern. Bestimmt hatte er nur Probleme damit, sich für eines davon zu entscheiden. Nach wenigen Sekunden ließ er es dann ganz bleiben und entschloss sich dazu, seine Fäuste sprechen zu lassen. Er kam bedrohlich auf mich zu und mir war klar, dass er nun nicht mehr einlenken würde. Schützend hob ich meine Arme, um der anstehenden Schlagsalve nicht vollkommen schutzlos ausgeliefert zu sein.

»Hey!«

Die Lautstärke des Ausrufs ließ mich zusammenzucken. Ich war davon ausgegangen, zum jetzigen Zeitpunkt bereits den einen oder anderen Fausthieb abbekommen zu haben, jedoch fühlte ich mich überraschenderweise unberührt.

»Was soll das hier?!«

Es war wieder die kräftige Stimme von zuvor und nachdem ich immer noch keine Gewalteinwirkung verzeichnete, nahm ich allen Mut zusammen und blickte am Asphalt sitzend nach oben.

»Geht dich nichts an«, sagte der Drahtige.

»Ja, genau«, stimmte der mit der Kurzhaarfrisur zu.

Dabei klangen die zwei ziemlich kleinlaut und keineswegs so ruppig wie mir gegenüber.

»Und ob mich das etwas angeht. Ihr macht jetzt auf der Stelle die Fliege, haben wir uns verstanden?«

Endlich konnte ich den Besitzer der Stimme ausmachen. Er stand mit dem Rücken zu mir gewandt und bildete auf diese Weise einen Schutzschild, indem er mich von den beiden Idioten abschirmte. Ich erkannte ihn aus dieser Perspektive natürlich sofort. Es war der Isa-klauende-Türsteher-Typ.

»Haben wir uns verstanden?«, wollte er mit Nachdruck wissen und baute sich zu voller Größe und Breite auf.

Der Drahtige und der mit der Kurzhaarfrisur wirkten neben ihm wie ungezogene Kinder.

»Ja, schon gut«, murmelte Letzterer und machte sich gemeinsam mit meinem Beinahe-Peiniger aus dem Staub.

Erleichtert pustete ich aus und schloss die Augen. Als ich sie wieder öffnete, hatte ich ein breites Grinsen mit zweiunddreißig schneeweißen Zähnen vor mir. Der Türsteher war vor mir in die Hocke gegangen und betrachtete mich aus einem Abstand, der etwas zu intim für meinen Geschmack war.

»Alles klar?«

»Ja. Ich denke schon.«

Seine Nähe war mir so unangenehm, dass ich seinen Blicken auswich.

»Warum waren die so angepisst?«

Ich zuckte mit den Schultern.

»Keine Ahnung.«

Am liebsten wäre ich aufgestanden und davongelaufen, was ich auch versuchte, aber dadurch, dass mir der Kerl so auf die Pelle rückte, konnte ich mich nicht vom Boden abstoßen, ohne mit ihm zu kollidieren.

»Du siehst nicht so wie die Leute aus, die sonst in den Club kommen.«

Was genau er damit meinte, wusste ich nicht, aber ich vermutete, dass es mit meiner violetten Jeanshose und meinem gelben Hemd mit den Gartenzwergen drauf zu tun hatte.

»Nun ja ...«

»Hey, Moment! Ich kenne dich doch!«

Mir gefror das Blut in den Adern. Das konnte nicht sein! Hatte er mich etwa gesehen, als ich Isa und ihn beobachtet hatte? Niemals! Und falls doch? Das wäre auch egal. Für ihn war ich doch ein Fremder, ich war nur irgendjemand, der zufällig dort am Gastgarten vorbeigekommen war.

»Tim?«

Als er meinen Namen sagte, verstand ich die Welt endgültig nicht mehr. Zugleich stieg die Ahnung in mir hoch, dass alles, was mir im Moment unbegreiflich war, mit den Anspielungen von Peter in Zusammenhang stehen musste. Er hatte gemeint, ich würde verstehen, wenn ich mir den Türsteher selbst ansah. Genau das tat ich nun. Ich sah mir das Gesicht des Mannes vor mir an.

Und tatsächlich.

Ich verstand.

»Der Doofe.«

Auch wenn ich es lediglich geflüstert hatte, musste er mich unweigerlich gehört haben. Entsprechend zog er seine Mundwinkel missmutig nach unten, aber nur für einen Augenblick.

»Freut mich auch, dich mal wiederzusehen, Dicker.«

Das letzte Wort fügte er mit einem Zwinkern an.

»Oh, tut mir leid, ich wollte nicht ... Ich meine ... Hallo, Steffen.«

»Schon gut, Dicker. Mann, Mann, Mann, das ist ja schon Jahre her, dass wir uns gesehen haben. Du hast dich überhaupt nicht verändert.«

»Das kann man von dir nicht behaupten.«

Konnte man wirklich nicht.

Steffen war mit Uwe, Peter und mir in dieselbe Klasse gegangen und hatte seinerzeit mit dem Spitznamen »der Doofe« zu kämpfen gehabt. Er war ein eher mickriger, bleicher Knabe gewesen, bei dem man Angst haben musste, dass ihn bereits ein starker Husten aus den Schuhen heben konnte. Wenn ich mir den gebräunten Baum von einem Mann vor mir mit definierten Bizepsen, Trizepsen und mindestens einem Dutzend weiterer Zepsen ansah, war es wirklich kaum zu glauben, dass es sich um ein und dieselbe Person handelte.

»Komm, ich gebe dir einen Drink aus. Nicht, dass du mir hier am Ende noch hydrierst«, sagte er großspurig.

Ich musste kurz überlegen.

»*De*«, korrigierte ich ihn, da er »dehydrierst« gemeint haben musste, anders ergab es schließlich keinen Sinn.

Er sah mich skeptisch an.

»Weiß nicht, ob wir so etwas haben.«

Nun blickte ich ebenso skeptisch zurück.

»Was nicht haben?«, fragte ich.

»Na, Tee«, antwortete Steffen.

»Tee?«, erwiderte ich, ehe es mir dämmerte. »Ach so, nein, ich meinte *de*, wegen hydrieren und so.«

Sein Gesichtsausdruck deutete nicht an, dass ihm ein Licht aufging.

»Hm. Wir haben vielleicht Eistee.«

Er wirkte nachdenklich und mir wurden zwei Dinge klar. Erstens gab es keinen Zweifel daran, dass es sich trotz der starken äußerlichen Veränderung um unseren Steffen aus dem Gymnasium handelte. Seinen Spitznamen, so grausam er auch sein mochte, hatte er nämlich schon damals zurecht getragen. Zweitens war ich mir sicher, dass Peter deshalb gemeint hatte, ich sollte die Sache mit Isa nicht abschreiben. Selbst wenn ich in tausend Jahren nicht so einen Körper wie Steffen haben würde, so hatte er seinerseits erhebliche Defizite im Oberstübchen zu verzeichnen, und es wäre fast gelacht, wenn ich das nicht zu meinen Gunsten ausnutzen konnte.

Fast schon zufrieden lächelte ich ihn an.

»Eistee klingt gut.«

Kapitel 17: Der Doofe

Steffen brachte mich zum Eingang des *High Five* und erzählte mir, dass er dort als Türsteher arbeitete. Ich tat überrascht.

»Ich habe es mit anderen Jobs versucht, aber irgendwie hat das nie geklappt. Und mit meinen Süßen bin ich hierfür perfekt geeignet.«

Seine Süßen waren scheinbar seine Brustmuskeln, die er bei ihrer Erwähnung tanzen ließ. Auf dieses Kunststück war er höchstwahrscheinlich mächtig stolz, denn er zeigte es mir aus mehreren Blickrichtungen.

»Ah«, sagte ich endlich beeindruckt und er freute sich über die Anerkennung.

»Ich stehe hier eigentlich die ganze Nacht, aber lass mich nur machen, ich werde mit jemandem tauschen. Auf unser Wiedersehen müssen wir anstoßen. Mach es dir inzwischen an der Bar gemütlich, ich werde Svenja schreiben, dass sie dich mit Eistee versorgen soll. Das ist die Rothaarige mit den Mördertitten.«

Die Beschreibung war – wie ich kurz darauf feststellte – durchaus treffend, auch wenn ich eine andere Formulierung gewählt hätte.

»Bist du der Freund von Steffen?«, fragte sie mich, als ich an die Bar trat.

»Ja«, antwortete ich, wobei das nicht unbedingt der Wahrheit entsprach.

Freunde im eigentlichen Sinne waren wir noch nie gewesen, und wenn man die aktuelle Situation betrachtete, dann waren wir weiter davon entfernt als je zuvor. Steffen wusste das allerdings nicht.

Dennoch saß ich nun eine Stunde an der Bar, schüttete einen halben Liter Eistee in mich hinein und wartete. Ich versuchte mir zu überlegen, wie ich die Sache mit Steffen angehen sollte, unglücklicherweise spazierte die gute Svenja ständig an mir vorbei und ihre ... respektable Oberweite ... war zu auffällig, als dass man sie als Mann einfach so hätte ignorieren können. Einen klaren Gedanken zu fassen fiel mir da ziemlich schwer, weshalb ich es letzten Endes sein ließ.

Stattdessen unterhielt ich mich damit, die anwesenden Leute zu beobachten. Mir wurde schnell klar, was Steffen mit seiner Aussage gemeint hatte, dass ich nicht so aussähe wie die Leute, die sonst hier verkehrten. Mal abgesehen davon, dass alle außer mir schicke Kleidung trugen, versprühten die Anwesenden eine Art »Style«, der mich schlichtweg nicht umgab. Das Einzige, das ich versprühte, war eine Kombination aus Schweiß und dem Calvin-Klein-Parfüm-Imitat, das sich unter meinen Geburtstagsgeschenken befunden hatte. Mittlerweile befürchtete ich jedoch, dass es sich dabei um einen Scherzartikel gehandelt haben könnte, denn der Duft erinnerte mich mehr und mehr an Kaninchenfürze.

Um die Zeit nicht vollkommen unnütz vorüberstreichen zu lassen, intensivierte ich meine Beobachtungen mit der Absicht, mir etwas von diesen so viel cooleren Menschen abzuschauen. Ich blieb mit meinen Augen an einem Typen haften, der eine Mischung aus Brad Pitt und Johnny Depp war, wobei er das Alter und den Körper von Zack Efron besaß. Den zwangsläufig aufkommenden Neid schluckte ich tapfer hinunter, stattdessen konzentrierte ich mich auf die Bewegungen, die er auf der Tanzfläche vollführte. Diese schienen zusätzlich zu seinem Aussehen gut anzukommen, denn nicht weniger als fünf Supermodels – zumindest waren sie das optisch – hatten sich um ihn geschart und gingen mit ihm auf Tuchfühlung. Mit Tanzen hatte das in meinen Augen nur mehr wenig zu tun, vielmehr mit einem handfesten Vorspiel, aber da ich in beiden Bereichen kein Profi war, durfte man meine Meinung nicht als Maßstab heranziehen.

Es dauerte vielleicht zwei Minuten, um mir die Choreografie von Johnny »Zack« Pitt einzuprägen, denn besonders ausgeklügelt war diese dann doch nicht. Bedeutend länger benötigte ich hingegen, um mich dazu zu überwinden, selbst die Tanzfläche zu betreten. Und mein Zögern war gerechtfertigt, denn ich machte wohl keine sonderlich gute Figur, als ich mich an den Bewegungen versuchte.

»Aus dem Weg, ich bin Arzt!«

Als ich den Satz hinter mir hörte, drehte ich mich um und fand mich Auge in Auge mit einem Mann südländischer Herkunft wieder.

»Ganz ruhig«, sagte er und berührte vorsichtig meine Schultern. »Ich helfe Ihnen.«

»Ich ... Ähm ... Was ...?«

»Schhhhh ... Alles wird gut. Keine Sorge.«

Zu gerne hätte ich ihm geglaubt, doch als sich herausstellte, dass er meine Tanzbewegungen als epileptischen Anfall interpretiert hatte, waren meine Zweifel verständlicherweise groß. Das Gelächter der umstehenden Leute bestätigte meine Befürchtung, dass gar nichts gut werden würde, jedenfalls nicht in absehbarer Zeit. Irgendwie kam es mir so vor, dass ich mich in den vergangenen Tagen nur noch zum Clown machte. Hatte das mit meiner Verliebtheit zu tun? War das der Preis dafür, wenn man Gefühle für eine Frau hegte und alles dafür tun wollte, um ihr zu gefallen?

Ist man als Verliebter vom ersten Herzklopfen an nur mehr ein Vollidiot?

»Na, Dicker? Gut drauf?«

Punktgenau auf das Stichwort stand Steffen vor mir.

»Ja, passt schon.«

Wir gingen zu Svenja an die Bar, wo Steffen uns zwei Eistees bestellte, dieses Mal aber welche aus Long Island. Es dauerte nicht lange, da begann Steffen wie ein Wasserfall zu quasseln und es stellte sich heraus, dass er ein ganz besonderes Lieblingsthema hatte: sich selbst.

Nach dem dritten Cocktail hatte er mir seine halbe Lebensgeschichte erzählt, obwohl ich die eigentlich gar nicht wissen wollte. Besonders großen Wert legte er darauf, mir begreiflich zu machen, dass es die beste Entscheidung seines Lebens gewesen war, Vegetarier zu werden. Fleisch zu essen, meinte er, wäre ein Verbrechen an der Natur und er könne absolut nicht verstehen, dass man in der heutigen Zeit noch immer auf so eine barbarische Ernährung zurückgreifen musste. Abgesehen davon sei Fleisch auch schädlich für den Körper und sein Körper war für ihn nun einmal ein heiliger Tempel, den er mit entsprechendem Respekt behandelte.

»Natürlich«, erwiderte ich und beobachtete ihn dabei, wie er sich den nächsten Cocktail hinunterkippte.

Noch ausführlicher fiel dann jener Teil seiner epischen Selbstdarstellung aus, in dem er sich vom Spargeltarzan zum feingerippten Muskeltoni trainiert hatte. So mitreißend und bilderreich er auch die Entwicklung seines Gluteus Maximus beschrieb, aus irgendeinem Grund konnte er mich damit nicht fesseln. Höchstwahrscheinlich hätte es auch nicht geholfen, wenn ich schon damals gewusst hätte, dass es sich beim Gluteus Maximus um nichts anderes als den großen Arschmuskel handelte.

»Es ist schon spät«, sagte ich schließlich und blickte dabei auf mein rechtes Handgelenk.

Meine Uhr befand sich zwar auf der linken Seite, aber das fiel mir erst zu spät und ihm gar nicht auf.

»Und du darfst nie auf die Beine vergessen«, erwiderte Steffen, »sonst siehst du am Ende unförmig aus. Oben definierte Muskeln und unten nichts? Ne, das geht nicht.«

Das mochte schon sein, dennoch hatte ich nicht den geringsten Bock darauf, mir auch noch eine weitere, selbstverliebte Silbe anzuhören. Im zweiten Versuch hielt ich ihm das richtige Handgelenk unter die Nase.

»Schon spät«, wiederholte ich dieses Mal verknappt, wohl auch deshalb, weil drei Long Island Ice Teas bereits erheblich auf meinem Sprachzentrum lasteten.

»Ist schon geil, wenn man so einen klasse Body hat«, meinte Steffen und lächelte zufrieden vor sich hin.

Gut, wenn er mich so schon ignorierte, dann war davon auszugehen, dass ihm meine körperliche Abwesenheit ebenso wenig auffallen würde. Dennoch ließ ich meinen Hintern nur ganz vorsichtig vom Hocker gleiten, um mich im Rahmen meiner alkoholisierten Möglichkeiten wegzuschleichen.

»Und die Frauen können von Sixpacks gar nicht genug bekommen, das glaub mir mal.«

Ich hatte gerade zum ersten Schritt meines Davonstehlens angesetzt, als mich sein letzter Satz doch zur Rückkehr bewegte.

»Welche Frauen?«, fragte ich unschuldig und erklomm meinen Hocker mit nicht weniger Anstrengung, als wäre ich auf dem Mount Everest unterwegs.

»Wie, welche? Alle natürlich!«

Wenigstens nahm Steffen mich wieder als Gesprächspartner wahr.

»Gibt es vielleicht ... eine ganz bestimmte Frau in deinem Leben?«

Er wandte den Kopf zu mir und sah mich mit dem bekloopptesten Blick an, den ich je im Gesicht eines Menschen gesehen hatte.

»Eine bestimmte Frau? Was soll die denn bestimmen?«

Ein Mann mit seinen Einschränkungen sollte auf den Genuss von Alkohol gänzlich verzichten, immerhin vernichtete er mit jedem Cocktail wichtige Gehirnzellen, die er so dringend brauchte.

»Hast du eine Freundin?«, versuchte ich es erneut.

Jetzt lachte er.

»Ja, habe ich. Eine nach der anderen.«

Scheinbar fand er sich besonders komisch, denn sein Lachen ging nun in eine Art Wiehern über, von dem er sich kaum beruhigen konnte. Ich ließ ihn sich austoben und gab mein Bestes, weiterhin so zu tun, als würde ich seine beknackte Art gutheißen.

»Du bist ja ein richtiger Casanova geworden«, sagte ich und klopfte ihm auf die Schulter.

»Eigentlich nicht«, erwiderte er. »Ich war noch nie im Casino.«

Auweia. Das tat fast schon weh.

In einer gerechten Welt dürfte es nicht die geringste Diskussion darüber geben, wen von uns beiden eine Frau bevorzugte. Aber was war schon gerecht?

»Nein, ich meinte ... Ah, egal. Hast du jetzt gerade eine Freundin, oder nicht?«

Ungeduldig und gespannt beugte ich mich zu ihm hinüber. Steffen sah sich zunächst um und rückte dann seinerseits etwas näher an mich heran. Er schirmte den Mund mit seiner Hand zur Seite hin ab, so als würde er mir ein großes Geheimnis anvertrauen.

»Hab da was am Laufen, ja.«

»Wie jetzt?«

»Na ja, ist noch nichts passiert, aber ich denke, dass ich sie in ein paar Tagen in der Kiste haben werde.«

»So ... So schnell?«, fragte ich und dabei wurde mir ganz anders.

»Ja, klar. Ewig kann ich mich auch nicht auf eine Einzige konzentrieren.«

»Wie meinst du das?«

Steffen ließ sein linkes Augenlid nach unten sinken, als ob er mir zuzwinkern wollte. Das Lid bewegte sich jedoch nicht wieder nach oben, sodass sein Anblick ziemlich seltsam wirkte.

»Weißt du, sie ist zwar schon eine steile Braut, aber nach

zwei, drei Wochen wird mir das Ganze dann doch zu öde. Sind wir mal ehrlich: Nachdem du eine Alte ein paarmal gepoppt hast, ist die Spannung ohnehin raus, oder? Dann wird es Zeit, weiterzuziehen.«

Offensichtlich hatte ich etwas verpasst, denn Steffen amüsierte sich einmal mehr köstlich über das, was da zwischen seinen Lippen hervorgekommen war. Dieses Mal konnte ich mich allerdings nicht mehr verstellen. Ehrlich schockiert saß ich da und betrachtete den Mistkerl, dem ich am liebsten die Visage poliert hätte.

Nicht nur, dass wir um dieselbe Frau buhlten, nein, während ich echte Gefühle für sie hegte, wollte Steffen sie lediglich als kleines Sexabenteuer benutzen! In mir loderte ein Vulkan, der sich nur dadurch besänftigen ließ, dass mir der Gedanke kam, am Ende könnte doch alles nur ein blödes Missverständnis sein. Immerhin hatte er ihren Namen noch nicht ausgesprochen und ja, ich wusste, dass es ein bescheuerter letzter Strohhalm war, an den ich mich hier klammerte, aber ich klammerte mich dennoch mit aller Kraft an ihn.

»Wie ... Wie heißt sie denn eigentlich, diese ... diese steile Braut?«

Ich schluckte schwer und versuchte die Wahrscheinlichkeit eines dummen Zufalls zu berechnen, wobei es ein ganz anderer Türsteher in einem anderen *High Life* sein könnte, der sich an meine Angebetete heranmachte. Das war natürlich absoluter Schwachsinn.

»Isa«, antwortete Steffen trocken. »Aber jetzt muss ich wirklich dringend pissen.«

Als er sich in den Schritt fasste, hatte ich für einen Augenblick die Befürchtung, dass er sein Vorhaben gleich hier und jetzt in die Tat umsetzen wollte, aber scheinbar musste er dort nur etwas zurechtrücken. In leichter Schräglage machte er sich auf den Weg in Richtung Toilette und ich blieb geknickt auf meinem Hocker zurück. Vom Brodeln eines Vulkans war in mir kaum noch etwas übrig, stattdessen war ich einfach nur fassungslos.

»Was für ein Arschloch«, hörte ich neben mir eine bekannte Stimme sagen.

»Peter! Seit wann bist du hier?«

»Seit den Deltamuskeln.«

Ich versuchte mich zu erinnern, wann Steffen die zum Thema gemacht hatte, und kam zu dem Schluss, dass Peter uns schon eine ganze Weile belauscht haben musste.

»Wie bist du überhaupt hereingekommen?«

Die Frage hatte sich erübrigt, als ich bemerkte, dass mein Freund nicht länger seine schräge Verkleidung trug.

»Ah, schon klar. Vergiss es«, fügte ich deshalb hinzu.

»Und?«, fragte Peter auffordernd.

»Was für ein Arschloch«, gab ich ihm recht. »Aber du bist auch ein Depp.«

»Ich? Wieso?«

»Hättest du mir nicht sagen können, dass es sich bei dem Türsteher um Steffen handelt?«

»Schon. Aber so war es doch lustiger, oder?«

»Deinen Humor möchte ich haben.«

»Außerdem wusstest du doch, dass der Typ Steffen heißt.«

»Und da hätte ich sofort auf die Doofnuss aus unserer Klasse kommen sollen?«

»Vielleicht nicht sofort, aber ...«

Er ließ den Satz deutlich erkennbar ins Leere laufen.

»Halt einfach die Klappe«, forderte ich ihn auf, meinte es aber nicht ernst.

»Schon gut, schon gut. Tut mir ja leid. Aber Schwamm drüber. Wie ist der Plan?«

Peter sah mich erwartungsvoll an. Ich wusste nicht, ob es an den drei Long Island Ice Teas lag, aber ich konnte ihm nicht folgen.

»Was für ein Plan?«

»Wir werden ja nicht hergekommen sein, damit du dich

grundlos mit deinem Nebenbuhler besäufst. Also: Wie ist der Plan? Wie lassen wir den Kerl von der Bildfläche verschwinden?«

»Wie? Was meinst du mit ...«, begann ich und flüsterte den Rest. »... von der Bildfläche verschwinden?«

Irgendwie war ich im Moment ziemlich verwirrt, denn ich hörte die Worte und begriff dennoch nicht ganz, was mein Freund mir damit sagen wollte. Ich fragte mich, ob Steffen sich ständig so fühlte. Wenn ja, dann tat er mir sogar beinahe schon wieder leid.

»Na ...«, erwiderte Peter und machte ein paar Handbewegungen, als ob damit nun alles klar sein musste.

»Hä?«, hakte ich nach, denn für mich war überhaupt nichts klar.

Peter wiederholte seine Gesten. Ich kapierte erst noch immer nicht, doch dann fiel endlich der Groschen. Oder der Cent, wie man heute wahrscheinlich korrekterweise sagen musste. Eigentlich waren es sogar kiloweise Euros, die da gerade herunterprasselten.

»Du meinst, wir sollen ihn umlegen?!«

Blöd, dass der Song, der soeben gespielt wurde, gerade in den zwei Sekunden einen fast lautlosen Übergang hatte, in denen ich meine Frage unverhältnismäßig laut hinausposaunte. Blöd war auch, dass Svenjas Busen im nächsten Augenblick vor mir auftauchte und mich fragte, ob ich noch etwas zu trinken haben wollte. Peinlich berührt sah ich Svenja lieber nicht in die Augen, sondern starrte ihr weiter stur auf die Brüste.

»Nein, danke«, antwortete ich und der Busen spazierte wieder aus meinem Blickfeld.

»Nicht so laut«, kam Peters Warnung, obwohl es schon längst zu spät war.

»Was heißt hier ...? Spinnst du? Ich will den Kerl doch nicht umbringen.«

Jedes vorhandene Farbpartikel wich aus dem Gesicht

meines Freundes.

»Natürlich nicht«, hauchte er nahezu stimmlos. »Ich meinte ja auch nur ...«

Sein Schweigen verstärkte mein Unbehagen nur noch mehr. Was war da soeben geschehen? Hatte er wirklich vorgeschlagen ...? Oder war er davon ausgegangen, dass ich ...? Nein, unmöglich! Es musste am Alkohol liegen. Dieses verdammte Zeug hatte mir die Sinne so benebelt, dass ich schon zu fantasieren begann. Mein Freund Peter, der nicht einmal einer sadistischen Stechmücke etwas zuleide tun konnte, sollte vorgeschlagen haben, ein Mordkomplott zu schmieden?

Ne, absoluter Quatsch.

Oder etwa doch nicht?

»Komm«, sagte ich, »lass uns abhauen, bevor der Doofe wieder zurück ist.«

Peter und ich verließen das *High Five* so zügig wie möglich. Als wir draußen waren, hatten wir es nicht minder eilig, uns voneinander zu verabschieden. Die Stimmung zwischen ihm und mir war – gelinde gesagt – seltsam.

»Wir ... uhm ... ah ... hören uns dann, okay?«, fragte Peter bereits halb von mir abgewandt.

»Ja ... äh ... ja, das ... das ... Ich melde mich.«

Er hob die Hand zum Gruß, ich tat es ihm gleich, und weg war er. Ich stand noch eine Weile da, dann machte ich mich ebenfalls auf den Weg nach Hause. Die frische Luft tat mir einerseits gut, so als ob sie mir Flügel verleihen und mich federleicht machen würde. Andererseits hatte ich das Gefühl, dass dadurch mein Koordinationszentrum im Kopf etwas durcheinandergebracht wurde. Dass ich in regelmäßigen Abständen gegen Hausfassaden und Autos knallte, schien meine Theorie zu bestätigen.

Durch meinen schwankenden Gang legte ich bestimmt doppelt so viele Meter zurück, als eigentlich notwendig waren. Umso länger benötigte ich natürlich für den Heimweg. Doch das machte nichts. So hatte ich mehr Zeit zum Grübeln.

War es denn wirklich so abwegig, Steffen still und heimlich von der Bildfläche verschwinden zu lassen? Es gab doch ohnehin zu viele Deppen auf der Welt, war es da nicht sogar ein Dienst an der Menschheit, wenn man sie um einen erleichterte?

Auf halber Strecke kotzte ich neben einem Wasserhydranten nicht nur meinen halben Mageninhalt aus, sondern auch diesen Floh, den mir Peter ins Ohr gesetzt hatte. Sofern er das wirklich getan und ich ihn in meinem Rausch nicht missverstanden hatte. Wie auch immer, in Wahrheit wollte ich es gar nicht so genau wissen.

Mit einer Sache hatte Peter aber – und da gab es kein Missverständnis – absolut recht gehabt: Ich brauchte einen Plan. Ich würde es nicht zulassen, dass dieser hirnverbrannte Steffen sich an meiner Isa verging. Selbst wenn aus ihr und mir nichts werden würde, so konnte ich es nicht zulassen, dass sie auf diesen Saftsack hereinfiel. Das stand auf jeden Fall fest.

Im Gegensatz zu mir.

Ich stand nämlich absolut nicht fest auf den Beinen und so kam es, dass ich die Nacht nicht in meinem schönen Bett, sondern vor dem Eingang unserer Metzgerei verbrachte. Weiter hatten mich meine Beine nun einmal nicht getragen.

Wie ich erst einige Stunden später bemerkte, hatte ich im Übrigen auf den Stufen zur Metzgerei die zweite Hälfte meines Mageninhalts entleert. Zumindest schlief es sich darauf wohl etwas weicher.

Kapitel 18: Rache

Ich spürte ein Stechen in der Brust. Herzinfarkt, ganz klar. Zumindest war das immer mein erster Gedanke, sobald es auch nur minimal irgendwo in der verdächtigen Region meines Körpers zwickte. Das Stechen verschwand. Dann kam es wieder. Beim dritten Mal öffnete ich die Augen und erblickte ein faltiges Gesicht, das ich in meinem Zustand so gar nicht gebrauchen konnte.

»Ist ja ekelhaft.«

Frau Steeger stand riesig wie die Freiheitsstatue über mir und sah mich mit vorwurfsvollem Blick an. Ein weiteres Mal stupste sie mit der Spitze ihres Schuhs gegen meine Rippen.

»Woahäh ...«, erwiderte ich, auch wenn ich selbst nicht wusste, was ich damit sagen wollte.

Die alte Dame schüttelte den Kopf. Dann klopfte sie gegen ihr Hörgerät. Sie musste davon ausgehen, dass meine seltsamen Laute mit einer Störung zu tun hatten.

»Wohl ein wenig über den Durst getrunken.«

»Ähumahhh ...«, sagte ich und rappelte mich dabei auf.

Wenn Frau Steeger weiterhin so fest gegen ihr Hörgerät schlug, würde sie es erst recht noch kaputt machen.

Es gab einen Grund, warum ich für gewöhnlich nur Bier und hin und wieder Wein trank: Die meisten anderen Sachen vertrug ich schlichtweg nicht. Und wie es aussah, traf das auch auf Long Island Ice Teas zu.

Trotz allem dauerte es nur wenige Sekunden, bis mein Kopf eine Klarheit von etwa neunzig Prozent erreichte. Ich wusste sofort, dass ich auf den Stufen der Metzgerei geschlafen und mich zuvor auf selbige übergeben hatte. Mir war auch bewusst, dass es kurz vor acht sein musste und ich eigentlich hinter der Theke stehen sollte, um Frau Steeger zu bedienen. Und obwohl mein Gehirn im Großen und Ganzen einwandfrei funktionierte, war der erste vollständige Satz, den ich herausbrachte, nicht von enormer geistiger Reife geprägt.

»Das ist mein Broccoli«, sagte ich und deutete auf ein Stück inmitten meines Erbrochenen, das noch überraschend frisch aussah.

Frau Steeger sah mich mit einem Blick an, den ich noch von meinen Lehrern kannte, und den ich für mich immer mit »Dem ist nicht mehr zu helfen« übersetzt hatte. Im Gegensatz zu meinen Lehrern klopfte mir die alte Dame nun aber fast aufmunternd auf die Schulter.

»Gut gemacht.«

Ihr Hörgerät schien heute zu funktionieren.

Auch wenn sie es klarerweise ironisch gemeint hatte, tat es dennoch gut, gelobt zu werden. Ich fühlte mich gleich viel besser. Das lag mit Sicherheit auch daran, dass es ganz so aussah, als ob Frau Steeger mir nicht mehr böse wäre. Immerhin hatte unsere letzte Begegnung nicht sonderlich gut geendet, und auch wenn sie oft eine lästige, alte Wachtel sein konnte, so war sie doch ebenso eine langjährige, treue Kundin, und es wäre mir sehr unangenehm gewesen, wenn ich sie durch meine unbedachte Äußerung vergrault hätte.

»Habt ihr einen mageren Schinken?«

So leicht warf die alte Frau offensichtlich nichts aus der Bahn, denn weder meine Bemerkung vom letzten Mal noch meine Kotze auf den Stufen schien sie besonders ernst zu nehmen.

»Ja, ja. Haben wir.«

Es war die Standardantwort, die mir ganz automatisch über die Lippen kam. In Wahrheit wusste ich nicht, was wir an Schinken hatten, aber selbst wenn wir lediglich einen haben würden, der eine zentimeterdicke Fettader aufwies, gelang es mir unter normalen Umständen, ihn als »mager« zu verkaufen.

Von normalen Umständen konnte heute jedoch keine Rede sein. Erst beim dritten Versuch gelang es mir, den Schlüssel aus der Hosentasche zu bekommen, und ich benötigte doppelt so viele Versuche, um anschließend ins Schlüsselloch zu treffen. Ich hielt Frau Steeger mehr oder weniger galant die Tür auf und sie stieg vorsichtig über meinen Kotzbrei hinweg in den Laden.

»Schinken, also?«, fragte ich nach.

»Ja, aber erst ...«

Sie wirbelte ihren Zeigefinger herum und deutete dabei auf mich.

»Hm?«

Frau Steeger hüstelte.

»Eine kleine Säuberung wäre angebracht.«

Ihr Finger verharrte nun in der Luft und die Spitze zielte direkt auf meine Wange. Unwillkürlich fasste ich an jene Stelle und sammelte auf, was dort klebte.

Broccoli.

Besser gesagt: Broccoli-Matsch.

Recht unappetitlich.

»Oh«, kommentierte ich die Entdeckung. »Bin gleich wieder da.«

Ich war nicht *gleich* wieder da, denn ich musste erst nach oben ins Bad, Gesicht und Oberkörper waschen, mir neue Klamotten anziehen und einen halben Liter Wasser in mich hineinschütten, da sich mein Hals so ausgetrocknet anfühlte, als hätte ich mir einen Kübel Sand hinuntergeschüttet. Als ich endlich wieder nach unten in die Metzgerei ging, hörte ich schon von Weitem die Stimme meines Vaters, der sich offenbar gerade mächtig aufregte.

»Eine solche Frechheit ist das!«, schimpfte er, als ich hinzustieß.

Frau Steeger und er richteten gleichzeitig die Blicke auf

mich. Das ungute Gefühl überkam mich, dass ich in Schwierigkeiten steckte.

»Ich ... ähm ...«

»Wo warst du denn? Du kannst Frau Steeger doch nicht ewig warten lassen.«

Mein Vater hatte zwar eine vorwurfsvolle Miene aufgesetzt, dennoch lag nicht annähernd so viel Aufgebrachtheit in seiner Stimme, wie noch kurz zuvor.

»So lange war das gar nicht«, widersprach Frau Steeger. »Ich war mir ja auch noch überhaupt nicht sicher, was ich heute haben möchte.«

Sie log ihn mit einem freundlichen Lächeln an und ich kam zu dem Schluss, dass ich die alte Frau vielleicht doch falsch eingeschätzt hatte.

»Wie auch immer«, meinte mein Vater. »Nur gut, dass ich zufällig heruntergekommen bin. Was darf es denn nun sein?«

»Zweihundert Gramm Schinken.«

Während er ein Stück nahm und das große Messer mehrmals an verschiedenen Stellen ansetzte, stand ich ziemlich nutzlos in der Gegend herum. Gerade als ich meinen Vater fragen wollte, ob er meine Schicht gleich ganz übernehmen konnte, richtete er das Wort wieder an mich.

»Hast du schon gesehen, was wir da für eine Sauerei vor dem Eingang haben?«

»Ja. Sogar aus nächster Nähe«, wollte ich sagen, tat es aber nicht.

»Eine solche Frechheit«, wiederholte mein Vater die Worte von vorhin und jetzt wusste ich auch, was er damit gemeint hatte. »Irgendein nutzloser Trunkenbold hat uns doch glatt vor die Metzgerei gekotzt. Stell dir das vor! Kotze vor der Metzgerei Schimmel! Was das für unseren Namen bedeutet, wenn das die Runde macht!«

Ruckartig suchte ich Augenkontakt mit Frau Steeger. Hatte sie ihm nicht erzählt, dass ich der nutzlose Trunkenbold gewesen war?

Sie schüttelte kaum merklich den Kopf.

Frau Steeger. Nun war es amtlich: Ich hatte sie tatsächlich falsch eingeschätzt. Sie war ja richtig nett. Wie man sich in einem Menschen täuschen konnte. Unglaublich.

»Darüber würde ich mir keine Gedanken machen«, meinte sie besänftigend. »Von mir erfährt jedenfalls niemand etwas.«

»Das ist sehr nett von Ihnen, Frau Steeger. Ich lege Ihnen noch fünfzig Gramm drauf. Gratis, natürlich.«

»Ist doch nicht nötig«, wandte sie ein. »Aber eine Leberpastete würde ich dankend annehmen.«

Sie lächelte verschmitzt und ich war erleichtert. Mein Vater packte ihr den Schinken ein und ich schob ihr die gewünschte Leberpastete über die Theke.

»Es gibt allerdings etwas anderes, worüber Sie sich eventuell durchaus Gedanken machen sollten, Herr Schimmel. Mir ist ein Gerücht zu Ohren gekommen, dass bei Ihnen jemand fremdgegangen ist.«

»Fremdgegangen?«

Mein Vater wirkte überrascht, aber gefasst.

»Nun, nicht fremdgegangen im herkömmlichen Sinn. Vielmehr geht es darum, dass behauptet wird, jemand aus ihrer Familie hätte in einer anderen Metzgerei eingekauft.«

Mit zusammengekniffenen, blitzenden Augen blickte sie mich wissend an. Ich erstarrte.

Dieses hinterhältige, nachtragende, faltige Miststück!

Keine Ahnung, woher sie wusste, dass ich die Würste bei den Eders gekauft hatte, aber scheinbar wollte sie sich mit dieser Information an mir rächen. Das ganze Theater von zuvor war nur dazu da gewesen, um mich in Sicherheit zu wiegen. Und ich hatte ihr das auch noch abgekauft.

»WAAAAAASSSSSS???!!!«, brüllte mein Vater.

Zornesröte stieg in sein Gesicht. Wäre sein Kopf ein Wasserkessel gewesen, hätte er jetzt zu pfeifen begonnen.

Um es festzuhalten: Zunächst hatte mein Vater bestimmt geglaubt, dass das Gerücht besagte, er würde von meiner Mutter mit einem anderen Mann betrogen. Damit war er alles in allem recht entspannt umgegangen. Doch bei dem bloßen Gedanken daran, jemand aus seiner Familie könnte in einer anderen Metzgerei einkaufen ...

»So ein Unfug!!! Wer erzählt denn solche Lügen?«

»Ich persönlich glaube ja nicht, dass an dieser Geschichte etwas dran ist«, sagte Frau Steeger in gemächlichem Tempo, »aber ...«

»WER?!«

»Ach, du meine Güte«, spielte Frau Steeger überrascht über den Ausbruch meines Vaters. »Ich habe das auch nur so auf der Straße gehört. Aber wenn ich mich nicht irre, spielt die Metzgerei Eder eine Rolle in diesem hässlichen, hässlichen Gerücht.«

Ein weiteres Mal sah mir die alte Hexe direkt in die Augen, so als ob sie mir nun endgültig den Todesstoß versetzt hätte.

»Der Eder! Natürlich! So ein Saukerl! Lügner! Ein dreckiger Lügner ist er! Aber dem werde ich es zeigen!«

»Paps, beruhige dich doch wieder«, sagte ich in sanftem Tonfall. »Wir wissen ja noch nicht einmal, ob das Ganze wirklich von den Eders kommt.«

»Oh, eigentlich bin ich mir da relativ sicher«, warf Frau Steeger ein.

Ich versuchte die blöde Kuh zu ignorieren.

»Wie auch immer«, fuhr ich fort. »Wahrscheinlich ist das trotzdem alles nur ein großes Missverständnis. Man weiß ja nie, wie solche Gerüchte zustande kommen.«

Auch wenn mein Vater ein emotionaler Mensch war, so konnte man ihn meist recht schnell besänftigen. Ich schenkte ihm ein beruhigendes Lächeln und er lächelte friedfertig zurück.

»Ich werde ihm den Hals umdrehen«, sagte er mit sanfter

Stimme.

Fassungslos sah ich ihm nach, als er ohne ein weiteres Wort aus der Metzgerei stürmte.

»Shit!«, entfuhr mir.

Ich ahnte nichts Gutes.

»Was bin ich nur für ein Schussel«, meinte Frau Steeger und ich wandte mich ihr widerstrebend zu. »Da fällt mir ein, dass ich ja noch genug Schinken zu Hause habe. Was sagt man dazu?«

Oh, ich hätte dazu so einiges zu sagen gehabt, wenn sie mir Gelegenheit dazu gegeben hätte. So aber schnappte sie sich die Leberpastete und marschierte mit einem zufriedenen Lächeln auf den Lippen zur Tür.

»Herzlichen Dank für die Gratis-Pastete«, sagte sie noch, dann suchte sie das Weite.

»Fiese Hexe«, flüsterte ich und legte meine Hände in den Nacken.

Das war ja mal richtig mies gelaufen. Ich hätte mir denken können, dass der Eder herumposaunen würde, dass der Sohn vom Schimmel bei ihm eingekauft hatte. Man musste auch kein Genie sein, um sich auszumalen, wie genüsslich er das Ganze jetzt auch noch meinem Vater höchstpersönlich auf die Nase binden würde. Oh Mann, der würde stinksauer auf mich sein. Nicht auszudenken, was da noch auf mich zukam. Ehrlich gestanden fürchtete ich mich sogar irgendwie davor.

Als mein Handy klingelte, zuckte ich unweigerlich zusammen. Ich zog es aus der Tasche und lugte vorsichtig auf das Display.

»Silvie?«, fragte ich, als ich abhob.

»Bist du bescheuert?«

Fast hätte ich mit »Ja« geantwortet.

»Warum jetzt genau?«

»Wieso hast du dich nicht bei Isa gemeldet? Ich reiße mir den Hintern auf, damit du eine Chance bei ihr hast, und dann rufst du Hirni sie einfach nicht an!«

»Ich habe ihre Nummer gar nicht.«

Am anderen Ende der Leitung wurde es still. Ganze zwei Sekunden lang.

»Oh, das ist heutzutage ja wirklich eine super Ausrede. Ich meine, es ist nahezu unmöglich, eine Telefonnummer herauszufinden. Vor allem dann, wenn du einfach MICH hättest fragen können!«

So ganz unrecht hatte sie damit nicht und in Wahrheit war das ja auch nicht der echte Grund gewesen. Ich beschloss, nicht lange um den heißen Brei herumzureden.

»Na ja, die Sache ist die: Ich habe sie mit diesem Türsteher gesehen und das hat mich einfach verunsichert.«

In einer knappen Zusammenfassung erzählte ich ihr, was genau passiert war.

»Arme Isa«, kommentierte Silvie. »Bleibt ihr nur die Wahl zwischen Idiot eins und Idiot zwei.«

»Sieht so aus«, erwiderte ich, ohne nachzudenken. »Hey, Moment ...«

»Beweis mir das Gegenteil!«

Ich zögerte, denn ich war mir nicht sicher, ob ich das konnte.

»Und wie?«

»Was hast du heute Mittag vor?«

»Da bin ich noch in der Metzgerei.«

»Irrtum. Um Punkt zwölf stehst du vor dem *Danny's*.«

»Noch nie gehört. Was ist das?«

»Ein Lokal in der Neumondstraße. Die genaue Adresse musst du googeln.«

»Kann ich machen, aber wie gesagt, ich muss ...«

»Du hast ein Date mit Isa.«

Vorsichtig ließ ich mich auf den Hocker hinter mir sinken. Mir war soeben etwas schwindlig geworden.

»Ähm, okay. Hilf mir auf die Sprünge.«

Silvie ließ sich damit herzlich lange Zeit und spannte

mich eine gefühlte Ewigkeit auf die Folter.

»Eines muss dir klar sein: Es ist das letzte Mal, dass ich dir in dieser Sache weiterhelfe. Isa ist meine Freundin, und wenn du es verbockst, dann hast du sie einfach nicht verdient. Sorry.«

»Ja, ja, ist schon gut. Aber jetzt klär mich bitte auf.«

»Und die Sache mit diesem Steffen ist auch noch nicht gegessen. Soviel ich mitbekommen habe, findet sie ihn schon auch irgendwie nett, zumindest was die Optik betrifft.«

»Aber er ist ein Arsch!«

»Das behauptest du.«

»Glaubst du mir etwa nicht?«

»Ich schon. Aber Isa wird sich bestimmt ihre eigene Meinung bilden wollen, da kann ich ihr nicht hineinreden.«

Silvie hatte in diesem Punkt bestimmt recht. Wer konnte es schon leiden, wenn man ihm vorschreiben wollte, was man von einer bestimmten Person zu halten hatte? So etwas konnte ganz schlimm ins Auge gehen und Isas Interesse an Steffen sogar noch steigern.

»Okay, okay. Lassen wir Steffen also mal aus dem Spiel«, schlug ich vor. »Du hast mir noch immer nicht gesagt, was du eingefädelt hast.«

»Nichts Besonderes. Ich habe Isa nur gesagt, dass du sie magst.«

In diesem Augenblick konnte ich mich glücklich schätzen, dass ich auf dem Hocker saß, andernfalls wäre ich mit hundertprozentiger Wahrscheinlichkeit umgekippt.

»Du ... Du hast was?«

»Ich habe ihr gesagt, dass du sie magst, und dass du dich gerne wieder mit ihr treffen würdest. Stimmt das denn nicht?«

»Doch, schon, nur ...«

Ja, was denn nur? Ich fühlte mich mit einem Mal vollkommen entblößt.

»Was?«, fragte Silvie unschuldig.

»Du kannst doch nicht einfach ...«

»Kann ich sehr wohl. Und ich habe es auch getan.«

»Aber ...«

»Nichts, aber. Wie lange willst du dieses Hin und Her denn noch durchziehen? Du magst sie, also musst du alles auf eine Karte setzen, wenn du nicht den Kürzeren ziehen willst. Und du musst heute sehr überzeugend sein, denn morgen hat Isa nämlich auch eine Verabredung mit Steffen. Oder weshalb glaubst du, habe ich sie so kurzfristig zu diesem Treffen mit dir überredet? Die Zeit drängt, mein Lieber. Ich hoffe, du bist in Hochform.«

»Ähm ...«

Nein, das war ich definitiv nicht. Letzte Nacht hatte ich mich zweimal übergeben, ich hatte auf einer Treppe geschlafen, dann war da noch die ganze Sache mit Frau Steeger und meinem Vater gewesen, was extrem nervenzehrend war, und zu guter Letzt brachen mit einem Mal sämtliche Kater-Symptome über mich herein, die ich bis jetzt nach allen Regeln der Kunst ignoriert hatte. Das hatte zur Folge, dass ich mich auf einen Schlag so fühlte, als hätte man mich mit einem Fleischklopfer weichgeklopft, das Ganze auf Video aufgenommen und es mir stundenlang zur psychischen Folter vorgespielt.

»Tim?«

»Klar. Mir geht es prima.«

Silvie wusste natürlich, dass ich nicht die Wahrheit sagte, aber sie ging nicht weiter darauf ein. Sie erwähnte noch ein paar Mal, dass ich es nicht verbocken sollte und dass es wahrscheinlich meine letzte Chance war, um Steffen auszustechen. Als ob ich nicht ohnehin genug unter Druck stand.

Nachdem wir das Gespräch beendet hatten, beschloss ich, mich für noch mindestens zwei Stunden aufs Ohr zu hauen, aber nicht auf den Stufen vor unserem Laden, sondern in meinem gemütlichen Bett. So gerädert wie ich momentan war, konnte ich Isa nicht unter die Augen treten. Das Problem war nur: Was sollte inzwischen aus der Metzgerei werden?

Kurz entschlossen holte ich Stift und Papier. In Großbuchstaben schrieb ich WEGEN KRANKHEIT GESCHLOSSEN und klebte den Zettel an die Tür. Ich musste mir keine Gedanken darüber machen, dass mein Vater stinksauer sein würde, denn das war er ohnehin, wenn er vom Eder die Wahrheit über meinen Wurstkauf erfuhr. Dennoch zögerte ich noch einmal, als mir klar wurde, dass das Wort KRANKHEIT auf der Tür einer Metzgerei möglicherweise geschäftsschädigend sein konnte. Wer wusste schon, was sich die Leute da gleich wieder zusammenreimten? Schweinegrippe? Gammelfleisch?

Ich nahm den Zettel noch einmal herunter strich das Wort KRANKHEIT mit einem Kreuz durch und schrieb BETRIEBSURLAUB darüber. Das sah gleich besser aus, fand ich, und ich klebte den Zettel wieder an die Tür. Wenn ich nur etwas mehr bei Sinnen gewesen wäre, dann wäre mir bewusst gewesen, dass man das Wort KRANKHEIT nach wie vor deutlich lesen konnte.

Unglücklicherweise war das aber noch lange nicht mein größter Fehltritt an diesem Tag.

Kapitel 19: Mit Speck

Nach exakt zwei Stunden Schlaf war ich zwar kein neuer Mensch, aber ich fühlte mich definitiv besser. Ich sprang unter die Dusche und ließ mir minutenlang kaltes Wasser über den Körper laufen, was ebenfalls dazu beitrug, dass ich mich erheblich frischer fühlte. Als ich mich abtrocknete und einen versehentlichen Blick auf den Spiegel warf, hielt ich plötzlich inne. Ich starrte einige Sekunden, dann schüttelte ich den Kopf. Eine Sinnestäuschung, ganz klar.

Entschlossen trocknete ich mich fertig ab, doch das, was ich gesehen hatte, ließ mir keine Ruhe. Obwohl ich es hasste, mich nackt im Spiegel zu betrachten, wandte ich mich noch einmal um. Dann schluckte ich. Kein Zweifel, etwas war anders.

Ich begutachtete mich von vorne und anschließend im Profil. Konnte es sein? Nein! Oder doch? Es gab nur einen Weg, um ganz sicher zu sein.

»Ne, oder?«, stieß ich aus, als ich die digitale Anzeige der Waage ablas.

Um absolute Gewissheit zu haben, stieg ich von der Waage herunter und noch einmal hinauf. Tatsächlich. Zwei Kilo weniger.

»Scheiß die Wand an!«, rief ich und ließ einen Jubelschrei los.

Wer hätte denn das für möglich gehalten? Da hatte ich mich mal eine Woche bewusster ernährt und ein bisschen Sport gemacht, und schon purzelten die Kilos! Gut, es war jetzt noch nicht weltbewegend viel von meinem Bauchumfang verschwunden, aber es war immerhin ein Anfang.

»Alles in Ordnung bei dir, Tim?«

Die Stimme meiner Mutter drang gedämpft ins Badezimmer. Natürlich musste sie meinen Aufschrei gehört haben.

»Ja!«, rief ich zurück und stürmte hinaus durch den Gang und zu ihr in die Küche, wo sie gerade vor der Kaffeemaschine stand. »Stell dir vor: Ich habe abgenommen! Ich habe wirklich abgenommen!«

»Das ist ... schön.«

Schön? Zugegeben, ich hatte mir kein Freudenfest erwartet, aber etwas mehr Enthusiasmus wäre doch drin gewesen, oder?

»Ahm, Junge?«, sagte sie nun so zurückhaltend, wie ich sie bisher nur selten erlebt hatte. »Vielleicht solltest du dir lieber etwas anziehen. Was hältst du davon?«

Ich blickte an mir herab. Vor lauter Begeisterung war ich splitterfasernackt aus dem Bad gelaufen.

»Oh«, erwiderte ich.

»Immerhin«, fuhr meine Mutter fort, »haben wir Gäste.«

Erst jetzt fielen mir die vielen Tassen auf, die sie neben der Kaffeemaschine positioniert hatte. Reflexartig drehte ich mich um in Richtung Küchentisch, wo vier Freundinnen meiner Mutter saßen und mich überaus amüsiert beäugten.

»Ihr kennt ja meinen Sohn Tim. Er ist jetzt Vegetarier.«

»Hallo«, sagte ich kleinlaut und ließ die Hände möglichst unauffällig zu meinem Penis wandern, um ihn mit selbigen zu verdecken. »Schöner Tag heute, nicht wahr?«

Die Damen kicherten und nickten derart synchron, als ob sie damit zu den Olympischen Spielen fahren wollten.

»Vegetarier?«, fragte eine der Frauen.

»Ja«, antwortete ich verlegen.

»Das bedeutet also keine ... Würstchen ... mehr, nicht wahr?«

Die anderen drei am Tisch reagierten auf ihre Anspielung mit weiterem Gekicher. Mir hingegen war die gute Laune aus unerfindlichen Gründen etwas abhandengekommen.

»Ich ... Ähm ... Ich werde dann mal wieder ...«

Weil mir die Worte fehlten, schienen andere Teile meines Körpers diesen Missstand kompensieren zu wollen. Anders kann ich es mir nicht erklären, dass meine Hände plötzlich wieder nach oben schnellten und meine Zeigefinger in Richtung Bad zeigten. Sobald ich erneut Herr der Lage war, verdeckte ich meine Intimsphäre wieder, doch es war bereits zu spät, da die Freundinnen meiner Mutter nun in hemmungsloses Lachen verfielen. Ich hingegen ließ meinen Fingern Taten folgen und trat den hastigen Rückweg ins Badezimmer an.

Es erübrigt sich zu erwähnen, dass ich mich im Anschluss so rasch wie möglich anzog und das Haus verließ. Aus diesem Grund war ich dann auch viel zu früh in der Straße, in dem sich das *Danny's* befand, sodass ich die Zeit nutzte, um noch ein wenig in der Gegend zu spazieren und eine Art Bilanz der letzten sieben Tage zu ziehen.

Mein Geburtstag war nun genau eine Woche her und in meinem Leben hatte sich so viel verändert, dass man darüber sogar ein Buch schreiben könnte. Die krasseste Umstellung war auf jeden Fall, dass ich nach einigen Startschwierigkeiten voll und ganz auf Fleisch verzichtet hatte. Wie verrückt war das denn? Aber noch verrückter war: Es hatte funktioniert. Nicht, dass ich mich nicht jeden Tag nach einem leckeren Braten oder einem Schnitzel gesehnt hätte, doch mein Wille war am Ende stärker gewesen.

Dass ich nicht eingeknickt war, lag jedoch mit einhundertprozentiger Sicherheit daran, dass ich die beste Motivation hatte, die man sich vorstellen konnte.

Isa.

Wie gern ich sie doch hatte und wie sehr ich es liebte, meine Augen zu schließen und ihr Gesicht vor mir zu sehen! In ihrem imaginären Anblick könnte ich mich stundenlang verlieren. Welche Ruhe und Geborgenheit diese Vorstellung für mich ausstrahlte, können keine Worte beschreiben.

»Schon da?«

»Whaha!!!«

Erschrocken machte ich einen uneleganten Sprung und landete danach nicht wirklich graziöser auf einem eingetrockneten Hundehaufen, der dadurch sein nachhaltiges Aroma freisetzte.

»Scheiße«, platzte mir heraus.

»Gut beobachtet«, meinte Isa.

»Sorry, ich habe mich nur erschrocken.«

»Vor mir? Kein sonderliches Kompliment.«

Isa machte einen kleinen Schmollmund und sah mich mit großen Augen an.

»Ähm ... So war das nicht ...«, stotterte ich.

»Ich mache nur Spaß«, erlöste mich Isa lächelnd. »Du hast hoffentlich Hunger, sonst musst du mir beim Essen zugucken. Das wäre aber irgendwie ein bisschen langweilig für dich. So ästhetisch sieht das bei mir nämlich nicht aus.«

Auch wenn ich ihr dabei ohne Weiteres voller Wonne hätte zusehen können, sagte ich ihr das nicht.

»Oh ja, ich habe richtig Kohldampf.«

Das stimmte. Mein Magen war leer, leerer, am leersten. Kurz kam mir der Gedanke, dass meine Gewichtsabnahme nichts mit meinem veränderten Lebensstil, sondern lediglich mit meiner Magenentleerung letzte Nacht zu tun hatte, doch da lenkte mich Isa bereits wieder ab.

»Warst du schon mal im *Danny's*?«

»Nein, bisher noch nicht.«

»Dann ist es höchste Zeit! Ist eigentlich kein vegetarisches Lokal, aber die haben dort trotzdem den besten Veggie-Burger, den du dir vorstellen kannst.«

Daran bestand kein Zweifeln, denn ich konnte mir unter einem Veggie-Burger generell nichts vorstellen. Ein Burger hatte für mich schließlich immer etwas mit Fleisch zu tun gehabt und ich konnte nur spekulieren, was man an dessen Stelle zwischen die beiden Hälften des Brötchens packte.

Da Isa mich am Ende der Straße aufgegabelt hatte, spazierten wir die restlichen Meter zum *Danny's*. Auf dem Weg kamen wir glücklicherweise an einem Trinkbrunnen vorbei, wo ich mir den Hundekot von den Schuhen waschen konnte. Der ekelhafte Geruch verflüchtigte sich innerhalb kürzester Zeit.

Das Lokal erinnerte mich mit seinen dunklen Möbeln an ein Pub, doch die bunten Bilder an den Wänden, die meist irgendwelche Blumen zeigten, passten dabei nicht ganz ins Konzept. Auch der Tisch, an den wir uns setzten, wirkte mit einem viel zu kleinen, weißen Tischtuch und einer grünen Mini-Vase, in der sich das obere Ende einer künstlichen Nelke befand, irgendwie seltsam.

»Gefällt es dir hier?«, wollte Isa wissen.

»Ja«, antwortete ich selbstverständlich.

»Dachte ich mir.«

Wie meinte sie das?

»Interessantes Shirt hast du heute wieder an.«

Sie deutete mit dem Zeigefinger auf mich, was ich zum Anlass nahm, mir mein T-Shirt selbst noch einmal genauer anzusehen. Es war rot und gelb kariert, wobei die Kästchen riesig waren, etwa zehn mal zehn Zentimeter. Vorne war ein Eichhörnchen aufgedruckt, das dem Betrachter seinen nackten Hintern entgegenstreckte. Warum um alles in der Welt hatte ich mir das nun wieder angezogen?

Schuld waren die Freundinnen meiner Mutter gewesen, ganz klar, sie hatten mich dazu veranlasst, so schnell wie möglich abzuhauen. Aber das beschäftigte mich gerade viel weniger, als der Verdacht, der plötzlich in mir aufkam. Auf einmal wusste ich nämlich, warum Isa davon ausging, dass es mir hier im *Danny's* gut gefallen würde. Das Lokal war genauso geschmacklos eingerichtet, wie ich mich für gewöhnlich kleidete. Herzlichen Dank aber auch.

»Ähm, sorry«, presste ich verlegen heraus, »ich habe mir nur schnell etwas übergestreift. Ist mir jetzt ein bisschen peinlich.«

»Das muss es dir nicht sein. Ich finde deinen Stil ziemlich interessant.«

Und ich fand interessant, dass ich scheinbar einen Stil hatte. War mir bis jetzt nicht bewusst gewesen.

»Ach ja, weißt du, ...«, erwiderte ich und versuchte mich nun etwas selbstbewusster zu verkaufen.

Ich kam allerdings nicht weit, da Isas Handy zu klingeln begann.

»Oh, tut mir soooooo leid, aber da muss ich wirklich dringend rangehen. Falls du schon bestellen möchtest, für mich bitte ein Mineralwasser und eben einen dieser leckeren Veggie-Burger.«

Sie sprang regelrecht von ihrem Stuhl hoch und rannte mit dem Handy in der Hand zur Tür. Wer auch immer am anderen Ende der Leitung sein mochte, scheinbar war es tatsächlich ein wichtiges Telefonat. Vor allem eines, das sie nicht in meiner Anwesenheit führen wollte. Das brachte mich zum Grübeln.

»Was darf es denn sein?«

Ich warf einen Blick auf den Kellner und tippte spontan auf einen Studenten im elften Semester Psychologie, der den Sommer mit diesem Job herumbrachte. Mein zweiter Tipp war, dass dieser ihm nicht das kleinste bisschen Vergnügen bereitete, zumindest wenn ich seinen Gesichtsausruck richtig deutete.

»Zwei Mineralwasser und zwei Veggie-Burger«, sagte ich emotionslos.

Zum einen dachte ich mir, dass ich nichts falsch machen konnte, wenn ich das Gleiche bestellte wie Isa, zum anderen hatte ich augenblicklich gar nicht die Nerven, etwas selbständig auszuwählen.

Wer zur Hölle hatte sie angerufen?

»Irgendwelche Extras?«, fragte der Kellner, wie es ihm höchstwahrscheinlich von seinem Chef eingetrichtert worden war.

Aber ich ignorierte ihn, und das aus gutem Grund. Was, so kam mir in den Sinn, wenn es sich bei dem mysteriösen Anrufer um Steffen handelte? Was, wenn er die letzten Details für ihr morgiges Date ausmachen wollte? Mir wurde übel.

»Soll Extra-Käse auf dem Burger sein? Oder Extra-Speck?«

Der Typ nervte langsam.

»Ja, ja«, antwortete ich, um ihn so schnell wie möglich loszuwerden.

Meine Strategie ging auf und ich konnte mir weitere Schreckensszenarien ausmalen.

Was, wenn Steffen ihr am Telefon ein unmoralisches Angebot machte? Womöglich schlug er vor, sich morgen gleich in einem Hotel oder bei sich zu Hause zu treffen, und das übliche Vorgeplänkel einfach auszulassen. Ihm würde ich das durchaus zutrauen. Stellte sich nur die Frage, ob Isa dafür zu haben war.

»Sorry, bin wieder da.«

»Nein, tu es nicht!«

Isa sah mich überrascht an.

»Ich soll mich nicht wieder setzen?«, fragte sie irritiert.

Sie stand hinter ihrem Stuhl mit einer Hand an der Rückenlehne.

»Was? Nein. Ich meine, ja, doch. Natürlich! Bitte, setz dich wieder. Ich war nur kurz ... Ähm ... Nicht so wichtig. Alles erledigt?«

Da ich schlecht fragen konnte, wer sie angerufen hatte, musste ich diesen unverfänglicheren Umweg gehen.

»Ja, alles klar«, meinte Isa und setzte sich.

Ich starrte sie an. Sie starrte zurück. Wenn ich dieses Spiel nur lange genug durchziehen konnte ...

»Das war übrigens eine Firma, bei der ich mich beworben habe.«

Bingo.

»Ach, wirklich? Ich dachte, du studierst noch.«

»Schon, aber ich bin ja fast fertig und du weißt ja: Der frühe Vogel fängt den Wurm. Ist so eine Werbeagentur und ich habe mich mal einfach auf gut Glück beworben. Und wie es aussieht, sind sie auch wirklich interessiert.«

Isa lächelte freudig und ich tat es ihr gleich. Also nicht Steffen. Das waren wahrlich gute Neuigkeiten.

»Freut mich«, sagte ich. »Für dich natürlich. Nicht für mich. Ich meine ... Gratulation.«

»Danke. Aber noch gibt es ja gar nichts zum Gratulieren. Mal sehen, wie das Gespräch mit dem Chef läuft. Drück mir jedenfalls die Daumen.«

»Mache ich. Alle beide.«

Zur Verdeutlichung hielt ich meine Hände samt gedrückten Daumen in die Höhe. Das sah irgendwie komisch aus und ich versteckte sie schleunigst wieder unter dem Tisch.

»Schon bestellt?«, wollte Isa wissen.

»Ja.«

»Was isst du?«

»Auch den Burger.«

Isa lächelte erneut.

»Gute Wahl. Das wirst du nicht bereuen.«

»Bestimmt nicht.«

Wir irrten uns beide.

»Übrigens habe ich auch mit deinem Anruf gerechnet. Wenn mich nicht alles täuscht, dann hat mich deine Mutter zum Essen eingeladen.«

Ihr Blick wirkte herausfordernd, aber auf eine positive Weise.

»Ja, stimmt. Ich hatte nur leider deine Nummer nicht.«

Jetzt wusste ich, was Silvie gemeint hatte. Als ich mich

diese Ausrede zum zweiten Mal sagen hörte, klang sie tatsächlich unglaublich bescheuert.

»Hab ich sie dir nicht gegeben? Oh, dann war ich ja selbst schuld. Ich hoffe, das Angebot gilt nach wie vor.«

»Auf jeden Fall. Du brauchst nur zu sagen, wann es dir passt. Meine Mutter würde sich sogar mitten in der Nacht an den Herd stellen, glaub mir.«

»Das tue ich«, lachte Isa. »Sie ist echt ne Marke, oder?«

»Oh ja. Sogar eine Sonderedition.«

Wir nahmen meine Mutter als Anstoß, um uns etwas ausführlicher über unsere Familien zu unterhalten. Je mehr wir miteinander redeten, desto lockerer wurde ich und desto mehr konnte ich alles, was mit Steffen zu tun hatte, ganz hinten in meinen Gedanken verstauen. Hier in diesem geschmacklos eingerichteten Lokal zählten nur Isa und ich, und ich meinte zu erkennen, dass Isa sich in meiner Anwesenheit ebenso wohlfühlte wie ich mich in ihrer.

Als unsere Burger kamen, hatte ich sogar die leise Hoffnung, dass sich alles wie von selbst zum Guten wenden würde, solange es nur weiterhin so gut zwischen uns lief.

»Guten Appetit«, sagte der Studenten-Kellner, ohne dass er es so meinte.

»Na, dann: Mahlzeit«, sagte Isa und sie meinte es definitiv so.

»Mahlzeit.«

Isa war die Erste, die herzhaft in den Burger biss und ich folgte ihrem Beispiel. Zu meiner Überraschung schmeckte das Teil erstaunlich gut. Über das Gemüse-Patty mit Erbsen, Karotten etc. konnte man unter Umständen noch streiten, aber der Rest rundete das Ganze so ab, dass man durchaus an einen normalen Burger erinnert wurde. Herzhaft, scharfe Zwiebelringe, pikante Gürkchen, ein extrem schmackhafter Käse und eine leckere Soße mundeten meinem Gaumen und mir vorzüglich. Das Beste war jedoch der wundervolle, altbekannte Geschmack von frisch gebratenem

Speck.

Moment.

Was?!

Vor Schock ließ ich beinahe den Burger fallen.

»Fabelhaft, nicht wahr?«, fragte Isa, die meinen Gesichtsausdruck offenbar falsch interpretierte. »Aber ich muss sagen, irgendwie schmeckt er heute ein wenig anders.«

»Kann nicht sein«, entgegnete ich, obwohl ich das nun logischerweise am allerwenigsten beurteilen konnte.

»Doch, ich bin mir sicher. Irgendetwas ... Hast du Extras bestellt?«

Und ob ich das hatte. Das wusste ich ganz genau, auch wenn ich zu diesem Zeitpunkt so abgelenkt gewesen war, dass ich nicht mitbekommen hatte, was ich tat. Dieser blöde Studenten-Kellner! Wer bitte schön bietet zu einem Veggie-Burger Speck an? Das ist doch vollkommen verblödet!

»Käse!«, rief ich. »Ich habe Extra-Käse bestellt.«

»Ah, verstehe.«

Besonders überzeugt wirkte Isa nicht, als sie einen neuerlichen Happen von ihrem Burger nahm. Ich beobachtete sie dabei, wie sie nachdenklich kaute und dabei versuchte, die verschiedenen Geschmacksrichtungen zu identifizieren, die sich in ihrem Mund tummelten.

»Hm«, meinte sie nach einer Weile, »ich denke nicht, dass es am Käse liegt.«

Ich schluckte hart.

»Woran denn sonst?«

Es wäre besser gewesen, das Thema zu wechseln, aber diese Option kam mir nicht einmal ansatzweise in den Sinn.

»Weiß nicht.«

Ich sah das Unheil kommen und konnte nichts dagegen tun. Isa legte ihren Burger ab, hob die obere Hälfte des Brötchens nach oben und fixierte mit ihren Augen den angebratenen Speck, der sich auf dem Gemüse-Patty rekelte. Als sie sich nach einigen sprachlosen Sekunden von dem

Anblick lösen konnte, sah sie mich fragend an.

»Ach, das!«, schrie ich fast panisch und begann aus lauter Verzweiflung sogar ein wenig zu lachen. »Das ist ... Das ist ... ähm ... vegetarisch.«

»Vegetarisch?«

Ihr ungläubiger Tonfall war zu hundert Prozent nachvollziehbar. Etwas Dämlicheres hätte mir gar nicht aus dem Mund kommen können.

»Ja. Vegetarischer Speck. Veggie-Speck. Ganz neu.«

Es benötigte schon viel guten Willen, um mir das abzukaufen, aber Isa war nun einmal ein von Grund auf guter Mensch.

»Veggie-Speck«, wiederholte sie und blickte wieder auf ihren Burger. »Ehrlich?«

»Klar. Sicher.«

Schwer zu beschreiben, wie mies ich mich mit einem Mal fühlte, doch aus dieser Nummer kam ich nun nicht mehr raus. Und es wurde noch schlimmer. Isa schnappte sich ein Stück Speck mit den Fingern und steckte es sich in den Mund. Interessiert kaute sie darauf herum.

»Hat was«, urteilte sie schließlich.

»Ist schon faszinierend, was sie heutzutage alles herstellen«, sagte ich und redete mich weiter um Kopf und Kragen.

Ab einem gewissen Moment machte es ohnehin keinen Unterschied mehr, wie weit man eine Lüge aufpustete. Früher oder später musste diese Blase ganz einfach platzen.

»Alles in Ordnung?«

Der Psychologie-Studenten-Kellner war wie aus dem Nichts neben unserem Tisch aufgetaucht.

»Alles wunderbar!«, rief ich ihm zu. »Danke!«

Mit wedelnden Händen deutete ich ihm, dass er uns schleunigst wieder allein lassen sollte. Er blieb eisern stehen.

»Bei Ihnen auch?«, wollte er nun von Isa wissen.

Mir wurde heiß. Mein Atem stockte.

»Alles bestens, ja.«

Der Kellner nickte ihr zu und wandte sich von uns ab. Ich konnte mein Glück kaum fassen. Erleichtert sackte ich in mich zusammen und ballte meine rechte Faust unter dem Tisch zum Zeichen meines unverhofften Sieges.

»Nur eine Frage!«, rief Isa dem Kellner hinterher, der schon in der nächsten Sekunde wieder neben uns stand. »Dieser Veggie-Speck, woher habt ihr den?«

Aus.

Ende.

Ich wusste, dass nun alles vorbei war. Genauso gut hätte ich aufstehen und einfach gehen können, aber ich bekam meinen Körper nicht in die Höhe. Stattdessen musste ich mitansehen, wie alles, wofür ich die letzte Woche gearbeitet hatte, in die Brüche ging.

»Veggie-Speck? Wir haben nichts dergleichen. Das ist ganz normaler Speck. Ehrlich gesagt habe ich mich selbst gewundert, dass Ihr Freund den bestellt hat. Das hat bisher noch nie jemand bei einem Veggie-Burger getan.«

Jede seiner Silben bohrte sich wie eine Nadel in meine Brust. Das tat jedoch bei Weitem nicht so weh, wie der Blick, den Isa mir nun zuwarf.

»Du hast mich angelogen?«

Was war ich nur für ein Idiot gewesen.

Antworten konnte ich ihr nicht und so nickte ich. Wenigstens diesen Anstand besaß ich noch.

»Warum?«

Eine gute Frage. Eine berechtigte Frage. Aber es hätte wohl Stunden gebraucht, um ihr alles zu erzählen, was zu diesem unsäglichen Augenblick geführt hatte. Diese Zeit würde sie mir nicht geben.

»Du weißt doch genau, dass ich ...«, begann Isa, doch sie brach den Satz ab. »Wie konntest du nur?«

Ihre Stimme klang nun vorwurfsvoll und ich hatte vollstes Verständnis dafür. Wie gerne hätte ich endlich etwas gesagt, das zwar nicht alles erklären und wiedergutmachen, doch wenigstens im Ansatz bessern würde. Aber aus meinem Mund kam nichts heraus.

Isa schüttelte enttäuscht den Kopf und stand auf.

»Das mit der Einladung lassen wir besser doch. Und nur, damit es kein Missverständnis gibt: Dieses Mal erwarte ich keinen Anruf von dir.«

Sie verließ das Lokal und ließ mich allein zurück.

War es nun eine halbe Stunde, während der ich auf den Veggie-Burger mit Speck starrte, oder waren es zwei oder mehr Stunden, das konnte ich nicht sagen. Zeit war von nun an relativ, um nicht zu sagen egal. Da hatte ich mich endlich in eine Frau verliebt und hatte alles so falsch gemacht, wie man es nur falsch machen konnte.

Ich fühlte mich elend wie noch nie zuvor in meinem Leben.

Kapitel 20: Verbockt

Wie ein geprügelter Hund schlich ich nach Hause. Als ich bei unserer Metzgerei ankam, sah ich, dass der Zettel, den ich an der Tür befestigt hatte, noch immer dort hing. Mein Vater hatte ihn also offenbar nicht entfernt. Warum? Keine Ahnung. Interessierte mich im Moment eigentlich auch überhaupt nicht. Außerdem klebten nach wie vor die Reste meines Erbrochenen an den Stufen. Kein besonders schöner Anblick, aber ich hatte ebenso wenig Motivation, mich darum zu kümmern. Stattdessen benutzte ich den Hintereingang und schlich mich nach oben in mein Zimmer.

Mit dem Gesicht voran ließ ich mich auf das Bett fallen, sodass ich kaum Luft bekam. Dennoch blieb ich so liegen. Wer benötigte noch Sauerstoff, wenn er ein gebrochenes Herz hatte?

Ob es nun am Sauerstoffmangel oder an meiner Übermüdung aufgrund der Ereignisse der letzten Nacht lag, aber es dauerte nicht lange, da schlief ich ein. Dieses Mal war es der Speck, der mich in meinen Träumen heimsuchte. Es war richtig unheimlich. Ich war eine Mumie, aber anstatt in Stoff, war ich in Speck gehüllt. Arme, Beine, mein gesamter Körper, überall klebten Speckstreifen an mir, lediglich meine Augen und mein Mund waren frei. Panik stieg in mir hoch, da ich nicht wusste, was mit mir passiert war.

In einiger Entfernung tauchte eine Gestalt auf und ich ging näher heran, um sie um Hilfe zu bitten. Als ich bis in Reichweite an sie herangekommen war, erkannte ich, dass es sich um Isa handelte.

»Isa!«, rief ich. »Was ist los mit mir?«

Sie drehte sich zu mir um und sah mich angewidert an.

»Du siehst ekelhaft aus«, sagte sie.

»Ich weiß. Es tut mir so leid, Isa. So leid! Ich wollte dich nicht belügen. Ich liebe dich doch.«

»Unsinn!«, ertönte eine Stimme, und als ich mich umdrehte, sah ich, dass dort Steffen stand. »Er liebt dich nicht. ICH liebe dich.«

»Was? Nein! Hör nicht auf ihn, Isa! Er will dich nur ausnutzen. Vertrau mir! Er ist nicht gut für dich.«

»Vertrauen?«, fragte Isa und sie strafte mich mit einem verachtenden Blick. »Dir kann ich nicht vertrauen.«

Plötzlich veränderte sich die Szene und ich sah Isa und Steffen aus einem seltsamen Blickwinkel. Sie standen neben mir, er hatte seine Hand um ihre Schulter gelegt. Als ich versuchte, mich zu bewegen, gelang mir das nicht, und mit einem Mal erkannte ich, wo ich mich befand. Ich lag in einer riesigen Pfanne!

Das Öl unter mir wurde immer heißer und heißer. Panisch versuchte ich mich neuerlich zu bewegen, aber jetzt war ich so dick in Speck eingewickelt, dass ich weder Arme noch Beine rühren konnte.

»Hilfe!«, schrie ich. »Isa, hilf mir!«

»Keine Sorge«, erwiderte sie. »Das ist nur Veggie-Speck.«

»Neeeein!«, grölte ich nun zurück. »Der ist echt!«

»Du musst es ja wissen«, gab Isa kühl zurück und schaltete die gigantische Herdplatte auf maximale Leistung.

»Ich ...! Nein! Bitte nicht!«

Aber Isa war unerbittlich und Steffen lachte boshaft an ihrer Seite. Nun wurde es unerträglich heiß und meine Sinne begannen zu schwinden. Als Erstes wurde mir schwarz vor Augen, dann rückte das niederträchtige Lachen von Steffen in immer weitere Ferne. Lediglich meine Nase wurde schlagartig von einem Geruch geflutet, der so intensiv und wohltuend war, dass ich beinahe alles andere um mich herum vergaß.

»Hmmmmm ... lecker«, seufzte ich.

Mir lief das Wasser im Mund zusammen.

»Speck.«

In meiner geistigen Umnachtung nahm ich durchaus zur Kenntnis, dass nicht nur jener Speck zu brutzeln begann, mit dem ich ummantelt war, nein, auch mein höchstpersönlicher Tim-Speck brutzelte schön langsam vor sich hin. Und ich sog den vorzüglichen Duft tief in mich hinein.

»Was soll's?«, sagte ich mir und biss kräftig in meine linke Schulter.

Es schmerzte und schmeckte zugleich. Mir war klar, dass das, was ich tat, falsch war und gegen jede Form der Vernunft sprach, aber ich hatte mit meinem Leben abgeschlossen. Was scherte mich da noch die Vernunft?

Beim zweiten Bissen, den ich von meiner Schulter nahm, wurde ich unsanft geweckt.

»Bist du von allen guten Geistern verlassen?!"

Die Stimme meines Vaters donnerte durch meine Gehörgänge. Ich riss die Augen auf und versuchte mich zu orientieren. Erleichtert stellte ich fest, dass ich nicht in einer Pfanne, sondern in meinem Bett lag. Etwas unbehaglich hingegen entfernte ich den Mund von meiner Schulter und blickte auf die Bissspuren, die ich dort hinterließ.

»Ich habe nur gekostet«, erwiderte ich zu meiner Verteidigung.

»Und warum, verdammt, tust du deiner Familie so eine Schande an?!«

»Ich ... Schande? Was?«

Noch benommen rieb ich mir den Schlaf aus den Augen, und als ich meinen Vater ansah, wurde mir klar, dass wir von ganz verschiedenen Dingen sprachen.

»Wie konntest du nur? Du hast mich zum Gespött der ganzen Nachbarschaft gemacht. Der Sohn vom Schimmel kauft bei den Eders ein! Ich bekomme gleich einen Herzinfarkt!«

Glücklicherweise erlitt er nicht jedes Mal einen Herzinfarkt, wenn er ihn ankündigte, sonst würde mein Paps schon lange nicht mehr unter uns weilen.

»War keine böse Absicht«, beschwichtigte ihn. »Es handelte sich um einen Notfall.«

»Notfall!«, äffte er mich ganz und gar nicht beruhigt nach. »Wenn ich das schon höre! Wenn es um die Familienehre geht, gibt es keine Notfälle.«

Langsam fiel es mir selbst schwer, ruhig zu bleiben.

»Es ging um Leben und Tod«, erklärte ich ihm, aber er winkte nur verständnislos ab.

»Unsinn!«

»Kein Unsinn! Außerdem ist es deine eigene Schuld. Du hast vergessen die Würste liefern zu lassen, obwohl ich dich mehrmals darum gebeten hatte.«

Gerade als er neuerlich kontern wollte, hielt er inne. Wenn mich nicht alles täuschte, ging ihm gerade ein Licht auf und ihm wurde klar, wovon ich sprach. Sein bedrohlich erhobener Zeigefinger senkte sich gemächlich nach unten.

In diesem Augenblick kam meine Mutter ins Zimmer.

»Was ist denn hier los?«

Hatte es für ein paar Sekunden so ausgesehen, als ob mein Vater sich doch endlich wieder beruhigen würde, drohte er nun neuerlich zu explodieren.

»Weißt du, was dein Sohn getan hat?«

Seine Frau blickte ihn nüchtern an.

»Es geht doch wohl hoffentlich nicht um die Würste, die er bei den Eders gekauft hat.«

Sowohl meinem Vater als auch mir fiel die Kinnlade hinunter.

»Du weißt davon?«, fragten wir synchron, als ob wir wochenlang für diesen Moment geübt hätten.

Meine Mutter rollte die Augen.

»Als ob das so ein großes Geheimnis wäre. In der Nachbarschaft wird eben gerne geredet.«

Unweigerlich musste ich an ihr Kaffeekränzchen von

heute Vormittag denken, das ich durch meine Nacktheit gestört hatte. Ziemlich sicher wurde in dieser Runde so einiges besprochen, was in der näheren Umgebung passierte. Irgendwie hatte ich das ungute Gefühl, dass auch mein peinlicher Auftritt im Adamskostüm relativ bald die Runde machen würde.

»Und ist dir denn gleichgültig, dass unser Sohn uns derart hintergeht?«

»Sei doch nicht so melodramatisch«, erwiderte meine Mutter und blickte dabei ein wenig schuldbewusst.

Immerhin hatte ich sie erst letzte Woche dabei erwischt, dass sie ebenfalls fremde Würste gekauft hatte. Wir beide tauschten einen kurzen, verschwörerischen Blick aus, ehe sie wieder das Wort ergriff.

»Was ist denn schon großartig passiert?«, fragte sie so belanglos wie möglich.

»Was passiert ist? Ich sage dir, was passiert ist! Ich habe die letzten Stunden auf der Polizeiwache verbracht, das ist passiert!«

Ich sah fragend zu meiner Mutter. Irgendwie fehlte mir jetzt ein wenig Kontext. Nachdem ich von ihrem ebenso ratlosen Gesicht auch keine Antworten ablesen konnte, wandte ich mich direkt an meinen Vater.

»Wieso warst du auf der Polizeiwache?«

»Na, weil ...«, begann er einmal mehr aufbrausend, »dieser ehrlose Hurensohn ...«

Mit beiden Händen in die Höhe gerissen, brach er den Satz abrupt ab. Er blickte zu seiner Frau, dann zu mir, dann wieder zu meiner Mutter. Mit einem Mal bekam er einen knallroten Kopf und seine Ohren schienen beinahe zu glühen. Allerdings war es keine Zornesröte, die da bei ihm aufgestiegen war. Ich kannte ihn gut genug, um zu wissen, dass ihm plötzlich etwas ungemein peinlich war.

»Was?«, fragte meine Mutter herausfordernd, als sie die Situation ebenfalls erkannt hatte.

»Er ... Er ... hätte ja nicht gleich ...«

Das Stammeln meines Vaters gab ihr noch mehr Aufwind und sie stellte sich ihm breitbeinig und mit vor der Brust überkreuzten Armen in den Weg. Meine Mutter konnte unerbittlich sein, wenn sie in einer verbalen Auseinandersetzung den Schwachpunkt ihres Kontrahenten ausgemacht hatte.

»Was hast du jetzt schon wieder angestellt?«

Nun begann sie auch noch, mit ihrem linken Fuß erwartungsvoll auf den Laminatboden meines Zimmers zu tappen. Die abgenutzte Unterseite ihres Pantoffels erzeugte ein lautes Klackern, das einen zwangsläufig nervös machen musste. Es war eines ihrer probatesten Mittel, um ihren Willen durchzusetzen. Auf dieselbe Weise hatte sie mir als Dreizehnjährigen das Pornoheft entlockt, das ich an der Tankstellte hatte mitgehen lassen.

Ich bezweifelte, dass es bei meinem Vater um Pornos ging, aber die Hand hätte ich dafür nicht ins Feuer gelegt.

»Ach, nichts, ich habe nur ...«

»Nur?«

Er konnte einem leidtun. Mir war, als beobachtete ich eine Löwin, die sich im Hals ihres Opfers verbissen hatte.

»Nun ja, ich habe ihn zur Rede gestellt. Ihn gefragt, warum er solchen Unsinn verzapft. Ich konnte ja nicht ahnen, dass Tim wirklich die Würste bei ihm gekauft hat.«

Anschuldigend sah er in meine Richtung und ein kurzes Aufbrausen war erneut zu erkennen. Doch es wurde umgehend im Keim erstickt.

»Das erklärt noch nicht, warum die Polizei gekommen ist«, sagte meine Mutter.

»Ach, das«, erwiderte mein Vater, als ob er gehofft hätte, dieses klitzekleine Detail wäre schon längst wieder in Vergessenheit geraten. »Das war nur, weil ich ... Also, ich ...«

Der Knoten in seinem Hals war so gewaltig, dass er richtig zu würgen begann. Er hatte Ähnlichkeit mit einer Katze, die gerade dabei war, ein Fellknäuel hochzukotzen.

»Mein Gott, ich habe mir eben alle seine Würste geschnappt und sie draußen auf die Bäume geworfen. Ist das so schlimm?«

Ich fand es überhaupt nicht schlimm, eher ziemlich witzig. Die Vorstellung, dass mein Vater wütend wie Rumpelstilzchen auf der Straße herumlief und Würste auf Bäume warf, hatte meiner Ansicht nach etwas wirklich verdammt Komisches. Und tatsächlich entfuhr mir sogar ein kleines Lächeln, auch wenn mir nach allem, was heute schon vorgefallen war, überhaupt nicht zum Lachen zumute war.

Meine Mutter zog ihre eigenen Schlüsse aus dem soeben gehörten.

»Mit was für einem Hornochsen bin ich nur verheiratet?«

Niemand erwartete eine Antwort auf diese rhetorische Frage und konsequenterweise gab mein Vater nur ein lautes Grunzen von sich.

»Wenigstens findest du das auch noch lustig«, wandte er sich an mich. »Ich hätte nicht schlecht Lust darauf, deiner Zukünftigen gleich einmal zu berichten, was für ein Kerl du wirklich bist und wie wenig du dich um den Ruf deiner Familie kümmerst.«

Der Anflug eines Lächelns verschwand umgehend von meinen Lippen.

»Sie ist nicht meine Zukünftige«, sagte ich leise.

»Wie?«, fragte mein Vater schroff.

»Nun ja, so weit sind die beiden ja noch nicht«, antwortete meine Mutter für mich. »Erst einmal muss seine Isa zu uns zum Essen kommen, und dann ...«

»Isa wird nicht zum Essen kommen», wandte ich ein.

»Unsinn! Natürlich kommt sie. Ich habe sie doch eingeladen und sie hat zugesagt.«

»Aber das war davor.«

»Wovor?«

»Bevor ich alles verbockt habe.«

Ehe ich noch ein weiteres Wort äußern konnte, kullerten mir die ersten Tränen über die Wangen. Ich konnte mich nicht genau daran erinnern, wann ich zum letzten Mal geheult hatte, aber ich tippte darauf, dass es bei einer meiner Grillfeiern gewesen war, als mir ein perfekt gegrilltes Steak auf den Boden fiel. Überhaupt hatte ich in meinem Leben des Öfteren geweint, wenn es um Essen ging. Einmal, es war die Kindergeburtstagsparty von Uwe, waren die Chicken Nuggets ausgegangen und obwohl ich bereits zwölf verputzt hatte, fühlte sich mein Bauch noch so leer an, dass es richtig wehtat. Die Tränen kullerten ohne Ende. Nach diesem Kindheitstrauma hatte mir meine Mutter jahrelang einen Snack eingepackt, sobald ich vorhatte, länger als eine halbe Stunde außer Haus zu sein.

Wenn es um Essen ging, dann hatte ich in meinem Leben wahrlich schon genug geheult. Aber es war das erste Mal, dass ich wegen eines Menschen Tränen vergoss. Wegen eines ganz besonderen Menschen. Wegen Isa.

Meiner Isa.

»Ach, mein Junge, komm her.«

Meine Mutter setzte sich zu mir auf das Bett und nahm mich in den Arm. Unter anderen Umständen hätte ich mich dabei unwohl gefühlt, aber im Augenblick tat es ganz gut. Ebenso gut tat die Hand meines Vaters, die ich nach einer Weile auf meiner Schulter spürte. Auch wenn er kräftig zupackte, wie es seinem Naturell entsprach, war es nicht unangenehm, sondern genau richtig.

»Tut mir leid«, sagte er.

Seine Stimme hatte jegliche Form der Aggressivität verloren und klang schlichtweg mitfühlend und beruhigend.

»Können wir irgendetwas tun?«, wollte meine Mutter wissen.

Das war das Schlimme. Sie taten bereits das, was sie konnten, mehr lag nicht im Bereich ihrer Möglichkeiten.

»Nein«, antwortete ich wahrheitsgemäß. »Ich wäre nur

gerne ein wenig allein.«

Zögerlich warfen sich meine Eltern gegenseitig Blicke zu.

»Ich weiß nicht, ob das jetzt gut ist«, meinte meine Mutter. »Willst du uns denn nicht erst einmal erzählen, was überhaupt vorgefallen ist?«

Sie wollte sich um mich kümmern, das wusste ich und es war auch lieb gemeint, aber der Gedanke daran, das ganze Desaster in Worte fassen zu müssen, schnürte mir das Herz weiter zu.

»Der Junge hat gesagt, dass er jetzt allein sein will«, sprang mir mein Vater zur Seite. »Also lassen wir ihn jetzt besser allein.«

Erstaunt sah ich ihn an. Es war, als wäre ich mit einem Mal in einer verkehrten Welt.

»Bist du sicher?«, fragte mich meine Mutter.

»Ja, ist er«, antwortete mein Vater, um mir weiteres Sprechen zu ersparen.

Dankbar nickte ich ihm zu.

»In Ordnung«, ergab sich meine Mutter, »aber wenn du Hunger hast oder sonst etwas brauchst, dann ...«

»Dann wirst du es als Erste erfahren«, ergänzte ihr Ehemann, als er sie aus meinem Zimmer führte.

Es sah so aus, als wollte er mir noch etwas sagen, ehe er die Tür schloss, aber er stand nur mit offenem Mund da. Wahrscheinlich sah er ein, dass es keine Worte gab, die mir jetzt helfen konnten, also beließ er es bei einem verständnisvollen Blick. Noch nie hatte ich mich meinem Vater so verbunden gefühlt, noch nie so nahe.

Als ich allein war, brach eine unsägliche Stille über mich herein. Ich bezweifelte, dass es in meinem Zimmer je zuvor so ruhig gewesen war, nicht einmal der kleinste Laut von der Straße drang zu mir herein. Es war, als hätte die Welt den Atem angehalten, als würde sie im Angesicht meines Leidens stillstehen.

Kurze Zeit später klingelte jedoch mein Handy und mir war klar, dass die Welt sich dennoch weiterdrehte. Mehr noch, sie kümmerte sich einen Dreck um mein Leid und meinen Kummer.

»Guten Tag, haben Sie vielleicht ein paar Minuten? Ich würde Ihnen gerne ein paar Fragen zur kommenden Wahl stellen.«

»Ja und nein«, erwiderte ich.

»Wie bitte?«

»Ja und nein«, wiederholte ich.

»Äh, Verzeihung, ich verstehe nicht.«

»Ja, ich habe ein paar Minuten. Sogar Stunden. Ich habe wirklich nichts Besseres zu tun. Aber nein, Sie dürfen mir Ihre bescheuerten Fragen trotzdem nicht stellen.«

Die Frau am anderen Ende der Leitung schwieg. Schon tat es mir leid, dass ich sie so angeschnauzt hatte, sie konnte schließlich nichts für mein Elend.

»Danke«, sagte sie nach einigen Sekunden, und nun war ich derjenige, der verblüfft war.

»Wofür?«

»Dafür, dass Sie der erste Mensch sind, der mir am Telefon die Wahrheit sagt. Meist bekomme ich irgendwelche Ausreden zu hören oder die Leute legen gleich auf. Und diejenigen, die sich auf meine Fragen einlassen, machen sich für gewöhnlich nur einen Spaß daraus, mir irgendwelche Antworten zu geben, was meinen Job ziemlich sinnlos macht.

Also, wie gesagt, danke für Ihre Ehrlichkeit.«

»Ähm, bitte. Gern geschehen«, sagte ich und ließ der Frau am anderen Ende noch die Genugtuung, das Gespräch ihrerseits zu beenden.

Ich legte mein Smartphone zur Seite und vergrub mein Gesicht im Kissen. Obwohl ich wieder kaum Luft zum Atmen hatte, behielt ich diese Position bei. Die potentielle Möglichkeit, zu ersticken, nahm ich furchtlos in Kauf.

Überhaupt erschien mir der Tod in meiner Lage nicht mehr sonderlich erschreckend. Liebeskummer hatte nun einmal die Eigenschaft, Männer in hochsensible Drama-Queens zu verwandeln. Wie sonst hätte Shakespeare *Romeo und Julia* schreiben können?

Wieder klingelte das Handy.

Ohne aufzusehen, tastete ich danach und hielt es mir anschließend ans Ohr.

»Dann stellen Sie mir eben Ihre bescheuerten Fragen«, sagte ich.

»Alles klar, Buberle?«

Peters gut gelaunte Stimme bereitete mir körperliche Schmerzen.

»Nein, nichts ist klar.«

»Warum?«

»Weil ich Scheiße gebaut habe.«

»Wird schon nicht so schlimm sein. Das kriegen wir wieder hin.«

Er schien mich nicht ganz ernst zu nehmen, zumindest klang er nach wie vor amüsiert.

»Ich lege jetzt auf. Ich habe echt keine Lust zu reden.«

»Tim?«, hörte ich ihn noch sagen, aber ich erwiderte nichts mehr, sondern machte meine Ankündigung wahr und legte tatsächlich auf.

Noch bevor ich das Handy zur Seite legen konnte, gab dieses einen neuerlichen Laut von sich.

»Wollt ihr mich alle verarschen?!«

Instinktiv wollte ich mein Smartphone mit Karacho gegen die Wand werfen, brachte es dann aber doch nicht fertig. Stattdessen blickte ich auf das Display und sah, dass Silvie mir eine Nachricht geschickt hatte.

»Du hast es verbockt«, stand darin und dahinter befand sich ein Smiley mit nach unten hängenden Mundwinkeln.

»Ja, ich weiß«, flüsterte ich.

Das wusste ich schon längst, aber es zu lesen, fühlte sich

so an, als wäre die Sache endgültig besiegelt.

Für einige Zeit keimte noch einmal so etwas wie letzte Hoffnung in mir. Ich wartete auf eine weitere Nachricht von Silvie, in der sie mir mitteilte, wie ich doch alles geradebiegen konnte. Doch nun gab mein Handy keinen Ton mehr von sich. Es herrschte wieder bedrückende Stille wie zuvor.

Isa war für mich offiziell verloren.

Kapitel 21: Der Plan

Nachdem ich noch etwa zwei Stunden wie ein nasser Sack Kartoffeln auf meinem Bett gelegen und mich selbst bemitleidet hatte, hielt ich die Stille nicht mehr aus. Ich tauschte mein aktuelles Outfit gegen meine auffälligen Sportklamotten und nahm die mittlerweile schon gewohnte Laufrunde in Angriff.

In den letzten Tagen war ich gewiss nicht zu einem Spitzensportler mutiert, aber zumindest hatte ich inzwischen nicht mehr das Gefühl, mir bereits nach wenigen Metern die Seele aus dem Leib kotzen zu müssen. Und obwohl ich schwitzte wie ein Priester im Striptease-Club, absolvierte ich meinen Lauf nahezu souverän. Übermotiviert dachte ich sogar darüber nach, eine zweite Runde zu bewältigen, was letztlich daran scheiterte, dass ich drei Häuser weiter umkippte.

Glücklicherweise fiel ich dabei nicht nach vorn auf den Beton, sondern zur Seite auf ein Wiesenstück. Während ich mich kurz darauf leicht irritiert – aber aufgrund der weichen Landung ansonsten unverletzt – wieder aufrappelte, wirkte der glatzköpfige Herr im Unterhemd, der plötzlich aus einem der Fenster brüllte, nicht sonderlich erfreut über mein Wohlbefinden.

»Verpiss dich von meinen Gladiolen, du Filzlaus!«

Mein Kreislauf war bei Weitem noch nicht wieder so, wie er sein sollte, deshalb dauerte es ein Weilchen, bevor ich die Gladiolen entdeckte, von denen ich (die Filzlaus) mich entfernen sollte. Zu meiner Verteidigung: So einfach war das nun auch gar nicht gewesen, immerhin konnte man den zwar bunten, aber dennoch zerdrückten Haufen, der dort in die Wiese gepresst war, für sonst etwas halten.

»Na, warte! Ich dreh dir den Hals um!«

Ich entschied mich dazu, der Aufforderung des Glatzköpfigen nicht nachzukommen und somit nicht auf ihn zu warten. Ganz im Gegenteil, ich sammelte aus allen Teilen meines Körpers den letzten Rest an Energie, den ich noch besaß, und sprintete die paar Meter zu unserem Hauseingang, in welchem ich kurz darauf verschwand.

Allzu lange sollte mich dieser Zwischenfall nicht von meinen Gedanken ablenken, sodass ich nach einer Dusche (meiner zweiten an diesem Tag) abermals im Bett lag und mit meinem Schicksal haderte. Ohne jegliches Zeitgefühl starrte ich Löcher in die Decke und ich bemerkte erst, dass es schon Abend wurde, als meine Mutter an die Tür klopfte und mich fragte, ob ich zum Essen kommen wollte.

»Hab keinen Hunger.«

»Aber du musst ein wenig essen. Es gibt auch etwas Vegetarisches.«

Spielte das überhaupt noch eine Rolle? Aber egal, selbst auf ein saftiges Kotelett hätte ich jetzt nicht den geringsten Appetit gehabt.

»Danke. Aber im Moment nicht.«

Unter anderen Umständen hätte meine Mutter das nie und nimmer akzeptiert und so lange auf mich eingeredet, bis ich zwei Teller plus Nachspeise verputzt hätte. Das heißt: Unter anderen Umständen hätte sie mich erst gar nicht dazu überreden müssen. Uns war jedoch beiden bewusst, dass schon lange nichts mehr so wie früher war, deshalb unterließ sie es, mich weiter zu drängen.

»Du kannst dir ja später noch etwas nehmen, falls du deine Meinung änderst.«

»Ist gut.«

»Tim.«

»Ja?«

Sie zögerte.

»Das wird schon wieder. Ganz bestimmt.«

Ich wollte ihr so gerne glauben.

Wir schwiegen uns noch eine paar Sekunden an, dann ließ sie mich wieder mit meinen Löchern in der Decke allein.

*

Ein lautes Klirren riss mich aus dem Schlaf. Ich schreckte hoch und wusste nicht ansatzweise, was los war. Wie spät war es? Wann hatte ich überhaupt eingeschlafen? Mühselig versuchte ich mir das Letzte ins Gedächtnis zu rufen, an das ich mich erinnern konnte. Da sah ich einen Stein mitten in meinem Zimmer liegen. Schwaches Licht drang von draußen durch das kaputte Glas meines Fensters und bestrahlte ihn so, als wäre ein Scheinwerfer auf ihn gerichtet.

Die ansonsten alles umhüllende Dunkelheit verdeutlichte mir, dass es Nacht sein musste, allerdings war das auch schon alles, wofür ich eine Erklärung hatte. Dabei wäre es bei Weitem interessanter gewesen, zu erfahren, was es mit diesem Stein auf sich hatte. Ich bezweifelte, dass es ihm an seinem ursprünglichen Platz langweilig geworden war und er sich aus purer Abenteuerlust zu mir heraufkatapultiert hatte.

Vorsichtig hob ich ihn auf und wog ihn in der Hand. Er hatte eine ordentliche Größe und ein entsprechendes Gewicht. Ich konnte froh sein, dass er mir nicht gegen den Kopf geknallt war.

»Ich fass es nicht, dass du das getan hast«, hörte ich jemanden sagen.

Die Stimme drang durch das zerstörte Fenster.

»Mit deinen Kieselsteinchen hast du ja nichts erreicht«, entgegnete eine weitere Stimme.

»Aber ICH hab wenigstens nicht die verdammte Fensterscheibe eingeworfen!«

»Natürlich nicht, weil DU auch nicht einmal auf zwei Meter Entfernung treffen könntest!«

»Darum geht es doch gar nicht! Das ist Vandalismus! Und vielleicht hast du ihm das Ding gegen seine Birne geknallt. Womöglich liegt er jetzt bewusstlos da drinnen.«

»Unsinn, er hat einen harten Dickschädel.«

»Und warum steht er nicht schon längst am Fenster?«

»Na, weil ... Scheiße, glaubst du wirklich, dass ich ihn getroffen habe?«

Langes Schweigen.

»Mir geht es gut!«, rief ich schließlich in Richtung Fenster und versuchte mich an den Scherben vorbei zu selbigem zu begeben.

Als ich es erreichte, erkannte ich auf der Straße unten wenig überraschend Uwe und Peter.

»Seid ihr vollkommen bescheuert?«, fragte ich und deutete auf den Stein in meiner Hand.

»Er war es«, sagte Peter und deutete beschuldigend auf Uwe.

Nicht, dass ich mir das nicht ohnehin schon gedacht hatte.

»Hey, wir wollten dich wach bekommen, und sieh an: Du bist wach! Mission erfüllt.«

»Was machst du überhaupt hier?«, wandte ich mich direkt an Uwe. »Ich dachte, du wärst auf Liebesurlaub mit dieser ...«

Ich konnte mich beim besten Willen nicht an den Namen seiner neuen Flamme erinnern, was aber auch daran lag, dass er mir nur einmal am Telefon von ihr erzählt hatte.

»Ach, das ist nichts Ernstes. Außerdem: Bruder vor Luder! Peter hat mich angerufen und gesagt, dass du Scheiße gebaut hast und Hilfe brauchst. Da habe ich mich natürlich gleich ins Auto gesetzt und bin zurückgefahren.«

Wenn ich nicht vermutet hätte, dass es ihm aus irgendwelchen Gründen bestimmt ganz gut in den Kram gepasst hatte, seine Flamme sitzenzulassen, wäre ich richtig gerührt gewesen.

»Das ist ja alles gut und schön«, erwiderte ich, »aber leider auch umsonst. Es gibt nichts, was ihr tun könntet. Es ist aus. Vorbei. Da ist nichts mehr zu machen.«

»Jetzt sei mal nicht so negativ«, entgegnete Uwe. »Und lass uns endlich rein, bevor noch jemand die Polizei ruft.«

Auch wenn ich nach wie vor keine Lust hatte, über das, was mit Isa vorgefallen war, zu sprechen, war es wohl dennoch besser, die beiden tatsächlich hereinzulassen. Ich kannte sie immerhin gut genug, um zu wissen, dass sie ohnedies keine Ruhe geben würden, bis ich einlenkte. Und da ich weder besonders scharf darauf war, dass wirklich die Polizei auftauchte, noch darauf, dass Uwe mit schiefen Tönen *Griechischer Wein* zu grölen begann, um die ganze Nachbarschaft aufzuwecken (das hatte er schon einmal getan), hielt ich ein Nachgeben für die taktisch klügere Lösung.

»Jetzt erzähl uns mal von deinem Schlamassel, Buberle«, forderte Peter mich auf, als wir uns in die Küche begeben hatten.

»Ich will echt nicht ...«

»Ja, ja, du willst nicht darüber reden, klar«, fuhr mir Uwe ins Wort. »Das Problem ist nur, dass das nicht deine Entscheidung ist. Wir werden es sowieso aus dir rausquetschen, also hast du die Wahl: Du kannst es einfach haben oder schmerzhaft.«

Uwe rieb sich die Hände und zog anschließend an seinem linken Zeigefinger, sodass dieser laut knackste. Dann legte er den Kopf in den Nacken und ließ ihn hin und her rollen, wie ein Martial-Arts-Kämpfer, der sich für einen Kampf im Oktagon bereit machte.

»Ach, komm schon«, jammerte ich, »du wirst doch nicht ...«

»Doch, werde ich!«

Wie ein Panther sprang er auf mich zu, packte meinen

Kopf schneller als ich reagieren konnte, und nahm mich in den Schwitzkasten.

»Aua!«

»Rede!«

»Nein! Lass los!«

»Nichts da! Erzähl endlich!«

Er zog den Arm noch fester um meinen Hals, sodass ich kaum Luft bekam.

»Das ... ist ... lächerlich ... und ... so ... kindisch. Peter! Hilf mir!«

Doch von Peter war keine Hilfe zu erwarten.

»Würde ich ja gerne«, meinte er, nahm sich einen Apfel aus dem Obstkorb und biss kräftig hinein. »Aber das würde den Sinn dieser nächtlichen Aktion vollkommen ad absurdum führen.«

Grinsend beugte er sich zu mir herunter und kaute sein Apfelstück direkt vor meinem Gesicht.

»Ihr ... seid ... beide ... Idioten.«

»Aber Idioten, die dir helfen wollen.«

Ich drehte mich nach allen Seiten und versuchte mich aus Uwes Griff herauszuwinden, aber ohne Erfolg. Letzten Endes musste ich einsehen, dass ich keine andere Wahl hatte, als mich zu ergeben.

»Na schön!«, presste ich hervor. »Ihr habt ... gewonnen.«

Kaum hatte ich die Worte ausgesprochen, ließ Uwe mich auch schon los.

»Bitte, geht doch«, meinte er zufrieden und putzte sich symbolisch die Hände ab. »War das denn so schwer?«

Er bekam von mir ein Murren als Antwort.

Schließlich setzten wir drei uns an den Küchentisch und ich erzählte ihnen nach wie vor widerwillig und nur in knappen Sätzen, was passiert war. Die beiden hörten mir kommentarlos zu und meldeten sich erst zu Wort, als ich zu Ende erzählt hatte.

»Das alles wegen ein bisschen Speck?«, fragte Uwe.

»Quatsch, es geht doch gar nicht um den Speck«, widersprach Peter. »Er hat sie angelogen, das ist das Problem.«

»Aber es war ja nur Speck!«

»Du verstehst nicht, worum es hier geht.«

»Klar tue ich das!«

»Sag jetzt ja nicht wieder ...«

»Um Speck!«

Peter schüttelte frustriert den Kopf.

»Wow!«, warf ich ein. »Danke. Ich muss schon sagen, ihr wart mir echt eine große Hilfe. Wenn ihr jetzt bitte einfach wieder abhauen könntet.«

»Moooooment«, protestierte Peter. »So schnell wirst du uns nicht los, Buberle. Erst einmal brauchen wir einen Plan.«

»Was für einen Plan?«

»Du willst doch nicht allen Ernstes Steffen so kampflos das Feld überlassen, oder?«

In der Tat hatte ich selbst bereits lange darüber nachgedacht, ob ich in dieser Hinsicht nicht irgendetwas unternehmen sollte, ja, sogar musste. Mir ging es dabei nicht so sehr um Eifersucht, als vielmehr darum, dass ich Isa vor diesem fürchterlichen Kerl schützen wollte. Aber wollte sie meinen Schutz überhaupt? Die Antwort war wohl ein eindeutiges Nein. Und dennoch ...

»Ich wüsste nicht, was ich dagegen unternehmen könnte.«

»Siehst du, und dafür sind wir ja da!«

Uwe grinste bis über beide Ohren.

»Nein, wir werden ihn nicht verdreschen«, wand Peter ein, der wie ich am Gesichtsausdruck unseres Freundes ablesen konnte, was dieser im Sinn hatte. »Erstens habe ich dir erzählt, was für ein Anabolika-Monster aus dem Typen geworden ist. Von dem würden wir zu dritt so richtig die Fresse poliert bekommen, glaub mir. Und zweitens ... Nun ja, das reicht in meinen Augen eigentlich schon.«

Dem konnte ich voll und ganz zustimmen und auch Uwe ließ sich nach einigem Hin und Her davon überzeugen, dass die Idee nicht der beste Lösungsansatz war.

»Wenn – und das ist wirklich ein großes WENN – wir tatsächlich etwas unternehmen sollten, dann bitte gewaltfrei«, hielt ich mit mahnendem Blick in Richtung Uwe abschließend fest.

»Okay, ist ja schon gut. Aber dann würde ich von euch erst einmal gern ein paar gute Gegenvorschläge hören.«

Das war ein wunder Punkt, denn mit solchen konnten wir nicht aufwarten. Ich schon alleine deshalb nicht, weil ich von dem ganzen Vorhaben nach wie vor noch etwas überrumpelt war. Und was Peter betraf, so starrte er geradewegs vor sich hin und machte ebenso keine Anzeichen, dass ihm jede Sekunde eine Eingebung in den Schoß oder sonst wohin fallen würde.

»Wir müssten zunächst einmal wissen«, murmelte er vor sich hin, »wo die beiden ihr Date haben.«

Seinen fragenden Blick beantwortete ich mit einem ahnungslosen Schulterzucken.

»Woher soll ich das wissen?«

»Du bist keine sonderlich große Hilfe, Tim. Und eine besonders große Leuchte bist du auch nicht. Ruf doch einfach Silvie an. Du sagtest doch, dass sie dir davon erzählt hat, nicht wahr?«

Das stimmte, aber mir fielen gleich mehrere Gründe ein, warum ich Silvie nicht anrufen konnte.

»Es ist vier Uhr morgens«, erwiderte ich und nannte somit den hervorstechendsten.

»Na, und?«

»Sie wird noch schlafen?«

Peter machte nicht den Eindruck, als sähe er darin irgendwelche Schwierigkeiten.

»Außerdem bin ich mir ziemlich sicher, dass sie ebenfalls sauer auf mich ist. Immerhin hat sie mir geholfen und dann habe ich mich wie ein Idiot benommen. Wir sollten Silvie aus dem Spiel lassen.«

Sowohl Peter als auch Uwe saßen schweigend da und warfen mir ausdruckslose Blicke zu.

Ich seufzte.

»In Ordnung, ich rufe sie an, aber erst ein wenig später.«

Nach wie vor rührte keiner der beiden einen Muskel und am liebsten hätte ich ihnen dafür eine ordentliche Kopfnuss verpasst.

»Ihr seid Ärsche und ich kann euch nicht leiden«, sagte ich und holte das Handy aus meinem Zimmer.

Das Freizeichen erklang zehn oder zwölf Mal, ehe Silvies verschlafene Stimme zu hören war.

»Jaaaa?«

»Hallo«, sagte ich vorsichtig. »Hier ist Tim.«

»Tim? Was ist los? Wie spät ist es?«

Sie wirkte verwirrt und ruhig, was ich als gutes Zeichen für mich deutete. Um diesen Zustand auszunutzen, entschloss ich mich dazu, nicht auf ihre Fragen einzugehen.

»Ich müsste ganz dringend wissen, wo Isa und Steffen morgen ... also, eigentlich heute ... ihr Date haben.«

»Isa? Steffen? Was?«

»Isa und Steffen, ja. Wo haben sie ihr Date?«

Stille.

»Tim?«

»Ja?«

»Bist du jetzt komplett verrückt geworden?«

Da ich mir selbst unsicher war, wie ich wahrheitsgemäß antworten sollte, ließ ich es wieder sein.

»Kannst du es mir bitte sagen?«

Schnauben. Langes, tiefes Schnauben, wie das eines Drachens, kurz bevor er dazu ansetzte, Feuer aus seinem Rachen zu speien. Ich war heilfroh, mich nicht in ihrer unmittelbaren Nähe zu befinden.

»Ich werde jetzt so tun, als wäre das alles ein böser

Traum. Und ich hoffe für dich, dass ich mich später, wenn ich aufwache, nicht daran erinnern kann, denn sonst muss ich dir den Hals umdrehen.«

Eigentlich hatte ich erwartet, dass sie spätestens jetzt das Gespräch beenden würde, allerdings hörte ich sie auch nach der letzten Silbe schwer genervt atmen.

»Das italienische Restaurant am Humboldtplatz. Achtzehn Uhr.«

»Oh, Silvie, vielen Dank! Ich ...«

Klack.

Ich nahm es ihr natürlich nicht übel.

»Und?«, wollte Peter wissen.

»Der Italiener am Humboldtplatz.«

»Feine Hütte«, merkte Uwe an. »Da ist Steffen heute Abend bestimmt auf mehr als auf ein Abschiedsküsschen aus.«

Er machte eine eindeutige Geste mit seinen Händen, die er sich von mir aus gerne hätte sparen können. Der bloße Gedanke daran, dass Isa mit diesem Schwachkopf ins Bett ging, verursachte bei mir Magenkrämpfe.

»Okay, so weit, so gut«, sinnierte Peter abermals vor sich hin. »Sie gehen in ein Restaurant. Das könnte uns ganz gelegen kommen.«

»Inwiefern?«, fragte ich bis auf das Äußerste gespannt.

»Nun, das ...«, erwiderte Peter und kraulte sich den nicht vorhandenen Bart an seinem Kinn. »Das weiß ich selbst noch nicht.«

Enttäuscht sackte ich zusammen. Wie hatte ich mir nur überhaupt auch nur eine Sekunde lang Hoffnungen machen können? Das Ganze war von Anfang an zum Scheitern verurteilt, das musste jedem klar sein, der halbwegs alle Sinne beisammen hatte.

»Machen wir doch irgendetwas mit Speck.«

Uwe schmunzelte uns keck zu. Er fand seinen Scherz offenbar ziemlich komisch. Ich hingegen konnte nicht darüber lachen und auch Peter wirkte nicht amüsiert. Im Gegenteil, er beugte sich in Richtung Uwe und sah ihn mit zusammengekniffenen Augen an.

»Wie war das?«

»Ich sagte: Machen wir doch irgendetwas mit Speck. Hat doch bei Tim auch funktioniert, oder?«

Langsam wurde ich sauer.

»Jetzt hör mal zu«, begann ich, doch da schnellte Peters Hand nach oben und er deutete mir, dass ich ruhig sein sollte.

»Warte, Tim. Er hat recht.«

Wenn Peter darauf aus gewesen war, einen schockierten Blick von mir zu kassieren, dann hatte er sein Ziel erreicht.

»WAS?«

»Nicht ausflippen, einfach die Ohren spitzen. Das könnte echt funktionieren. Wir müssen nur so eine ähnliche Situation konstruieren, wie sie zwischen Isa und dir stattgefunden hat.«

»Wie soll das gehen? Selbst wenn wir irgendetwas arrangieren könnten, dann müsste Steffen seinen Teil dazu beitragen und sich ebenso dämlich verhalten wie ich.«

Peter grinste.

»Da mache ich mir bei diesem Doofhirn überhaupt keine Sorgen.«

Auch wenn er damit recht haben mochte, so konnte ich seinen Optimismus im Allgemeinen nicht ganz teilen. Zumindest nicht anfangs. Je länger wir jedoch in der nächsten Stunde zu dritt an unserem Plan schmiedeten und je konkretere Züge unser Vorhaben annahm, desto zuversichtlicher wurde ich. Am Ende hatte ich sogar doch die leise Hoffnung, dass das Ganze wirklich funktionieren könnte.

Zu diesem Zeitpunkt passierte es.

»Was ist denn hier los?«

Meine Mutter sah uns mit großen Augen an.

Meine Freunde und ich wiederum sahen sie mit großen

Augen an.

»Guten Morgen, Frau Schimmel«, sagte Peter.

»Schön, Sie zu sehen«, ergänzte Uwe.

»Mama!«, rief ich.

»Schrei doch nicht so«, ermahnte sie mich.

»Aber ... Deine Brüste!«

Oben Ohne stand sie vor uns in der Küche und es war ein Anblick, den ich mir und vor allem meinen Freunden gerne erspart hätte.

»Ups«, meinte sie jedoch lediglich, als sie an sich herabblickte. »Nun ja, ich habe um diese Zeit noch nicht mit Besuch gerechnet.«

Während Peter – wenn auch nicht erfolgreich – versuchte, nicht hinzusehen und ernst zu bleiben, grinste Uwe ohne Scham und starrte meiner Mutter frontal auf die Möpse.

»Mama!«, wiederholte ich, als sie keine Anstalten machte, die Küche zu verlassen, sich etwas anzuziehen oder sich wenigstens etwas vor den Oberkörper zu halten.

»Stell dich nicht so an, mein Dickerchen. Du hast dich auch vor meinen Freundinnen entblößt. Jetzt sind wir wenigstens quitt.«

»Du hast was getan?!«, fragte Uwe und war nun hellauf begeistert. »Erzähl!«

»Nein! Mama!«

»Gut, dann erzählen eben SIE, Frau Schimmel«

Uwe war ganz aus dem Häuschen und stierte meine Mutter so begeistert und interessiert an, als würde sie ihm jeden Moment die Lottozahlen von nächster Woche voraussagen. Doch wenigstens Peter hatte zu guter Letzt Mitleid mit mir und erlöste mich aus dieser megapeinlichen Situation.

»Also, ich denke, wir haben vorerst alles besprochen, was zu besprechen war«, sagte er in klarer Aufbruchsstimmung. »Wir sollten uns jetzt noch eine Mütze Schlaf gönnen, damit wir später fit sind.«

Er machte sich daran, die Küche zu verlassen, und signalisierte, dass Uwe ihm folgen sollte.

»Aber ich möchte noch die Entblößungsgeschichte hören«, jammerte dieser wie ein Kleinkind an der Supermarktkasse.

»Ihr könnt noch Kaffee haben, wenn ihr wollt«, mischte sich meine Mutter ein.

Es war kaum zu glauben, aber sie hatte sich noch immer nichts übergezogen.

»Hörst du, wir können noch Kaffee haben«, plapperte Uwe nach.

»Vielen Dank, Frau Schimmel, aber wir müssen jetzt wirklich los«, blieb Peter hart.

»Müssen wir wirklich?«

»Ja, wir müssen!«

Beleidigt, aber schließlich folgsam, trottete Uwe hinter Peter aus der Küche.

»Auf Wiedersehen, Frau Schimmel«, sagten sie nacheinander.

»Bis später, Tim«, ergänzte Peter noch, dann hörte ich sie nur noch die Treppe hinuntergehen.

»Willst DU Kaffee?«, fragte mich meine Mutter.

Die Wahrheit war, dass ich wirklich einen vertragen konnte, und so nickte ich. Ein wenig später stellte meine Mutter mir eine Tasse hin und schenkte mir aus der Kaffeekanne ein. Ihre Brüste hingen mir dabei direkt vor den Augen.

»Mama.«

»Ja, Schatz?«

»Zieh dir bitte etwas an.«

Kapitel 22: Reife Leistung

Es war der längste Tag meines Lebens. Ich dachte zurück an meine Schulzeit, als sich die Minuten in der letzten Stunde wie Kaugummi zogen. Damals hatte ich meinen Lehrer mehrmals gebeten, die Klassenuhr zu überprüfen, denn es konnte nicht sein, dass der Sekundenzeiger so lange brauchte, um einmal die Runde zu machen. Im Übrigen waren diese Beschwerden so ziemlich die einzigen Gelegenheiten, bei denen ich mich im Unterricht zu Wort gemeldet hatte. Zur Aufbesserung meiner Noten hatte das wahrlich nicht beigetragen.

Bis zum Nachmitttag durchlebte ich etwa ein Dutzend letzte Schulstunden. Und es gab nichts, das mich ablenken konnte. Am besten funktionierte es, als ich einen alten Gummiball nahm und diesen wieder und wieder gegen eine Wand in meinem Zimmer warf, um ihn anschließend wieder zu fangen. Das brachte mir ganze zwanzig Minuten. Vielleicht hätte ich mich sogar länger damit beschäftigt, wenn ich nicht ein Bild abgeschossen hätte. Das Zusammenräumen der Scherben brachte mir dann wenigstens fünf weitere Minuten.

Als ich mich um siebzehn Uhr endlich mit Uwe und Peter traf, war ich ein nervliches Wrack. Von dem leichten Optimismus, den ich heute Morgen verspürt hatte, war so gut wie nichts mehr übrig. Die Chance, dass unser Plan aufging, standen eins zu keine Ahnung hoch zehn.

»Bereit?«, fragte Peter.

»Nicht so bereit wie du, wie es scheint.«

Damit spielte ich darauf an, dass er es wieder einmal vorgezogen hatte, sich in eine äußerst originelle Verkleidung zu werfen. Diesmal gehörte das jedoch sogar zu unserem Plan, zumindest teilweise. Peter sollte sich wie ein Kellner anziehen, um später im Restaurant nicht auf den ersten Blick aufzufallen, wenn er mit der Operation »Armleuchter« - Uwes Idee – begann. Und er sollte sich so weit unkenntlich machen, dass Isa und Steffen ihn nicht erkannten.

Unser Meister der Verkleidungskunst wollte jedoch offenbar auf Nummer sicher gehen. Abgesehen von einer blonden Perücke und einer falschen Nase, trug er auch noch einen spitz zulaufenden Ziegenbart, der praktisch dazu einlud, daran zu ziehen. Uwe musste sich in dieser Hinsicht wirklich beherrschen. Ich hingegen fragte mich schön langsam, ob Peter ein Geheimnis hatte, das er uns bisher nicht anvertrauen wollte. Aber dazu würde ich mit ihm ein anderes Mal unter vier Augen sprechen.

»Du siehst beknackt aus, Peter«, merkte Uwe an, was den Angesprochenen nicht sonderlich zu stören schien.

»Peter? Wer ist Peter? Mein Name ist Sven und ich darf Sie heute Abend bedienen.«

»Ja. Wie auch immer. Tim, hast du alles dabei?«

»Im Wagen«, antwortete ich und wir drei machten uns auf den Weg zum Schweinemobil, das ich in unmittelbarer Nähe geparkt hatte.

Als ich die Hintertür öffnete und meine Freunde einen Blick in das Innere des Laderaums warfen, staunten sie nicht schlecht.

»Hast du die ganze Metzgerei eingepackt?«

Peters Frage war durchaus berechtigt und nicht sonderlich weit hergeholt. Im Laderaum befand sich tatsächlich ein guter Teil von den Fleisch- und Wurstwaren, die ich aus dem Laden mitgenommen hatte.

»Nicht nur das«, erwiderte ich und deutete auf die Gasflasche und die Herdplatten.

»Das ist so verrückt!«, lachte Uwe.

Und ob es das war.

»Okay, also nochmal. Egal, was Isa bestellt: Wir werden ihr etwas definitiv Nicht-Vegetarisches unter ihre Mahlzeit mischen. Und wenn sie das dann bemerkt, dann werde ich bereitstehen und behaupten, Steffen hätte das so angewiesen.«

Als ich Peter das Ganze noch einmal zusammenfassen hörte, verstärkten sich meine Zweifel um ein Vielfaches.

»Ob das gut geht?«

»Wenn du dir darüber Gedanken machst, dass Isa mich erkennen könnte, da besteht durch mein schauspielerisches Talent und meine perfekte Verkleidung nicht der geringste Grund zur Sorge.«

»Ich denke nicht, dass die Verkleidung wegen ihr überhaupt notwendig gewesen wäre. Sie hat dich einmal gesehen, und da hast du betrunken in der Küche geschlafen. Da besteht bei Steffen größere Gefahr.«

Er tat meinen Einwand mit einer flüchtigen Handbewegung ab.

»Mit dem hatte ich schon in der Schule kaum Kontakt. Und vor dem *High Five* hat er mich in meiner anderen Kostümierung auch nicht erkannt. Also, das wird schon hinhauen.«

Seine Zuversicht hätte ich gerne gehabt.

Während Peter sich wenig später daran machte, sich schon einmal auf seinen großen Auftritt einzustimmen und sich in Richtung Italiener zu begeben, blieben Uwe und ich beim Schweinemobil. Er gab sich größte Mühe, doch noch die Entblößungsgeschichte aus mir herauszubekommen und gab erst Ruhe, als ich sie ihm schließlich erzählte.

»Oh Mann, da wäre ich gerne dabei gewesen.«

»Du hättest gerne meinen Penis gesehen?«

»Nein, aber die Gesichter der Freundinnen deiner Mutter.«

»Die wirkten ziemlich amüsiert.«

»Warum?«

»Keine Ahnung.«
»Hm ...«, überlegte Uwe.
»Was?«
»Vielleicht liegt es an deinem Penis. Ganz bestimmt sogar. Irgendwie würde ich ihn jetzt doch ganz gerne sehen.«
»Idiot.«

*

Von der Fahrerkabine des Schweinemobils aus hatten Uwe und ich eine gute Aussicht auf den Eingang des Italieners. Ich wandte meinen Blick von dort lediglich ab, um auf die Uhr zu sehen. Das tat ich etwa alle zwanzig bis dreißig Sekunden.

Dann war es endlich so weit.

Isa tauchte acht Minuten vor sechs auf. Sie trug ein schlichtes, blaues Sommerkleid mit weißen Verzierungen und sah darin umwerfend aus. Am liebsten wäre ich zu ihr hingerannt und hätte sie angefleht, mir zu verzeihen, aber ich wusste, dass sie das nicht überzeugen würde. Da war es natürlich viel klüger, hier im Wagen zu hocken und ihr später ein Stück Fleisch unter das Essen zu mischen.

Oh Mann. Aber für Zweifel war es zu spät.

»Ist sie das?«, fragte Uwe.

»Ja.«

»Heißes Teil! Hätte ich dir gar nicht zugetraut.«

Ich ließ das mal so stehen und beobachtete Isa kommentarlos. Sie spazierte mehrmals vor dem Eingang hin und her, und als es bereits fünf Minuten nach sechs war, begann auch sie damit, mehrmals auf die Uhr zu blicken.

»Er lässt sie einfach warten«, murmelte ich empört. »Wie kann er nur?«

»Was regst du dich auf? Vielleicht versetzt er sie ja. Dann könntest du zufällig vorbeispazieren und ihr ein Entschuldigungsessen anbieten.«

Es fühlte sich an, als würde mein Gesicht regelrecht zu leuchten beginnen. Das war mal eine Idee, der ich sehr viel abgewinnen konnte. Übermotiviert fasste ich bereits nach der Wagentür, doch schon im nächsten Moment ließ ich mich zurück in den Fahrersitz sinken.

»Scheiße!«

»Nicht gut?«

»Doch. Aber da kommt er gerade.«

Und wirklich kam Steffen in diesem Moment um die Ecke. In seinen Händen trug er einen Strauß mit roten Rosen.

»DAS ist er?«, fragte Uwe. »Das ist der Doofe? Wahnsinn! Der hat sich ja tatsächlich ganz schön verändert.«

»Ja.«

»Diese Muskeln! Die drücken sich sogar durch das Hemd. Siehst du das, Tim?«

»Ja.«

»Und das mit dem Strauß Rosen! Also, eines sag ich dir: Der geht heute garantiert aufs Ganze. Denkst du nicht auch?«

»Ja«, entgegnete ich zum dritten Mal in genervtem Tonfall. »Ach, Uwe?«

»Hm?«

»Halt die Klappe. Bitte.«

Er quittierte meine Aufforderung mit einem Lächeln, was mir jedoch egal war, denn nun musste ich meine ganze Aufmerksamkeit auf die beiden vor dem italienischen Restaurant richten. Sie begrüßten sich mit je einem Küsschen auf die linke und auf die rechte Wange, gleich darauf überreichte Steffen Isa den Blumenstrauß. Mich überkam das Gefühl, dass sie diese Geste übertrieben fand, zumindest deutete ich ihre Körpersprache auf diese Weise. Es konnte sich klarerweise auch lediglich um reines Wunschdenken meinerseits handeln.

Obwohl ich die beiden relativ gut sehen konnte, waren

sie leider zu weit weg, um irgendetwas von dem, was sie sagten, zu verstehen. Das war allerdings nicht weiter tragisch, denn eine lange Konversation führten sie vor dem Lokal ohnehin nicht. Steffen öffnete die Tür und gab den galanten Gentleman, indem er Isa deutete, sie solle eintreten. Der Drecksack spielte seine Rolle wirklich perfekt. Ich hoffte inständig, dass Peters Schauspielkünste mindestens genauso gut waren.

»Fasst er ihr an den Hintern?«

Uwe riss mich aus meinen Gedanken. Sofort fokussierte ich die Szene, die sich beim Eingang des Italieners abspielte. Und wirklich: Es sah ganz so aus, als ob dieser falsche Fuffziger Isas Hintern betatschte, als sie über die Schwelle der geöffneten Eingangstür schritt.

»Na, warte!«, grollte ich, riss die Tür des Schweinemobils auf und marschierte entschlossen los.

Ich beschleunigte meine Schritte, während die Tür hinter den beiden zufiel. Als ich dann endlich dort war und nach der Klinke greifen wollte, wurde ich wie ein Rugby-Spieler zu Boden gerissen.

»Ahhhh!«, stöhnte ich, während ich mich wieder hochrappelte. »Hast du eine Vollmeise?«

Uwe, der bereits wieder aufgestanden war, putzte sich den Schmutz von der Hose.

»Du solltest mir lieber dafür danken, dass ich dich vor einem großen Fehler bewahrt habe. Oder glaubst du ernsthaft, dass es klug gewesen wäre, dich mit ihm anzulegen?«

Da war gewiss etwas dran. In einer körperlichen Auseinandersetzung konnte ich nur verlieren. Trotzdem brodelte es in mir und ich musste mit aller Kraft an spielende Katzenbabys und Hundewelpen denken, um mich einigermaßen zu beruhigen.

»Komm«, sagte ich schließlich und in geduckter Haltung arbeiteten wir uns von einem Fenster des Italieners zum nächsten. »Dort hinten sind sie.«

Die beiden wurden gerade zu einem Tisch gebracht, und noch ehe sie sich setzen konnten, hielt der Kellner ihnen bereits die Speisekarten entgegen.

»Und er ist auch Vegetarier?«, fragte Uwe.

»Ja. Und ein ziemlich radikaler noch dazu.«

»Mann, ich hätte nie gedacht, dass man ohne Fleisch solche Muskeln aufbauen kann.«

»Offensichtlich geht es«, erwiderte ich wieder genervt.

Für meinen Geschmack äußerte sich Uwe ein wenig zu bewundernd über Steffen.

»Ich meine ja nur«, verteidigte er sich.

»Ja, schon gut. Ich hoffe nur, Isa bestellt keine Pizza.«

»Warum?«

»Weil es auf einer Pizza ziemlich schwer wird, etwas Fleischiges zu verstecken. Wo ist überhaupt Peter? Siehst du ihn irgendwo?«

Kaum hatte ich die Frage ausgesprochen, hatte ich ihn schon selbst entdeckt. Er stand abseits in einer Ecke und versuchte dabei so krampfhaft unauffällig zu wirken, dass ich mir die Hand vor die Augen schlug.

»Ich hoffe, er kommt nie auf die Idee, sich wirklich als Schauspieler zu versuchen«, sagte Uwe und in diesem Punkt stimmte ich ihm voll und ganz zu.

Und es wurde noch schlimmer.

Isa und Steffen waren offensichtlich bereit zu bestellen, woraufhin der Kellner von vorhin wieder an ihren Tisch trat. Peter nahm das als Signal und bewegte sich ebenfalls dorthin. Ich konnte nur mutmaßen, dass er seine seltsamen Bewegungen als katzengleich wahrnahm. Dies traf in meinen Augen nur zu, wenn die arme Katze zwei gebrochene Beine und eine ausgekugelte Schulter hatte.

Als der echte Kellner die Bestellung aufnahm, schlich Peter mehrmals hinter seinem Rücken vorbei und blickte ihm dabei über die Schulter. Zwar wandte er sein Gesicht immer sofort ab, wenn ihn jemand bemerkte, aber das machte die Sache nicht besser. Blieb nur zu hoffen, dass sie ihn für einen harmlosen Spinner hielten und einfach gewähren ließen.

Das Glück schien auf unserer Seite zu sein. Der Kellner entfernte sich, ohne von Peter weiter Notiz zu nehmen, und auch Isa und Steffen beachteten ihn nicht. Peter wiederum setzte seinen Gang der bedauernswerten Katze in Richtung Tür fort. Uwe und ich verloren keine Zeit und nahmen ihn dort in Empfang.

»Du verdienst einen Oscar«, spottete Uwe.

»Ich weiß, danke.«

Es hatte nicht den Anschein, dass Peter den Unterton wahrgenommen hatte. Doch das war mir herzlich egal, ich hatte ein wichtigeres Anliegen.

»Und? Was haben sie bestellt?«

»Beide wollen eine vegetarische Lasagne.«

Ich musste schwer schlucken. Das tat nun doch ein wenig weh, immerhin handelte es sich dabei um das Gericht, zu welchem sie bei mir zu Hause eingeladen war. Schnell wurde mir jedoch die positive Seite daran bewusst.

»Okay, das ist gar nicht mal so schlecht. Da lässt sich locker etwas Hackfleisch hineinmogeln.«

So weit, so gut. Jetzt hieß es, keine Zeit verlieren. Wir stürmten zu dritt zum Schweinemobil, wo ich umgehend eine der Herdplatten anwarf. Ich schnappte mir eine Pfanne, Hackfleisch und was ich sonst noch benötigte. Trotz allem sollte es zumindest gut zubereitet sein, etwas anderes würde ich nicht übers Herz bringen.

Nachdem ich fertig war, packte ich das Ganze in eine Plastiktüte, die ich Peter in die Hand drückte.

»Und vergiss nicht, das Fleisch darf nicht sichtbar sein. Du musst es gut verstecken, damit sie erst beim Essen dahinterkommt, dass etwas nicht stimmt.«

Einmal mehr überkam mich das schlechte Gewissen, doch ich versuchte es rasch zur Seite zu schieben. Es war zu

Isas eigenem Besten. Bedeutend schlimmer wäre es doch, wenn sie auf Steffen hereinfallen würde. Oh Mann, ich wusste selbst nicht mehr, ob das überhaupt stimmte.

Aber ab jetzt lag es nicht mehr in meiner Macht. Peter machte sich auf den Weg zurück ins Restaurant, Uwe und ich kehrten indes an unseren Platz vor dem Fenster zurück.

»Das kann nicht gut gehen. Das kann nicht gut gehen. Das kann nicht gut gehen.«

Wie ein Mantra murmelte ich denselben Satz wieder und immer wieder.

»Vielleicht hat Isa dir auch nur deshalb einen Korb gegeben, weil du so ein verdammter Pessimist bist.«

Ich warf Uwe einen kurzen, finsteren Blick zu, kümmerte mich aber nicht weiter um ihn. Stattdessen konzentrierte ich mich auf das, was im Restaurant vor sich ging.

Steffen und Isa unterhielten sich angeregt, wobei ich den Eindruck hatte, dass er deutlich mehr quatschte. Er wirkte auch offenkundig gut gelaunt, wofür ich ihn umso mehr hasste. Isas Befinden konnte ich hingen erheblich schwerer einschätzen. War sie ebenfalls gut drauf? Genoss sie seine Gesellschaft? Hatte sie sich am Ende gar in ihn verliebt?

Bei diesem Gedanken wurde mir unwohl.

Und als Peter plötzlich mit den beiden Lasagnen auftauchte, rebellierte mein Magen so sehr, dass ich das Gefühl hatte, jeden Augenblick kotzen zu müssen.

»Jetzt wird es spannend«, sagte Uwe.

Danke für den Hinweis.

Man konnte über Peters schauspielerisches Talent sagen, was man wollte, Fakt war jedoch, dass er es geschafft haben musste, unentdeckt in die Küche zu gelangen, das Hackfleisch unter die Lasagne zu mischen, und nun mit den beiden Tellern an Isas und Steffens Tisch zu stehen.

»Er hat es tatsächlich hinbekommen«, merkte auch Uwe anerkennend an. »Reife Leistung, ich hätte es ihm fast nicht zugetraut.«

»Ja, reife Leistung.«

Mein Herz schlug schneller und pumpte mir das Blut dabei so heftig durch die Adern, dass ich befürchtete, die eine oder andere würde gleich platzen. Fokussiert haftete mein Blick an Peter, als ob der Plan nur funktionieren würde, wenn ich keine seiner Bewegungen verpasste. Das einzige Problem an der Sache war: Er bewegte sich nicht.

»Was ist los?«, flüsterte ich. »Warum tut er nichts?«

»Ich ... Ich weiß auch nicht. Er steht einfach nur da und hält die Teller fest. Glaubst du, er bekommt kalte Füße?«

Das war sicher möglich, aber andererseits auch unwahrscheinlich. Wovor sollte er Schiss haben? Nein, es musste einen anderen Grund geben. Was könnte ihn dazu veranlassen, die Teller nicht abzustellen?

»Oh, verdammt!«, stieß ich aus, als es mir dämmerte.

»Was?«

»Er weiß nicht mehr, in welche Lasagne er das Hackfleisch gemischt hat.«

»Nein.«

»Doch.«

»Nein!«

»Doch!«

Wir klangen wie Louis de Funès in seinen besten Zeiten. Zum Lachen war mir jedoch nicht unbedingt zumute.

»Scheiße, Scheiße, Scheiße.«

»Was machen wir jetzt?«

»WIR können überhaupt nichts tun«, entgegnete ich. »Es liegt allein an Peter.«

Und dessen Schweißperlen auf der Stirn konnte man sogar aus der Ferne begutachten. Genauso gut war sein tiefes Luftholen zu erkennen, bevor er die beiden Teller abstellte. Er warf einen unsicheren Blick in Richtung des Fensters, hinter dem wir uns in Deckung befanden, dann trat er drei, vier Schritte zurück. Ich wartete regelrecht auf einen nervigen Kommentar von Uwe, aber selbst er hielt nun den

Atem an und verfolgte das Geschehen am Tisch mit Adleraugen.

Obwohl ich nicht von den Lippen lesen konnte, war ich mir ziemlich sicher, dass Isa und Steffen sich guten Appetit wünschten, ehe sie zu essen begannen. Als sie jeweils die erste volle Gabel zum Mund führten, wurde es um mich herum dunkel. Schlagartig wurde mir klar, dass ich vor lauter Spannung darauf vergessen hatte, zu atmen.

»Hiiiiiiiuuuuuu!«

So in etwa klang es, als ich auf einen Zug so viel Luft wie möglich in meine Lung sog. Uwe sah mich mit Sorgenfalten an, ich winkte jedoch ab. Jetzt keine Diskussion, ich wollte nichts von dem verpassen, was dort am Tisch passierte.

Allerdings passierte dort nichts.

Zumindest nicht das, was ich erwartet hatte. Beide aßen friedlich ihre Lasagnen, und wenn mich meine Sinne aufgrund des Sauerstoffmangels nicht täuschten, dann schmeckte es ihnen sogar. Wie konnte das sein? Hatte Peter am Ende doch verabsäumt, Isa das Hackfleisch unterzumischen?

Ich versuchte, mich nicht aus der Ruhe bringen zu lassen. Möglicherweise war sie schlichtweg noch nicht auf Fleisch gestoßen und es war nur noch eine Frage der Zeit. Vielleicht mit der nächsten Gabel. Nichts. Ein weiterer Happen. Wieder nichts. Jedes weitere Mal, wenn sie die Gabel an den Mund führte, redete ich mir ein, dass es nun so weit sein musste. Aber nichts passierte.

Bis dann unerwartet doch etwas geschah. Ich bekam es aber erst mit, als Uwe mich schubste.

Mein Blick wanderte von Isa zu Steffen, der in seiner Lasagne herumstocherte. Zuerst langsam, dann immer wilder. Plötzlich begann sein Hemd zu wackeln. Hätte er es mir vor wenigen Tagen nicht mehrfach gezeigt, hätte ich nicht gewusst, was gerade vor sich ging. So war mir jedoch klar: Seine Muskeln zitterten. Dieses Mal – davon ging ich jetzt schon aus – war das nicht zu Demonstrationszwecken. Vielmehr war er sauer. Richtig sauer. Dafür sprach nicht zuletzt die sich immer stärker ins Rötliche verändernde Gesichtsfarbe.

»Fuck!«

Im Nachhinein hatte ich keine Ahnung mehr, ob der Fluch von Uwe oder mir stammte. So wie wir uns ansahen, hatten wir ihn vielleicht sogar gemeinsam ausgestoßen.

Als wir wieder in das Restaurant blickten, war Steffen bereits aufgestanden. Sein Kopf war inzwischen so rot wie ich es noch nie bei einem Menschen gesehen hatte. Eine Ader trat aus seiner Stirn hervor und eine weitere aus seinem Hals. Und er schrie so laut, dass ich das Gefühl hatte, die Fensterscheibe vor mir würde vibrieren.

Welche Worte er genau benutzte, konnte man hier draußen nicht sagen. Es war vielmehr ein Dröhnen, das zu Uwe und mir drang. Natürlich erschlossen wir aber aus dem Kontext, dass es sich nicht um eine Liebeserklärung an Isa handelte. Überhaupt ignorierte er seine Begleitung und beschäftigte sich stattdessen mit den beiden Kellnern, die herangestürmt kamen, um ihn zu beruhigen. Es erübrigt sich, zu erwähnen, dass sie damit kläglich scheiterten.

»Hau ab!«, hörte ich Uwe auf einmal rufen.

Erst wusste ich nicht, was er von mir wollte, ich erkannte dann aber, dass er gar nicht zu mir, sondern zu Peter blickte, der hilflos seine Augen in unsere Richtung gerichtet hatte. Da ich Uwes Tipp für äußerst ratsam hielt, deutete ich unserem Freund nun ebenfalls, dass er so schnell wie möglich das Weite suchen sollte. Da war es nur leider bereits zu spät.

Steffen hatte ihn entdeckt und stürmte wie ein wild gewordener Gorilla auf ihn zu.

»Er wird doch nicht ...«, sagte ich, doch bevor ich den Satz zu Ende bringen konnte, war es schon geschehen.

Peter ging von einem Fausthieb getroffen zu Boden.

Kapitel 23: Dumm gelaufen

Nachdem klar war, dass Steffen und nicht Isa die Lasagne mit dem untergemischten Hackfleisch bekommen hatte, waren meine Illusionen hinsichtlich unseres »genialen« Plans jäh verschwunden gewesen. Ich hatte mich damit abgefunden, dass das ganze Unternehmen den Bach runtergegangen war. Aber wie sehr die Kacke wirklich am Dampfen war, realisierte ich erst, als Peter die Faust von Steffen mitten auf die Nase bekam.

»Oh, verdammt! Peter!«

Uwe wirkte vollkommen aufgelöst.

Seine ständigen Neckereien hin oder her, Peter war einer seiner besten Freunde, und deshalb zögerte er jetzt auch keine weitere Sekunde. Er sprang auf und lief auf den Eingang des Restaurants zu. Ich tat es ihm gleich, auch wenn ich das nicht so geschmeidig zustande brachte wie er und entsprechend länger brauchte.

Als ich kurz nach Uwe den Italiener betrat, bot sich mir ein unwirkliches Bild. Peter lag am Boden. Die falsche Nase, die Teil seiner Verkleidung war, hing nur noch halb klebend an seinem Gesicht. Seine richtige Nase, die ohnehin noch ein wenig vom Pfannenunfall mitgenommen war, wirkte schief, und es quoll mehr Blut aus ihr heraus, als mein Magen vertrug. Im letzten Augenblick konnte ich verhindern, mich auf der Stelle übergeben zu müssen.

»Was sollte der Scheiß?«, brüllte Steffen, während er breitbeinig über Peter stand und ihn grimmig anstierte. »War das ein Witz? Wolltest du lustig sein? Ha? Wie lustig findest du das hier?«

Mit der linken Hand zog er Peter am Hemd hoch und

mit der rechten setzte er erneut zu einem Schlag an. So weit kam es allerdings nicht, denn Uwe war zur Stelle und sprang auf Steffens Arm. Da er aber bedeutend kleiner war als sein Kontrahent und sich nicht annähernd mit dessen Muskelkraft messen konnte, war auch das ein ungleicher und äußerst kurzer Kampf.

Statt Peter bekam nun also Uwe eins auf die Glocke.

»Aufhören!«, rief ich, als ich nun meinen zweiten Freund zu Boden gehen sah.

Steffen blickte irritiert um sich, bis er mich endlich entdeckte.

»Dicker?«

Er versuchte offenbar krampfhaft die fehlenden Puzzleteile in seinem Kopf zusammenzufügen.

»Was machst du hier?«

Ich antwortete ihm nicht, sondern ging zu Uwe und Peter, um zu sehen, ob mit ihnen alles in Ordnung war. Beide wirkten etwas benommen, aber auch als medizinischer Laie wagte ich die Prognose, dass sie bald wieder auf dem Damm sein würden.

»Kennst du diese Clowns etwa?«, hakte Steffen nach.

Dieses Mal hätte ich ihm sogar geantwortet, wenn Isas Stimme nicht erklungen wäre.

»Tim?«

»Hallo, Isa.«

Sie sah mich erkundend an und schwieg. Auch ich sagte nichts weiter, richtete meinen Blick jedoch beschämt nach unten.

»Und ihr? Ihr kennt euch auch?«, wollte nun Steffen wieder wissen, doch abermals bekam er keine Antwort.

»Es tut mir leid«, sagte ich jetzt doch noch in Isas Richtung.

Als ich vorsichtig wieder Augenkontakt mit ihr herstellte, war klar, dass sie eins und eins zusammengezählt hatte.

»Ach, Tim«, seufzte sie und ich fühlte mich so mies wie

noch nie zuvor in meinem Leben.

Plötzlich spürte ich eine Hand auf meiner Schulter, die mich packte und kraftvoll umdrehte.

»Ich will jetzt auf der Stelle wissen, was hier los ist!«

So klar die Rechnung für Isa gewesen war, so schwer tat sich Steffen dabei, in dem Ganzen auch nur irgendeinen Sinn zu erkennen. Mit einer Mischung aus Mitleid und Furcht starrte ich ihm in die zornigen Augen, hinter denen tiefe Leere herrschte.

»Ich war es.«

»Was warst du?«

»Na, du weißt schon.«

Aber er wusste nicht. Um es ihm leichter zu machen, deutete ich mit meinem Kinn zu jenem Tisch, an dem er vorhin gesessen hatte. Er kapierte noch immer nicht.

Also langsam zum Mitschreiben.

»Ich ... war ... das ... mit ... dem ... Fleisch.«

Einundzwanzig.

Zweiundzwanzig.

Dreiundzwanzig.

Vierundzwanzig.

Dann hatte er es endlich geschnallt.

»Duuuuuuuuuu!!!«, brüllte er mir ins Gesicht, sodass ich mehr Speichel abbekam, als mir lieb war.

Eine leise Vorahnung flüsterte mir, dass Steffen die Situation nicht ausdiskutieren wollte. Angesichts der Tatsache, dass meine beiden Freunde bereits mit seiner Faust Bekanntschaft geschlossen hatten, standen die Chancen ziemlich gut, dass mich ein ähnliches Schicksal ereilen würde. Mein Verdacht erhärtete sich, als Steffen mit seinem Arm weit ausholte.

Nun war es einmal so, dass ich nach wie vor nicht unbedingt versessen darauf war, eine Tracht Prügel über mich ergehen zu lassen, wenn es sich irgendwie verhindern ließ. Instinktiv duckte ich mich also weg, in der Hoffnung, der

Schlag würde danebengehen. Er traf mich auch wirklich nicht. Das lag jedoch lediglich daran, dass ich mich viel zu früh geduckt und Steffen noch nicht ansatzweise in meine Richtung geschlagen hatte.

»Was soll das?«, fragte er mich angewidert.

In seinen Augen war ich wahrscheinlich nicht mehr als ein dickes Würmchen, das sich dagegen wehrte, vom Angelhaken aufgespießt zu werden.

»Ähm ...«

»Bist du ein Mann oder eine Maus? Steh ordentlich, damit ich dir die Fresse polieren kann!«

Nicht, dass ich vorgehabt hätte, seinem Wunsch nachzukommen, mir blieb nur keine andere Wahl, denn er nahm die Sache schlichtweg selbst in die Hand. Mit einem Ruck riss er mich wieder hoch, sodass ich ihm nahezu Auge in Auge gegenüberstand.

»Steffen!«

Isas Stimme klang in diesem Moment so unwirklich und engelsgleich, als käme sie direkt vom Himmel. Steffen und ich wandten unsere Köpfe gleichzeitig nach ihr um. Sie stand entschlossen da und hatte die Arme fest vor sich verschränkt. In ihrem Gesichtsausdruck konnte man strenge Züge ablesen, die nicht zu ihren gewohnt weichen Linien passten. Was genau sie uns mit ihrem unbeugsamen Blick sagen wollte, vermochte ich nicht hundertprozentig zu erraten, aber ich ging stark davon aus, dass sie mit der Show, die wir beide abzogen, keineswegs glücklich war.

»Schluss jetzt! Auf der Stelle!«

In diesem Punkt war ich mit ihr einer Meinung. Die Hoffnung, das Steffen das auch so sehen würde, starb aber recht schnell, als er sich wieder mir zuwandte und ein weiteres Mal ausholte.

»Maus!«, brüllte ich ihm instinktiv ins Gesicht, was seine kleinen, grauen Zellen maßlos überforderte.

Diese wertvollen Sekunden nutzte ich, um mich umzudrehen und so schnell wie möglich abzuhauen. Wann genau er die Verfolgung aufnahm, wusste ich nicht, denn mir blieb nun wahrlich nicht genug Zeit, um einen Blick über die Schulter zu werfen. Ich wusste nur eines: Als ich an der Eingangstür angelangt war, hatte er mich noch nicht eingeholt, und das war alles, was zählte.

Ich stürmte nach draußen und nahm meine Beine in die Hand. Natürlich nur im übertragenen Sinn, denn sonst wäre ich mit Sicherheit gleich auf der Schnauze gelandet. Klar war, dass ich nie im Leben schneller sein konnte als Steffen. Ihn beim Laufen abhängen zu wollen, wäre somit eine ziemlich dämliche Idee gewesen, und mit dämlichen Ideen kannte ich mich mittlerweile ja schon zur Genüge aus. Dieses Mal hatte ich jedoch einen weitaus besseren Geistesblitz: Das Schweinemobil.

Waren es fünfzehn, zwanzig Meter? Entfernungen konnte ich noch nie gut einschätzen, was mir jetzt auch nicht weitergeholfen hätte. Entscheidend war, dass ich fest daran glaubte, den Lieferwagen erreichen zu können, und zwar bevor Steffen mich einholte.

Ungebremst sprintete ich auf die Straße. Reifen quietschten so laut, dass ich fürchtete, mir wäre das Trommelfell meines rechten Ohrs geplatzt. Aus dem Augenwinkel nahm ich einen roten Wagen wahr, der beinahe mein Bein berührte. Das war bestimmt knapp gewesen. Verdammt knapp. Doch nach wie vor konnte ich mir nicht den Luxus leisten, mir großartig Gedanken über solche Nebensächlichkeiten wie einen schrecklichen Verkehrsunfall zu machen.

Meine Lunge brannte. Meine Beine fühlten sich doppelt und dreifach gezerrt an. Ein letzter Schritt. Ich riss die Tür des Schweinemobils auf, sprang hinein und warf die Tür wieder hinter mir zu. Die vermeintliche Sicherheit der Fahrerkabine musste es gewesen sein, die mich nun dazu verleitete, einen Blick in jene Richtung zu werfen, aus der ich soeben gekommen war. Und siehe da: Steffen stand gerade erst am Eingang des italienischen Restaurants.

Was ihn aufgehalten hatte, konnte ich natürlich nicht einmal erahnen, es war mir aber auch schnurzpiepegal. Entscheidend war letztendlich doch nur, dass ich ihm entkommen war, und da machte es auch keinen Unterschied, dass er sich mit grimmiger Miene und vor Wut schnaubend in Bewegung setzte.

»Hasta la vista, Baby!«, rief ich ihm spöttisch entgegen, obwohl er mich nicht hören konnte.

Das war mir allerdings herzlich egal, ich brauchte diesen Triumph. Selbstbewusst lächelte ich ihn an und winkte ihm zu. Dann drehte ich den Schlüssel im Zündschloss und startete den Motor.

Korrektur. Es sollte vielmehr heißen: Ich drehte den Schlüssel im Zündschloss und versuchte den Motor zu starten.

Das verdammte Ding gab aber nicht den leisesten Ton von sich.

»Nein, bitte nicht.«

Am liebsten hätte ich geschrien, aber ich war von meinem Sprint derartig erschöpft, dass mir nur diese flehenden Worte über die Lippen kamen.

»Nicht jetzt. Nicht ausgerechnet jetzt.«

Mir wären die Tränen gekommen, wenn sich nicht meine gesamte Körperflüssigkeit soeben durch meine Schweißdrüsen verabschiedet hätte. Das Schlimmste ahnend, wandte ich meine Augen zum Seitenfenster. Steffen war schon sehr nahe. Zu nahe.

Aus purem Überlebensinstinkt schnellte meine Hand nach oben, um den Knopf an der Tür nach unten zu drücken und sie so zu verriegeln. Aber ich kam zu spät. Steffen riss die Tür auf und nun löste sich doch noch ein Schrei aus meiner Kehle.

»Ahhhhhhhhhh!«

Ich hatte noch nie weniger männlich geklungen, doch

ich besaß im Moment kein übertriebenes Schamgefühl.

»Na, warte!«, grölte Steffen.

»Den Teufel werde ich tun«, erwiderte ich und hechtete mit meinem Oberkörper wie ein Buckelwal auf den Beifahrersitz.

Dort zappelte ich nach Leibeskräften, um mich zu befreien, denn Steffen hatte mein linkes Bein gepackt und wollte mich nach draußen ziehen. Ich wiederum wollte das ganz und gar nicht.

»Komm raus!«

»Lass los!«

Keiner von uns gab nach, bis ich ihn – zugegeben unbeabsichtigt – mit dem rechten Schuh am Kopf traf. Als er nun zwangsläufig doch losließ, nutzte ich die neugewonnene Freiheit, um mich ganz auf die andere Seite und durch die Beifahrertür ins Freie zu robben. Mühevoll rappelte ich mich auf, und auch wenn ich mich vollkommen kraftlos fühlte, begann ich von Neuem zu laufen.

Wohin? Die Frage stellte ich mir nicht. Instinktiv ging es zunächst geradeaus und dann in die erste Seitengasse links. Wahrscheinlich hoffte ich unterbewusst, dass Steffen mein Abbiegen nicht mitbekommen würde. Aber auch diese Hoffnung war vergebens.

»Ich kriege dich schon noch!«

Es war ein unheilvolles Versprechen, dessen Schall sich von hinten über mich zu stülpen schien. Mir war klar, dass es nur eine Frage der Zeit war, bis er mich tatsächlich einholen würde. Und wenn mir schon sonst nichts mehr blieb, dann wollte ich wenigstens wissen, wie viel Zeit das sein würde.

Als ich mich daher mitten im Lauf umdrehte, um den Abstand zwischen uns sehen zu können, stellte sich schnell heraus, dass das keine gute Idee war. Meine Beine verhedderten sich ineinander und ich stürzte. Es war allerdings nicht der harte Asphalt, gegen den ich prallte, sondern etwas zwar nicht viel Weicheres, dafür aber sehr Menschliches.

»Ja, bist du denn komplett wahnsinnig?! Ich breche dir gleich beide Beine, du Idiot!«, hörte ich eine zornige Stimme rufen, und schon im nächsten Moment wurde ich wie eine Puppe nach oben gezerrt.

Reflexartig schloss ich die Augen. Das hatte mir gerade noch gefehlt: Ein weiterer Kerl, der mir ans Leder wollte, und an der Art, wie er mich an meinem T-Shirt festhielt, schien auch er ein ziemlicher Kraft-Lulatsch zu sein.

»Kurz und schmerzlos«, flehte ich, obwohl ich mir kaum vorstellen konnte, dass Letzteres möglich war.

»Wurstmann?«

Vorsichtig zog ich das linke Augenlid nach oben.

»Dimitri?«

Ich öffnete das zweite Auge, um ganz sicher zu sein.

»Dimitri!«

Während unserer kurzen Bekanntschaft, war es das erste Mal, dass ich mich freute, den Footballspieler zu sehen. Überglücklich schlang ich meine Arme um seinen Hals und drückte ihn herzlich an mich. Die Freude währte nur kurz, dann stieß er mich wie ein Rammbock von sich weg.

»Was soll der Unsinn?«, fragte er.

Eine absolut berechtigte Frage, die ich ihm auch gerne beantwortet hätte, wenn Steffen mir nicht bereits den ersten Ton abgeschnitten hätte.

»Weg da, du Lackaffe! Der gehört mir.«

Mit einem Mal war es so still wie in den alten Western, kurz bevor es zur großen Schießerei kam. Ich wartete nur darauf, dass ein Steppenläufer an uns vorbeiwehte.

»Lackaffe? Wer ist hier ein Lackaffe?«

Dimitri baute sich zu seiner vollen Größe auf, die auch auf Steffen beeindruckend hätte wirken müssen. Dass sie das nicht tat, lag entweder daran, dass er eben nicht mit sonderlich viel Grips ausgestattet oder von sich selbst einfach maßlos überzeugt war. Das Ganze ging sogar so weit, dass er mich momentan nicht einmal beachtete, sondern mit aufgeblasener Brust auf Dimitri zuging.

»Du bist einer. Und jetzt mach dich vom Acker, sonst ...«

Dimitri stieß einen kurzen Pfiff aus.

»Sonst was?«, fragte er, während sich nach und nach die Mitspieler der *Devil Warriors* um ihn herum scharten.

Sie hatten sich bisher etwas abseits vor dem Eingang eines Lokals befunden, sodass auch ich sie bis gerade eben nicht wahrgenommen hatte. Ihre Präsenz zauberte nun jedoch ein extrem breites Grinsen auf meine Lippen. Ich hielt diesen Gesichtsausdruck aufrecht, als Steffen sich mir zuwandte.

Dumm gelaufen.

Auch wenn ich es nicht aussprach, meine Augen sagten es ihm überdeutlich. Und er wusste, dass ich recht hatte, denn wahrscheinlich zum allerersten Mal in seinem Leben, kapierte er sofort, was Sache war.

»Ich ... Also ... Ich ...«, stotterte er kleinlaut, aber es nutzte nichts.

Dimitri packte ihn bei den Schultern und zog ihn an sich heran.

»Wir machen jetzt einen kleinen Spaziergang«, sagte er, und es hörte sich nicht so an, als ob er damit einen beschaulichen Ausflug zur Promenade meinte.

Steffen drehte sich noch einmal hilfesuchend zu mir, dann war er zwischen zahlreichen, breiten Schultern verschwunden. Ich sah den *Devil Warriors* noch eine Weile nach, während sie mit Steffen in ihrer Mitte die Gasse hinuntergingen. Die Stimmung unter ihnen wirkte recht ausgelassen und einige grölten lautstark irgendwelche Parolen. Als sie schließlich um eine Ecke bogen, waren sie aus meinem Blickfeld verschwunden, und es wurde sehr ruhig.

In dieser Situation blieb für mich nur noch eines zu tun: Ich ließ mich auf meinen Hintern fallen und legte mich mit ausgestreckten Armen und Beinen auf den Asphalt. Die

Aufregung war zu viel für mich gewesen und ich gönnte mir ein paar Minuten, in denen ich in den Himmel starrte und mir noch einmal vor Augen führte, was genau eigentlich passiert war.

Mir war von Anfang an klar gewesen, dass der Plan Schwächen gehabt hatte, aber damit hätte ja niemand rechnen können.

»Shit!«, stöhnte ich.

Mehr war dazu nicht mehr zu sagen.

Obwohl ich mich in einer wenig befahrenen Seitengasse befand, musste früher oder später zwangsläufig ein Wagen kommen, für den ich auf der Straße liegend ein Hindernis darstellte. Und somit wäre ich zum zweiten Mal innerhalb kürzester Zeit beinahe Opfer eines tragischen Unfalls gewesen, denn die Stoßstange des silberfarbenen Audis hätte mich um Haaresbreite auf die Stirn geküsst. Es wäre voraussichtlich der letzte Kuss im Diesseits für mich gewesen.

Durch ein erregtes Hupkonzert motiviert, arbeitete ich mich hoch auf meine zwei Beine. Ein greiser Mann mit dicker Hornbrille starrte mich böse über sein Lenkrad hinweg an.

»Entschuldigung!«, rief ich ihm entgegen. »Ich wollte nur die Abendsonne genießen.«

Humorlos stieg der Methusalem auf das Gaspedal und rauschte an mir vorbei. Für einige Sekunden spielte ich mit dem Gedanken, mich wieder hinzulegen, ließ es aber dann doch bleiben. Stattdessen schleppte ich meinen ausgelaugten Körper zurück zu jenem Ort, an dem das ganze Drama seinen Anfang genommen hatte.

Am Bordstein vor dem Italiener saßen Uwe und Peter. Beide waren von Steffens Schlagkraft gezeichnet und sofort kam ein schlechtes Gewissen in mir hoch, da ich als Einziger nichts auf die Zwölf bekommen hatte.

»Hallo, Jungs«, sagte ich vorsichtig, als ich mich ihnen näherte.

»Tim. Du lebst ja noch«, erwiderte Uwe.

Es war eine eher nüchterne Feststellung. Wenn ich sein geschwollenes Auge betrachtete, wäre mehr Euphorie aber wahrscheinlich auch zu viel verlangt gewesen.

»Was ist mit Steffen?«, fragte Peter.

»Der geht spazieren.«

Die beiden sahen mich irritiert an.

»Interessante Geschichte«, begann ich, kam allerdings nicht weiter.

»Die würde mich auch wahnsinnig interessieren.«

Die Stimme hinter mir gehörte Isa, was ich schon wusste, bevor ich mich zu ihr umdrehte.

»Ähm ...«, stammelte ich.

»Und ich würde wirklich gerne alles von Anfang an hören.«

Das konnte ich ihr nicht verübeln.

»Uh, schon so spät«, sagte Peter und machte sich nicht einmal die Mühe, so zu tun, als würde er auf die Uhr schauen. »Wir sollten jetzt wohl besser ...«

»Ja, das sollten wir«, stimmte Uwe zu.

Einig wie selten standen sie auf und suchten schleunigst das Weite. Isa setzte sich auf den freigewordenen Platz auf dem Bordstein und sah mich erwartungsvoll an.

»Also? Ich höre.«

»Gut. In Ordnung«, entgegnete ich, setzte mich zu ihr und erzählte ihr alles, so wie sie gewollt hatte.

Das nahm eine ganze Weile in Anspruch, doch Isa unterbrach mich kein einziges Mal. Ich hingegen redete mir den Mund fusselig, zum einen deshalb, weil ich wirklich nicht vorhatte, irgendetwas zu verschweigen, zum anderen, weil ich Angst davor hatte, was sein würde, wenn ich zum Ende kam.

Ewig ließ sich das jedoch nicht vermeiden.

»Du bist ein Hohlkopf.«

Ihr erster Kommentar hätte schlimmer ausfallen können,

schmeichelhaft war er natürlich dennoch nicht.

»Ich weiß.«

»Nein, du weißt gar nichts.«

So weit würde ich nicht gehen, aber ich hütete mich davor, ihr zu widersprechen.

»Was meinst du?«, wollte ich lediglich wissen.

»Nun, erst einmal: Was soll der ganze Vegetarier-Mist?«

Ich konnte gar nicht zählen, wie oft ich mich das selbst gefragt hatte, dennoch hatte ich die leise Vermutung, dass sie es irgendwie anders meinte.

»Hältst du mich für so oberflächlich, dass ich mit niemandem ausgehen würde, der eine andere Einstellung zum Essen hat? Vegetarier oder nicht, was macht denn das für einen Unterschied?«

Mein Kinn fiel schlagartig nach unten.

»Du meinst, ich hätte gar nicht ...«

»Nein, du hättest definitiv nicht vorgeben sollen, jemand zu sein, der du in Wahrheit gar nicht bist. Ich dachte, du wolltest von dir aus Vegetarier werden. Das war der einzige Grund, warum ich das überhaupt zum Thema gemacht hatte. Ich wollte dich dabei unterstützen, das ist alles.«

Hohlkopf hatte sie vorhin zu mir gesagt. Mir schwebten im Augenblick ganz andere Bezeichnungen für mich vor.

»Tut mir leid. Das war alles nicht böse gemeint. Ich wollte dich einfach besser kennenlernen, weil ...«

Isa hob die Hand und ich verstummte augenblicklich.

»Keine Entschuldigungen. Keine Ausreden. Davon habe ich schon zu viele gehört.«

Sie stand auf und blickte auf mich herab, scheinbar hin- und hergerissen, was sie noch sagen sollte.

»Kommst du klar? Ich meine, schaffst du es allein nach Hause?«

Ich nickte.

»Ja, geht schon. Der Lieferwagen parkt gleich dort drüben. Ich weiß zwar nicht, ob er anspringt, aber das bekomme ich schon irgendwie hin. Oft braucht der Motor nur ...«

»Der Lieferwagen mit dem großen Schwein drauf?«

Mir stockte der Atem.

»Metzgerei Schimmel«, las Isa laut vor.

Dieses Mal war es gewiss keine Absicht gewesen. Ich hatte ihr zuvor allen Ernstes die volle und ganze Wahrheit erzählen wollen. Leider hatte ich dabei ein nicht unerhebliches Detail versehentlich ausgelassen.

Isa holte tief Luft.

»Die Metzgerei, über der du wohnst ... Natürlich, wie habe ich das nicht mitbekommen können?«

»Zu deiner Verteidigung: Es war mitten in der Nacht, als du bei mir warst.«

Ihr Blick machte mir klar, dass sie keine Verteidigung von meiner Seite wollte.

»Du bist also Metzger.«

Es war keine Frage, sondern eine Feststellung. Dennoch fühlte ich mich verpflichtet, ihre Annahme zu bestätigen.

»Ja.«

Sie wirkte aufrichtig schockiert. Wahrscheinlich war es wohl doch ein Unterschied, ob man lediglich Fleisch aß oder ob man auf die Weise sein Geld verdiente, wie ich es eben tat. Zumindest erklärte ich mir so Isas Gesichtsausdruck, der etwas endgültig Resignierendes ausstrahlte. Kaum merklich schüttelte sie den Kopf.

»Mach es gut, Tim.«

Als sie sich von mir abwandte und ging, war meine Kehle so zugeschnürt, dass ich kein Wort herausbrachte. Wie gern hätte ich ihr etwas nachgerufen, in der Hoffnung, ich könnte damit doch noch alles zum Guten wenden. Aber keine Silbe, kein Laut kam mir über die Lippen. Ich saß nur da und sah hilflos mit an, wie die Frau, der mein Herz gehörte, mit langsamen Schritten aus meinem Leben verschwand.

Kapitel 24: Mettwurst

Ich traute meinen Augen nicht. Es war fast elf, als ich mich in meinem Bett von einer Seite auf die andere rollte und die Uhrzeit am Display meines Handys sah. Wenn ich mich nicht verrechnete, dann hatte ich beinahe dreizehn Stunden geschlafen. Wahnsinn! Noch dazu sollte ich eigentlich längst an der Fleisch- und Wursttheke stehen. Mein Vater würde stinksauer sein, wenn er das mitbekam.

In Wahrheit machte mir das aber weit weniger aus als noch vor einigen Tagen. Ohne Hast zog ich mich an und schleppte mich in die Küche. Dort stand meine Mutter am Herd und ließ etwas in der Pfanne brutzeln.

»Warum hast du mich nicht geweckt?«, wollte ich wissen.

»Du hast so gut geschlafen«, antwortete sie mir mit einem Lächeln.

»Aber der Laden?«

»Dein Vater ist für dich eingesprungen.«

»Freiwillig?«

»Es war sogar SEIN Vorschlag.«

Das war nun doch – gelinde gesagt – etwas verblüffend. Mein Vater war nicht dafür bekannt, Arbeit zu erledigen, die eigentlich ich machen sollte. In dieser Hinsicht war er schon seit meiner Kindheit ziemlich rigoros. Sein Erziehungskonzept lautete: Mach es selbst, niemand wird dir helfen. Das war eine ziemlich bittere Lektion, als ich das Schwimmen lernte. Ich hatte bereits literweise Chlorwasser geschluckt, ehe mich der Bademeister aus dem Schwimmbecken zog.

»Ist er ... krank?«, fragte ich vorsichtig.

»Nein. Er weiß nur, dass du eine schwere Zeit durchmachst.«

Sie kam auf mich zu und umarmte mich herzlich.

»Es tut uns beiden sehr leid, dass es mit Isa nicht geklappt hat. Du bist ein guter Junge.«

Vom letzten Teil war ich nach all dem Unsinn, den ich angestellt hatte, nicht mehr so überzeugt. Dennoch fühlten sich ihre Worte gut an und waren wie Balsam auf meiner Seele. Auch die unwahrscheinlich köstlichen Omeletts, die meine Mutter zum Frühstück gezaubert hatte, trugen dazu bei, dass es mir zumindest ein wenig besser ging.

Dieser Effekt hielt leider kaum länger als zehn Minuten an. Bereits nachdem ich mir die Zähne geputzt und mich angezogen hatte, fühlte ich mich wieder wie ein löchriger Sack Mehl, dessen Inhalt nach und nach auslief, bis nur noch ein kläglicher Rest übrigblieb. Betrübt und ausgelaugt schleppte ich mich nach unten in die Metzgerei, wo mein Vater mich mit einem gekünstelten Lächeln und einem Beil in der Hand begrüßte.

»Hallo, Sohn!«

»Hallo, Paps. Tut mir leid, dass ich nicht früher gekommen bin.«

»Das macht doch nichts«, erwiderte er und schwang das Beil dabei so heftig, dass ich fast fürchtete, er wäre doch sauer auf mich.

Ziemlich sauer.

»Ich übernehme jetzt gerne, wenn dir das recht ist.«

»Ach, wieso soll eigentlich immer nur einer von uns hier sein. Wir bleiben einfach gemeinsam im Laden! Was sagst du dazu? So wie früher.«

Tatsächlich gab es eine Zeit, da standen wir jeden Tag zusammen hinter der Theke, und als ich daran zurückdachte, musste ich lächeln. Es war schön gewesen, den Laden als Vater und Sohn zu führen. Wir beide hatten Spaß dabei und so streng er in vielen Dingen auch gewesen war, so fröhlich war er, wenn wir miteinander Kunden bedienten und alles, was wir anboten, in höchsten Tönen lobten. Ehrlich gesagt, wusste ich nicht, warum wir damit aufgehört hatten.

»So wie früher«, wiederholte ich. »Sehr gerne.«

Kaum hatte ich meine Schürze übergestreift, meldete sich auch schon das Glöckchen über der Eingangstür. Es war Frau Weber, die wie immer mit ihrem hechelnden Pekinesen am Arm den Laden betrat. Es war mit Abstand das hässlichste Vieh, das man sich vorstellen konnte, aber zu unserem Glück servierte ihm Frauchen nicht irgendeinen Fraß aus der Dose, sondern auserlesenes Fleisch aus der Metzgerei Schimmel.

»Am Eingang riecht es ganz himmlisch nach Flieder«, merkte sie leicht amüsiert an.

Sofort musste ich an den schrecklich ekelhaften Zustand denken, in welchem ich die Treppe vor der Tür zurückgelassen hatte. Wie um alles in der Welt man allerdings darauf kommen konnte, dass mein Erbrochenes wie Flieder roch, war mir schleierhaft.

»Nur den besten Duft für meine hübscheste Kundin«, entgegnete mein Vater in seinem charmantesten Tonfall.

»Na, na, na, na, na«, sagte Frau Weber und wippte ihren Zeigefinger hin und her, was auch den Pekinesen dazu veranlasste, wie bei hohem Seegang zu schaukeln. »Seien Sie nicht so ein Schlingel, Herr Schimmel, und verkaufen Sie mich nicht für dumm.«

Sie tat so, als ob mein Vater ein ganz schlimmer Kerl wäre, ohne zu verhehlen, dass sie durchaus Gefallen an solchen Spielchen fand. Frau Weber gehörte nämlich zu jenen Kundinnen, denen man in regelmäßigen Abständen einfach etwas Honig um das zarte Mündchen schmieren musste. Das gehörte in unserem Gewerbe dazu.

»Was soll ich sagen? Da haben Sie mich also ertappt. Ich muss gestehen, es hat in Wirklichkeit gar nichts mit Ihnen zu tun. Aber wenn ich gewusst hätte, dass Ihnen der Duft gefällt, hätte ich ihn natürlich trotzdem schon viel früher versprüht. Die Wahrheit ist, dass ich den halben Sonntag damit verbracht habe, meine Treppen zu säubern, weil irgendein Trunkenbold gemeint hat, sich dort erleichtern zu müssen.«

Gut. Es sah ganz danach aus, dass er nach wie vor keine Ahnung hatte, dass ich dieser Trunkenbold war.

»Schrecklich. Aber Sie wissen ja, so sind die jungen Leute von heute nun mal. Da können Sie froh sein, dass Sie so einen wunderbaren Sohn haben.«

Mir wurde heiß. Es bestand kein Zweifel daran, dass ich knallrot wurde.

»Da haben Sie recht. Mein Tim würde so etwas im Leben nicht machen.«

Er trat an mich heran und legte seinen Arm voller Stolz um mich.

»Mein Tim ist nun einmal ein echter Schimmel!«

Mir kam ein gequältes Lächeln über die Lippen, denn zugegebenermaßen fühlte ich mich durch diese ungerechtfertigte Lobpreisung nicht besonders wohl in meiner Haut. Das erneute Klingeln des Glöckchens war deshalb eine richtige Wohltat, denn so wurde die allgemeine Aufmerksamkeit auf die neue Kundschaft gerichtet.

Nur, dass es sich dabei wohl nicht um eine neue Kundschaft handelte.

Mit Sicherheit nicht.

»Isa!«

Die letzte Person, mit der ich jemals in unserer Metzgerei gerechnet hätte, stand plötzlich vor mir. Ich hätte sie gerne gefragt, was um alles in der Welt sie hierher führte, besonders nachdem ihr Abschied am Tag zuvor so endgültig geklungen hatte. Allerdings verschlug es mir derart die Sprache, dass ich außer ihrem Namen nichts herausbekam. Aus purer Verlegenheit sagte ich ihn deshalb ein zweites Mal.

»Isa.«

Mein Vater war weit weniger auf den Mund gefallen.

»Das ist sie also!«

»Wer ist das?«, wollte Frau Weber wissen.

»Die Freundin meines Sohnes.«

»Er hat eine Freundin? Schön für ihn!«

»Nun ja, eigentlich ist sie nicht wirklich seine Freundin.«

»Nicht? Warum nicht?«

»Eine komplizierte Geschichte. Sie müssen wissen, Isa ist Vegetarierin.«

Frau Weber betrachtete Isa nun ganz genau vom Scheitel bis zur Sohle.

»Vegetarierin? Und wenn schon. Soll doch jeder glauben, woran er mag. Ich für meinen Teil bin und bleibe Atheistin.«

Der Pekinese stimmte ihr hechelnd zu. Kein Wunder, er war auch der Einzige der Anwesenden, der nicht kapierte, dass sein Frauchen soeben etwas gehörig durcheinandergebracht hatte.

»Ja, ja«, meinte mein Vater nach einem peinlichen Moment des Schweigens. »Da bin ich ganz Ihrer Meinung. Das Übliche für Ihren kleinen Liebling?«

Mit einer einladenden Handbewegung deutete er Frau Weber an, mit ihm ein Stück zur Seite zu kommen, wo sich die Delikatessen in unserer Theke befanden. Isa und ich verharrten nach wie vor wie zwei angewurzelte Jungfichten an Ort und Stelle. Seit sie die Metzgerei betreten hatte, hatte sie noch kein einziges Wort gesagt, und auch jetzt starrte sie mich nur schweigend an.

Nach einer Weile ließ sie ihren Blick langsam von mir ab und sah sich um. Mit ihren Augen ergründete sie jeden Quadratmillimeter des Ladens. Sie betrachtete das Panoramafenster, durch das vorbeigehende Passanten zu sehen waren. Dann begutachtete sie den Boden, die Decke und die Sitzgelegenheiten. Erst, als es nichts anderes mehr zu erkunden gab, ließ sie ihren Blick über die Fleisch- und Wursttheke gleiten.

Hin und her.
Hin und her.
Dreimal.
Viermal.
Fünfmal.
Als sie endlich wieder zu mir blickte und den Mund öffnete, hielt ich den Atem an.
»Nett habt ihr es hier.«
Nicht unbedingt das, was ich erwartet hatte.
»Danke«, sagte ich.
Wenn ich davon ausgegangen war, dass das der Anfang einer Konversation werden würde, war ich ganz gemein auf dem Holzweg. Isa sagte nämlich nichts weiter und ich hatte neuerlich mit der Abwesenheit meiner Sprache zu kämpfen, als hätte ich sie gemeinsam mit den Omeletts verschluckt. Ewig konnte das so aber auch nicht weitergehen und so presste ich nach einer gefühlten Ewigkeit meinen Unterkiefer nach unten. Irgendetwas – so dachte ich – würde schon herauskommen.
Wieder wurde ich eines Besseren belehrt.
Die Zeit vorhin war mir schon lang vorgekommen, doch das war noch nichts gegen die Endlosigkeit, während der ich Isa mit gespreizten Lippen anstarrte. Gerade als ich aus lauter Verzweiflung beinahe kopfüber in die Salamis gesprungen wäre, um mich dort bis ans Ende meiner Tage zu verstecken, spürte ich, wie sich etwas in meiner Kehle regte. Ein erster Laut formierte sich dort, ich war mir ganz sicher. Höher und höher stieg er, gleich würde er aus meinem Mund kommen und von da an würde alles ganz einfach werden. Wie ein Motor, der nach anfänglichen Startschwierigkeiten wie geschmiert lief.
»…«
»Bis zum nächsten Mal dann, Frau Weber«, sagte mein Vater genau in dem Moment, als mir der Hauch einer Silbe auf den Lippen hing.

Ich hatte es in den vergangenen Minuten erfolgreich geschafft, die Stimmen der beiden auszublenden, aber nun waren sie dafür umso deutlicher zu hören.

»Auf Wiedersehen, Herr Schimmel.«

Frau Weber nickte mir noch freundlich zu und der Pekinese hechelte etwas beschränkt dreinblickend wie immer. Als Frauchen und Hund die Metzgerei verlassen hatten, war es wieder still, nur das sich mein Vater dieses Mal an der allgemeinen Schweigsamkeit beteiligte.

Ich blickte abwechselnd zu ihm und Isa. Isa blickte abwechselnd zu ihm und mir. Mein Vater wiederum blickte abwechselnd zu mir und Isa.

Es war ein absurdes Spielchen, mit dem wir dennoch nicht so leicht wieder aufhören konnten.

»Tim ist wirklich ein ... ein ... ein ...«, versuchte mein Vater den Kreislauf zu durchbrechen, auch wenn er Schwierigkeiten hatte, ein passendes Adjektiv zu finden, »... toller Mann.«

»Paps.«

»Nein, wirklich, er ist ganz ... ah ... wirklich ganz ... ah ... toll.«

»Paps. Bitte.«

Doch er ließ sich nicht abbringen.

»Aber es ist die Wahrheit«, fuhr er fort und wandte sich nun explizit an Isa. »Du kannst lange suchen, aber du wirst nicht so leicht einen finden, der ... der so ... so ...«

»Toll ist?«, vervollständigte Isa.

Täuschte ich mich, oder hatte sie dabei sogar ein hauchzartes Lächeln auf dem Gesicht?

»Genau«, stimmte mein Vater ihr zu, er wirkte jedoch irgendwie verwirrt. »Ich wollte nur sichergehen, dass du das weißt. Und jetzt lasse ich euch mal besser allein. Ihr habt bestimmt etwas zu bereden.«

Auf dem Weg an mir vorbei klopfte er mir noch aufmunternd auf die Schulter. Es fühlte sich so aufrichtig und emotional an, dass mir sowohl diese Berührung als auch dieser Moment richtig nahegingen.

»Was gibt es eigentlich zum Mittagessen?!«, brüllte er im nächsten Augenblick, als er nach hinten zur Treppe ging.

»Isa, was machst du ...«, begann ich.

»Schweinebraten mit Käsespätzle!«, ertönte die Stimme meiner Mutter.

Das konnte nicht wahr sein.

»Also, ich wollte ...«, versuchte ich es erneut.

»Gibt es einen Salat dazu?!«, hörte ich meinen Vater, der die Hälfte der Treppen wohl schon erklommen hatte.

»Willst du denn einen?!«

»Nein, nicht wirklich!«

»Leute, bitte!«, schrie ich nun meinerseits so laut, dass ich sicher sein konnte, dass sie mich auch wirklich hörten.

Dann war es still und ich konnte endlich sagen, was ich sagen wollte.

»Tut mir leid, ich ...«

»Was ist denn los?«, fragte meine Mutter mit flüsternder Stimme, die in der Metzgerei dennoch ohne Probleme zu verstehen war.

»Diese Lisa ist da«, flüsterte mein Vater ebenso hörbar zurück.

»Du meinst Isa?«

»Ja, die.«

»Nein! Was du nicht sagst! Glaubst du ...«

Es reichte endgültig.

Ich fasste nach der Türklinke, die den Verkaufsraum von den hinteren Räumlichkeiten trennte und schlug sie mit einem lautstarken Knall zu, der Isa vor Schreck zusammenzucken ließ.

»Sorry«, sagte ich reumütig.

Isa winkte ab.

»Schon in Ordnung. Du wirst dich bestimmt fragen, warum ich hier bin.«

Und ob ich das tat.

»Ja, schon.«

»Irgendwelche Vermutungen?«

Tatsächlich hatte ich eine, aber ich wusste nicht, ob ich es wagen sollte, sie auszusprechen. Nach kurzem Zögern konnte ich mich aber dazu durchringen.

»Du bist hergekommen, weil du mir noch einmal so richtig die Meinung geigen willst. Du hast im Nachhinein bemerkt, dass du mich mit all dem Mist, den ich angestellt habe, viel zu einfach hast davonkommen lassen, und jetzt willst du das nachholen.«

Ich versuchte in Isas ausdruckslosem Gesicht zu lesen, ob ich den Grund für ihr Auftauchen erraten hatte, jedoch ohne Erfolg.

»Interessante Theorie.«

»Ist sie denn richtig?«

»Zum Teil.«

Das sagte mir nicht sonderlich viel. War das denn nun gut oder schlecht für mich?

»Hm«, erwiderte ich und hoffte auf weitere Aufklärung.

»Als ich gestern nach Hause gekommen bin, war ich wirklich stinksauer auf dich, und je länger ich über alles nachdachte, desto wütender wurde ich.«

Okay, es war schlecht für mich.

Ganz schlecht.

»Verstehe«, entgegnete ich demütig.

»Aber ich bin NICHT hier, um dir die Meinung zu geigen?«

Ich horchte auf.

»Nicht?«

»Nein.«

»Heißt das ...?«

Mein Herz pochte plötzlich vor Aufregung.

»Ganz langsam! Es heißt definitiv nicht, dass alles vergeben und vergessen ist. Du hast dich wie ein Idiot verhalten, das steht außer Frage.«

»Wie ein Vollidiot, ganz klar«, stimmte ich zu.

»Aber trotz allem verstehe ich, warum du diesen Blödsinn gemacht hast. Und irgendwie ... Ich muss zugeben, dass es mir – obwohl es so unwahrscheinlich dämlich war – doch irgendwie schmeichelt.«

»Wirklich?«

Fassungslos musste ich mich auf die Fleisch- und Wursttheke stützen, sonst wäre ich umgekippt.

»Kaum zu glauben, oder? Ist das bekloppt von mir?«

»Nein! Nein, überhaupt nicht!«, antwortete ich ihr deutlich zu enthusiastisch.

Isa rollte die Augen nach oben, aber ein Schmunzeln umspielte ihre Lippen.

»Und überhaupt: Hältst du mich für so naiv, dass ich auf einen Kerl wie Steffen reinfallen könnte? Denkst du nicht, dass ich ein bisschen mehr Grips habe?«

Jetzt hieß es aufpassen. Mit einem einfachen Ja oder Nein konnte ich nur verlieren.

»Ähmmmmmmmm, ich halte dich für sehr klug«, sagte ich und zog jeden Vokal unnatürlich in die Länge, damit ich das jeweils nächste Wort mit Bedacht wählen konnte, »ich hatte nur befürchtet, dass du unter Umständen ...«

»Tim.«

»Ja?«

»Lass es bleiben.«

»Okay.«

Es war wirklich besser, die Klappe zu halten. Nicht, dass ich mich am Ende doch noch um Kopf und Kragen redete. Und so wartete ich darauf, dass Isa wieder etwas sagte, und in der Zwischenzeit versuchte ich nur ruhig zu stehen und nicht einmal etwas zu denken, was mich wieder in Ungnade fallen lassen könnte.

»Eines muss klar sein«, sagte Isa und ihre Stimme klang strenger als gewöhnlich. »Wenn wir der ganzen Sache zwischen uns – was auch immer sich da entwickeln könnte – noch eine Chance geben wollen, dann steht Ehrlichkeit ganz oben auf der Liste meiner Bedingungen.«

»Ehrlichkeit. Unbedingt.«

Ich bekam weiche Knie. Isa! Meine Isa! Sie wollte es wirklich mit mir versuchen!

»Aber nicht nur so einfach dahingesagt, verstanden?«

»Verstanden«, antwortete ich und hatte dennoch das Gefühl, dass ihr das noch nicht reichte.

Vielleicht sollte ich ihr noch einen Beweis liefern, dass es mir wirklich ernst war. Ja, das musste ich sogar! Ich wollte immerhin nicht das Risiko eingehen, dass sie mir am Ende nicht glaubte. Aber wie konnte ich ihr das mit der Ehrlichkeit aus dem Stand heraus beweisen?

»Die Mettwurst!«, rief ich, da mein Blick zufällig auf ein Exemplar fiel. »Du weißt bestimmt nicht, wie so eine Mettwurst hergestellt wird!«

Sie warf mir einen fragenden Blick zu, den ich als Aufforderung verstand.

Und so erklärte ich ihr offen und ehrlich, wie Isa es verlangt hatte, was sich so alles in einer Mettwurst befand und wie der Fertigungsprozess vonstattenging. Als ich damit fertig war, wurde ich die leise Ahnung nicht los, dass Isa sich etwas unwohl fühlte. Ihre Gesichtsfarbe war mit einem Mal viel blasser als noch kurz zuvor und sie hielt sich die rechte Hand vor den Mund, so als wollte sie etwas drinnen halten, das keinesfalls herauskommen sollte.

»Vielleicht«, meinte sie und drehte sich für einige Sekunden weg, ehe sie fortfuhr, »müssen wir das mit der Ehrlichkeit noch einmal genauer definieren.«

Ich verstand, was sie meinte, und zuckte entschuldigend mit den Schultern.

»Willst du ... etwas essen gehen?«, fragte ich vorsichtig.

Isa zog den linken Mundwinkel nach oben, was ihrem Gesicht eine gewisse Skepsis verlieh. Das war nur allzu gut zu verstehen. Die letzten zwei Tage hatten essenstechnisch ja doch irgendwie im Desaster geendet.

»Vielleicht versuchen wir es erst einmal mit einer Tasse Kaffee, einverstanden?«

Und ob ich das war. Ich konnte mein Glück kaum fassen, aber so wie es aussah, bekam ich nun doch noch eine letzte Chance bei Isa. Die durfte ich natürlich unter keinen Umständen verbocken und ich war auf jeden Fall fest entschlossen, nie wieder so einen unsäglichen Unsinn anzustellen. Ein Vorsatz, den ich problemlos einzuhalten gedachte. Immerhin: Was konnte in einer Beziehung zwischen Mann und Frau auch schon großartig schiefgehen? Das würde ich schon hinbekommen, ohne totalen Mist zu bauen.

Bestimmt.

Ganz sicher sogar.

Oh Mann!

Ich war geliefert.

Liebe Leserin, lieber Leser!

Vielen Dank, dass du dich mit mir auf die Reise durch dieses Buch begeben hast. Wenn du mehr über meine Bücher und mich erfahren möchtest, dann besuche mich auf

www.patrickschnalzer.com

Dort kannst du auch deine E-Mail-Adresse angeben, um über Neuerscheinungen, aktuelle Projekte und Gewinnspiele informiert zu werden.

Du kannst mich auch auf Facebook besuchen und mir ein »Gefällt mir« geben, wenn du möchtest.

Wenn dir das Buch gefallen hat, würde ich mich auch über eine Rezension sehr freuen.

Liebe Grüße und vielleicht bis bald,

Patrick Schnalzer

PS: Im Anschluss gibt es noch ein paar kurze Infos zu weiteren Büchern von mir.

Die Unwahrscheinlichkeit des Thomas Morgan

Das Leben von Thomas Morgan war von Anfang an sehr unwahrscheinlich.

Gezeugt und geboren wird er im Tower of London vor den britischen Kronjuwelen. Doch das ist nur der Beginn eines Lebens voller kurioser Ereignisse und Begegnungen, denn er befindet sich von Kindheit an im Konflikt zwischen seiner beeindruckenden Intelligenz und seiner ebenso bemerkenswerten Tollpatschigkeit. Eine brisante Mischung, die ihn in Folge auch als Erwachsener in allerlei missliche Lagen bringt.

Eine besondere Geschichte mit viel Humor, Spannung und der ganz eigenen Sicht auf die Welt von Thomas Morgan.

Rezensionen:

»Humorvoll, entspannt und voller Neugierde liest sich die Geschichte.«

»Sehr erfrischend.«

»Einfach köstlich.«

»Ein Schelmenroman erster Güte!«

The Running Queen

Bei der Königin sind ein paar Schrauben locker, aber das muss ein Geheimnis bleiben.

Die Queen hat seit einiger Zeit ein kleines Problem. Hin und wieder kommt es vor, dass sie aus heiterem Himmel ihr Gedächtnis verliert und einfach laufen muss. Ihrem Leibwächter Simon macht sie dadurch das Leben natürlich schwer. Ganz schlimm kommt es jedoch, als sie bei einem Staatsbesuch in Wien endgültig ausbüxt. Während das Königshaus in heller Aufregung ist, macht die Queen einige besonders interessante Erfahrungen.

The Running Queen ist ein skurriler Roman, der die britische Monarchin liebevoll aufs Korn nimmt.

Rezensionen:

»Lustig, spannend und humorvoll von der ersten bis zur letzten Seite.«

»Konnte es nicht mehr weglegen. War wirklich witzig.«

»Eine Bereicherung und Weiterentwicklung meines Lesehorizontes.«

»Einmal begonnen, schafft man es nicht mehr, das Buch aus den Händen zu geben.«

Papa Papst

Wir sind Papst! Und er ist Papa.

Oh Gott! Der Heilige Vater ist verstorben. Und jetzt geht der Schlamassel erst los. Da reist ein junger, deutscher Kardinal nach Rom und wird dort glatt zum Papst gewählt. Eine Sensation! Doch damit nicht genug. Aus heiterem Himmel taucht der siebenjährige Max im Petersdom auf und behauptet, der neue Papst sei sein Papa.

Das Vater-Sohn-Gespann bringt ganz schön Leben in die alten Kirchenmauern und bald steht im Vatikan kein Stein mehr auf dem anderen.

Rezensionen:

»Ein wunderbarer Papa.«

»Einfach köstlich!«

»Dem Vatikan zur Lektüre empfohlen.«

»... der Schluss ist zum Schreien komisch.«

»... einfach nur pure Unterhaltung.«

ÜBER DEN AUTOR

Patrick Schnalzer lebt in Graz und hat dort Germanistik und Anglistik studiert. Vor seiner Zeit als Autor arbeitete er mehrere Jahre als Schauspieler und Regieassistent am Theater. In seinen Büchern legt er sich auf kein Genre fest und schreibt sowohl Belletristik für Erwachsene als auch Kinder- und Jugendbücher.

Bisher erschienen:
Die Unwahrscheinlichkeit des Thomas Morgan
The Running Queen
Papa Papst
Das Rauschen der Wellen
Am südlichsten Punkt
Millionär gesucht
Blauer Himmel und grünes Gras
Heldenplatz. Heute.
Partnertausch unter Freunden
Das Sterbezimmer

Kinderbücher:
Alex und Sam – Streifen verbinden
Weihnachten mit Alex und Sam
Kapitän FurchtBART und seine furchtbar freche Tochter
Kapitän FurchtBART – Abenteuer im 8. Weltmeer
Die Mädels der SMS (für einen wohltätigen Zweck)
Die Jungs der SMS (für einen wohltätigen Zweck)

31227613R00181

Printed in Poland
by Amazon Fulfillment
Poland Sp. z o.o., Wrocław